王永炎院士简介

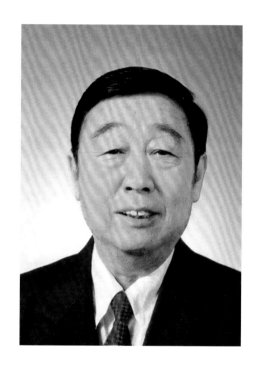

　　王永炎，中央文史研究馆馆员，中国工程院院士，中国科学技术协会荣誉委员，第十届全国人大常委会委员，著名中医学家，中医脑病专家。曾任北京中医药大学校长，中国中医科学院院长，国务院学位委员会中医学、中药学学科评议组第三、四、五届召集人；现任中国中医科学院名誉院长，中国中医科学院临床医学基础研究所所长，北京师范大学资源学院资源药物与中药资源研究所所长，北京中医药大学脑病研究院学术委员会主任，中国药典委员会第六、七届委员，第八、九届执行委员。曾获国家科学技术进步奖一等奖1项、二等奖2项、三等奖3项，省部级科技成果奖一等奖8项，获何梁何利基金"科学与技术进步奖"、香港求是科技基金会"中医药现代化杰出科技成就奖"，中国标准化协会"标准化终身成就奖"，中国产学研合作促进会产学研合作突出贡献奖，获全国五一劳动奖章和"全国先进工作者"荣誉称号。

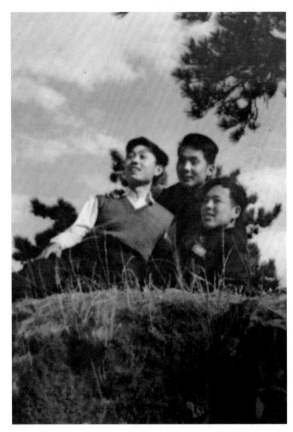

1955 年与赵英年、闫璋在鹫峰

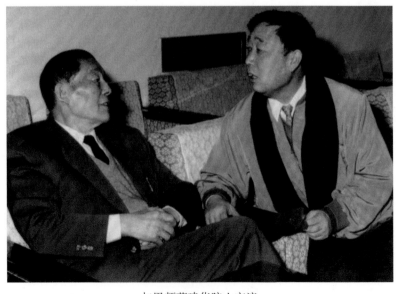

与恩师董建华院士交流

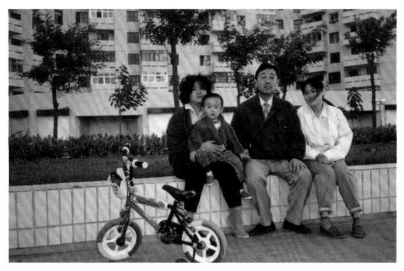

1995 年与长女、次女、外孙合影

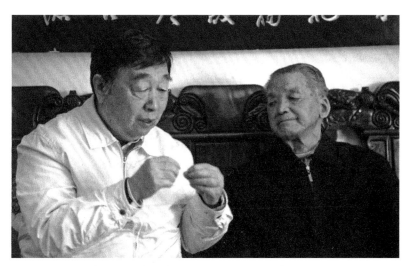

2010 年与国医大师路志正教授探讨中医教育与学科发展

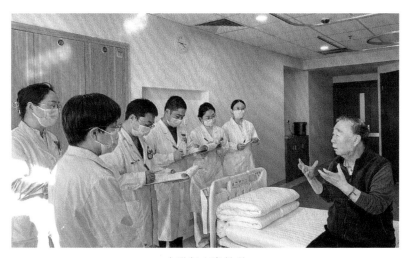

在进行查房教学

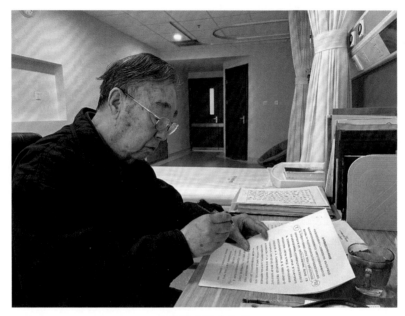

在为学生批改文章

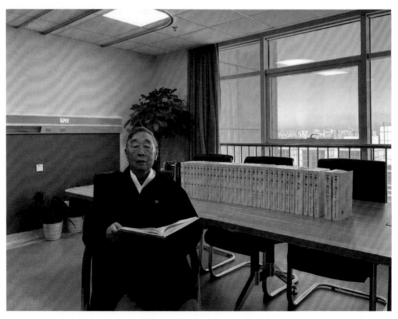

在阅读《中医十三经》

中国中医科学院科技创新工程学部委员学术传承与传播专项
王永炎院士"全息病症与复方配伍关联的系统工程创新"的学术思想传承与传播（CI2022E004XB）

王永炎先生

良知集

王永炎　主审

刘为　张华敏　主编

科学出版社

北京

内 容 简 介

王永炎先生（1938—），字致远，号颖容学人，北京顺义人，中央文史研究馆馆员，中国工程院院士，中国科学技术协会荣誉委员，第十届全国人大常委会委员，著名中医学家，中医脑病专家。王永炎先生在中医药领域深耕 60 余年，在中医临床和理论研究中取得了巨大成就。本书"上篇"收录了先生在"脑系疾病"和"中药复方"研究中的重要成果，以彰显先生学术之思想。"下篇"主要收录了先生为中医药后学所写的真言警句、人生格局感悟诗赋等，展示了老一辈科学家对后学的期许及不忘初心的精神品格。期望可以通过本书，以多维度、多元化的方式展示先生的科研战略、科学思维和教育理念，从而实现继承和传播先生宝贵临床经验和学术思想的目的。

本书适合从事中医药临床、教学、科研的工作人员及中医药爱好者参考阅读。

图书在版编目（CIP）数据

王永炎先生良知集 / 刘为，张华敏主编. —北京：科学出版社，2024.11
ISBN 978-7-03-078154-3

Ⅰ. ①王… Ⅱ. ①刘… ②张… Ⅲ. ①中医临床-经验-中国-现代
Ⅳ. ①R249.7

中国国家版本馆 CIP 数据核字（2024）第 040889 号

责任编辑：鲍 燕 / 责任校对：刘 芳
责任印制：徐晓晨 / 封面设计：陈 敬

科学出版社 出版
北京东黄城根北街 16 号
邮政编码：100717
http://www.sciencep.com
北京中科印刷有限公司印刷
科学出版社发行 各地新华书店经销
*
2024 年 11 月第 一 版 开本：787×1092 1/16
2024 年 11 月第一次印刷 印张：15 1/2 插页：2
字数：368 000
定价：**108.00 元**
（如有印装质量问题，我社负责调换）

《王永炎先生良知集》编委会

黄　序

忆范文正公有曰："不为良相，便为良医。"其意与吾师致远公有默契焉。己丑春夏，甲流为灾。吾师致远公，得请于上，聚同道以相商，复大施方药，以疗民疾。苍黎得救者数以万计，验实之文投献西刊，国医之效验为域外称颂。吾师弱冠悬壶，崇尚儒门名仕之言行，立志以长沙叶薛自期待。吾师生平所言所为光明正大，行国之所需，悯民之所疾，无愧于国士之称。良医良相莫不同功，而寿世寿国无有异辙。寿国者，运筹国，体察民情，圣君名相莫不精研天道。寿世者，神运精气，却老全形，扁鹊仓公皆是仁心仁术。得志仁心加于民，不则以仁术济于世。夫医寄于儒，天道通人道。孟子尝云："人之所不学而能者，其良能也；所不虑而知者，其良知也。"良知者心性之学，远非察析所见之易。无怪乎古之医者皆言人身一小天地也，莫不能言之，然知之者鲜矣。大雄氏有云："由离一切虚妄颠倒，假名真如。"真如者心识之相，无明之相，不离觉性。孔门之良知、大雄氏之真如、老庄之无有实为心识之悟焉。医不穷理，不能言医。是故医者能医众生之身，兼医众生之心，谓之良知常驻，三流圆融，砥柱自生。医之临证，必期以医一心，洞病一本，以己之一，对彼之一，既得一真，万疑俱释。一也者，良知之理而已。余不敏，于吾师致远公处幸得孔孟以降之儒门精义、黄老肇始之医家奥旨。《内经》云：知其要者，一言而终。不知其要，流散无穷。致良知明明德，肇于孔孟，兴于阳明。恻隐不忍，悯恤顾惜，心物一体谓之明德，医患共情，无有其分。深冬岁暮，简阅《王永炎先生良知集》一书，丝分缕析，探本穷源，洞察明理，一针见血。弘扬国故，啜咀现代之精华，文明互鉴，重树固有之共鸣，其用心良苦也。宣扬至理，穷极天地，每疏一品，人道医道活泼泼跃然纸上，可谓医学之宝笈、迷途之司南矣。至于是书之用心卓识，折中前人，嘉惠后学，他叙备及之，不复赘而言也。欣闻吾师著作付梓在即，余不揣浅陋，爰为之序。

时癸卯季冬月黄璐琦拜撰

前　言

　　自健康中国战略提出以来,国家多次强调中医药在此战略中起到的关键作用,"传承精华、守正创新"为具有中国特色的医药学发展创造了独特优势与时机。中医药作为具有中国文明本底特色的治疗手段,是重要的医疗资源和经济资源。在当前东西方文明互鉴的历史背景下,作为中医药后学应恪守国学原理,保持开放兼容、面向未来的精神,把握时代契机,稳定自身优势学科研究方向。同时,自身职业发展的设计上应是多学科、多维度、多模式的交叉融合发展。具备多学科交叉的科研经验才能更好地创新研究方向,解决中医药复杂系统性研究中的瓶颈问题。

　　化学物质基础、体内转化过程、作用机制解析等是中医药复杂系统作用解析的重要研究问题。仅依靠单一学科的知识和方法难以解决实际问题,需要不同学科领域之间的合作,多学科交叉的必要性日益凸显,迫切需要多学科交叉型人才。我本科毕业于天津中医药大学中药学专业,研究生继续在该校攻读分析化学专业。然而,我发现在解决中药复杂系统问题的过程中,使用单一学科的技术手段难以探究其根本,还原论与整体观的矛盾始终存在。于是向王永炎先生请教,听从他的建议,下定决心去北京师范大学攻读物理化学专业博士,研究方向为生物体中的弱相互作用。目前已熟练掌握了分子动力学模拟方法,掌握基于密度泛函理论的量子化学计算方法。基于计算化学方法可以从微观层面解释药物在靶点上产生生物效应的内禀机制,对中医药的科学性解释研究具有现实意义。然而,我只接受了西方还原论指导的科研训练,国学知识储备相对薄弱,难以回归中医药的原象思维创生性。因此,我应以整理《王永炎先生良知集》为契机重学中国哲学、史学,探究中国文化的本底特色。在此基础上,应进一步思考如何通过计算化学方法实现具有中医药特色的靶点效应研究,探索计算化学方法在中医药学科中的实际应用价值,在工作中挖掘计算化学可以解决哪些中医药学科的重要科学问题,最终实现通过新技术补充中医药研究中的短板。

　　王永炎院士一生深耕在中医药领域,在临床实践和理论探究中不断求索,积累了许多宝贵的临床经验和学术思想。《王永炎先生良知集》收录了他研究生涯中的重要成果,并以多维度、多元化方式归纳和整理了他的科研战略、科学思维及教育理念。我拜读了真言警句、人生格局感悟诗赋等内容,对老一辈科学家不忘初心的精神品格有了更深刻的认识。我认为良知是写在人类基因中用于克制欲望的外显表达。然而互联网的出现给我们展现了太多有趣、新鲜的事物，撩拨着我们的欲望。欲望的侵蚀让良知的表达出现错误，使人认知出现偏差，走上歧途。人的一生不可纵势、纵权、纵财、纵众，应以良知为准则去行动和实践，正所谓格物致知又致知格物的良知。良知是对自我的道德约束，参悟良知将会得到心灵净化的指引。作为后学应明明德而致良知，精进沉潜于中医药科学研究。

《王永炎先生良知集》的辑著离不开各位师长、同门的帮助及中国中医科学院科技创新工程学部委员学术传承与传播专项的支持。感谢中国中医科学院基础理论研究所张华敏所长，在《王永炎先生良知集》的统筹规划、写作修改等方面给予了最大的帮助与支持。先生治学严谨的作风，精益求精的态度，精辟独到的见解都让我受益匪浅。感谢中国中医科学院杨洪军副院长，在传承项目申报和开展过程中的悉心指导与不倦教诲。感谢中国中医科学院医学实验中心樊新荣主任，在项目开展过程中给予的大力支持和帮助，医学实验中心作为本项目的依托平台是成功完成《王永炎先生良知集》的关键。感谢编委会同仁们在《王永炎先生良知集》辑著过程中的辛勤付出。

刘　为

2024 年 1 月 30 日

目　录

上篇　文明互鉴指引中医药学学科建设

下篇 惟学诚仁致良知

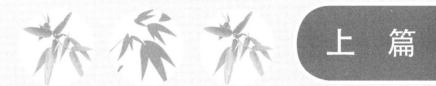

上　篇

文明互鉴指引中医药学学科建设

第一章 重始源务本兼容守正创新

第一节 文明互鉴
——迎来中医药学科建设新机遇

华夏文明上溯伏羲、神农，继以黄帝为标志，几千年来中医药学汲取中国传统哲学与科技文明精华，卓有成效地将司苍生性命与疗伤治病相结合，是全球唯一全面系统传承、从未间断割裂的民族医学，是中华文明的瑰宝及文化传承的载体，还是打开优秀传统文明的钥匙，并以本草学、方剂学、四诊法、针灸四项发明奉献于人类世界。

一、文明互鉴对中医药学科建设的启示

文明互鉴是历史的必然，东西方文明不同质、不通约、存在差异性，但研究者们必须认真研讨其共同性。

（一）东西方文明互鉴回顾

1. 东方文明与西方交流

华夏文明据公元前司马迁著《史记》始记载百家争鸣。以阴阳家论宇宙生成，论阴阳的结合与作用产生一切宇宙现象。以儒家系思想家与学者是传统古代典籍的教师，创建了崇仁爱、重教化、尚和合的文明智慧，是中国哲学的根基；以道家集中了形而上学"道"即"无"的核心理念，正负逻辑并用以解释与处理世间发生的一切事物。中国的文史哲学尚一尚同、折中和合带来了政治德化与经济繁荣，如汉代的文景之治与唐代的贞观之治。

就其人文科技"资源整合"交流、沟通、传播到欧洲，代表性有公元前 138 年汉代张骞出使西域（可作为互鉴的西方文明的东方起源）、明代郑和下西洋。

2. 西方文明与东方交流

西方文明起于古希腊和古罗马，自文艺复兴时期以牛顿为代表人物的科技成就，催生了政治、文化、经济的发展，给人类物质与精神文明带来了进步。进入 21 世纪，全球以经济建设为主题，一体化的科技成就，高概念系统化、数字化、信息化必将推动人类

道德伦理的反省与再度复兴。例如，公元 1271 年马可波罗访察中国可作为互鉴的东方文明的西方起源。受到"欧洲中心论"等错综复杂社会因素的影响，战乱频繁，阻碍了文明互鉴。

（二）待发展的第三世界求生存谋发展，必将迎来文明互鉴的回归

文明互鉴会影响科技人文的重振复兴，对于各项事业、各学科门类催生启动新发展。毋庸置疑对于中医药学会有重要影响。首先是批判片面追逐西化，恪守国学原理，指导临床实践，回归原象思维创生性，开放兼容古今中外一切科技人文成就，稳定优势学科研究方向，倡导多学科、多维度、多模式交叉学科融合，创新研究方向，注重培养与引进数、理、化、生与文、史、哲、美多学科人才，构建多学科交叉的科研团队，逐步完善与协同整合适应文明互鉴新时期开展有思想的学术研究。

二、中医高校学科建设凸显生命科学特色是关键

（一）学科建设是中医药事业发展的基石，是学术的制高点

中医药学提高核心竞争力必当体现中国生命科学的特色，以特色为统领，以华夏文化深邃的哲理指导治未病、辨证论治是大成智慧的特色。迎接文明互鉴，重始源，以历史范畴开放兼容古今中外科技文明成就，以我为体，为我所用，目标仍是我主人随，丰富具有特色的中国医学体系、中医药学科建设的理念，继往圣，开来学，重传承，守正创新，求索原发的创生性，回归太虚原象为学科进步拓宽时空，也是中国生命科学的特色。2017 年六所中医药高校被评为"双一流"学科建设单位，包括北京中医药大学、天津中医药大学、上海中医药大学、广州中医药大学、成都中医药大学、南京中医药大学。

（二）面向世界创一流，学科建设的中医中药特色是关键

首先，在培养学科带头人方面，必须立足前沿跟紧当代科技文明发展的新形势，拓宽视野适应文明互鉴的新时代，在人才高地上选拔科学家，以担纲领军成伟业。年轻一代中医中药学人是传承创新的主体，发挥引领导航的先声。吾辈学长热切期许后学我主人随，务本纳新，本立道生止于求真至善，恪守中医药学特色优势，自立于世界生命科学之林。

吾辈学长们走过来的明医之路，虽有"团结中西医"，倡导"西医学习中医"的政策，为学科建设开创规范标准，于学术在进化中有兴奋、愉悦，也还有非主流医学的苦涩与惆怅，总揽人生还是幸运的一代人，这也是期许后学总比老师强的渴望。

其次，学科建设需要找准痛点，认真抓住着力点，求索学术闪烁亮点，构建新概念、新学说，构建守正创新传世的新学派，先应把找准痛点、补短板当作至要。痛点就是近200 年来淡化国学摆脱传统，追逐西化，原象思维被搁置，基础理论研究缺少原创。临床诊疗勿论病情的状况，如何一律"中药一大碗，西药不可少"；难以做到能中不西，先中后西，视病情需要中西医结合使用。论中药道地性，当年"先野生后栽培，先饮片后成药，先国内后国外"，当今难以做到了。然而中药道地性研究，从理念到器物都是待补的

短板。恪守中医临床医学原创思维、原创优势，以原象思维引领具象思维的整合；系统化研究与描述性研究整合；分合归纳与还原分析整合，运用现代诠释学揭示实用品格，创新与时俱进的科学内涵。在文明互鉴的新纪元中医学界勇步向前为培植中医中药特色学科而坚持不懈地努力。总之一句话，深化国学原理开放兼容，弘扬国医国药为民众造福祉。

三、舜时动态调整课程推动学科体系更新

（一）"舜时者"，识常变而担大任

中医中药学界应该敏感地认识到信息守恒定律的提出，天体物理学对黑洞观测研究与量子力学对量子运行状态，量子比特是一切生物体存在的可以计量运算的重大发现。中医数以千计的名家医案及中医师们每日门诊查房的完整系统的病例资料无疑是个体化诊疗非线性的大数据，怎样梳理数据，构建大尺度细粒化的数据库，如何利用数据库进行经验重建推广共识疗效？中医为主体的研究亟须与数学学科交叉融合，利用当代数学的基础算法，加深对函数激活数据学、孪生数据模型的理解。这也是中西药循证医学诠释中成药有效性、安全性群体观察证据存在的局限性，寻求个体化转化医学的疗效证据的门径。

笔者还记得 20 世纪 50 年代医药院校开设数、理、化、生普通基础课，当今的中医药大学适应文明互鉴的新时代是否开设数学或当代数学基础课建议认真思考。

（二）重视中药材道地性研究，尤其是栽培中药材品质性效用的研究

古贤哲重视"水土火风"四大元素观象运数与临床疗效的对比观察的实践改变。当今自然与社会复杂系统的变迁变化。深化研究需要拓宽课程设置，尤其是长学制的研究生教育，化学生物学、生态学、数学等课程应考虑在其中。目前全息病证与复方配伍进入网络、模块、生物区块链的复杂系统的联结与诠释是中医药学具有中国特色的医药学研究，目前的网络药理学与化学生物学都与数学相关，破解难题的"算法"是关键所在，国家重点实验室是实施大科学计划的支撑，还有近期获批的中医药领域的医学研究中心，应当高度重视，落实到人才培养，适时调整课程，执行过渡性的教学计划，当是值得认真对待的环节之一。古贤哲讲"行于所当行，止于所则不可不止"，关键在"所"是学科建设从理念上更新学科框架完善课程体系，治学执教为正事格物而事上炼求事功成。适应国情培养大批多模式多层级的临床医师十分重要。

中医学界的学长们，当值的学科带头人与各级各类的工作者，为从理念落实"中西医并重"的国策，胸怀中华民族伟大复兴，实施强国战略立大志、明明德，担大任，以历史范畴，正确对待科技文明的进化，奋力学科建设，开创中国特色的医药学体系。中医西医美美与共于文明互鉴国运复兴的时空，让大科学大健康行动落实在中华大地，福泽人民群众美好的生活。面向世界推动中医药学守正创新的伟业。

（收稿日期：2022-12-05）

《天津中医药》2023 年 1 月第 40 卷第 1 期

第二节 文明互鉴新时期深化基础理论研究

中医药学具有科学人文双重属性，是具有华夏民族优秀传统、全面系统继承从未断裂的医药学。重始源，伏羲制九针、神农尝百草当是针灸学、本草学的端始。华夏文明以黄帝为标志，赞誉为"炎黄子孙、龙的传人"。中原流域文化经胡人汉化与向东南方涵化普及中华大地，从夏商周代始历5000多年。主体是农耕文明，以象数易气神混沌的一元化哲学为根本，中医中药是以天人合德整体观治未病、辨证论治体现疗伤治病的医药学。不同国家、民族、地域都有自己的文化、文明，文明有差异性又有共同性，中国哲学历来倡导"和而不同"，执中对话，互鉴互动，美美与共。回首200年来西方列强坚船利炮外侮侵略，晚清洋务运动摆脱传统追逐西化而国学式微，丧失了东西方文化和而不同的交流对话的机会。文明的冲撞、矛盾、斗争曾发展到数典忘祖，废除国医国药，中医教育漏列案的惨烈情况。当今世界自然社会环境复杂，既有竞争矛盾又有合作共生[1]。就经贸、科技、学术研究论全球一体化、信息化、数字化高概念大数据技术的协同发展仍在历史进程之中。知识界学者感受到国家意义上的民族、学派与个人都需要保持自身文明的特色与传承的优势，也同时开放吸收其他民族的科技文明成果，应当是差异性与共同性的结合。华夏民族具有"尚一""尚同"的基因，全球同样朝向文明互鉴和而不同的对话合作向前迈步[2]。总之，国医国药惟国是，国"是"乃华夏民族深邃哲理指导基础理论实事求是守正创新的根本。

一、"象数易气神"一体是中医基础理论本体

象思维是一种区别于概念思维的原创性思维，是华夏文明特有的思维方式。象思维也是中医药学具有特色的主要思维，对基础理论形成发展有着重要影响。象思维之"象"有原象、具象之分。原象即太虚、即混沌、即无而无生有、即脏真之气；气散为无形之大象，即一即道而道通于一揆度奇恒。原象是初始化混沌、整体流转，具创生时空之象。太虚原象体现天人合德，物我合一，一气之有气聚成形，形立神生形气相感而化生万物，万物为形而下之"器"，当是物象、具象，还包括心理状态感知折射的镜象、心象与意象。原象与具象可以互相转化，具象以显明的方式呈现，在特定的时空环境可以幽隐而远、泯灭心物的方式回归到太虚原象。随着文明互鉴的来临，具象思维与概念思维的整合互用，综合归纳与还原分析整合互动的方法学正在逐步同向发展的新趋势渐次形成。学习宋明理学周敦颐、邵雍、张载先生论"象数易"的联结互用阐述的简明易懂。邵雍著《皇极经世书》曰："太极一也，不动，生二，二则神也，神生数，数生象，象生器。"将神数象器合一，即是法于阴阳，和于术数。人身——阴阳太极、至极、无极之整体，寓有象数，易变混沌为道。基数"二"与"三"的易变："二"之变，两仪、四象、八卦、四季、二十四节气、六十花甲子引入中医，论人之生命健康阴阳、动静、刚柔、邪正、顺逆、显隐亦此亦彼同步消长互根互动，既对立又关联的辩证统一，非常重视天地时空与生命健康的节律。"三"为基数，天地人识其"大"者在天为玄，在人为道，在地为化；论中医学三因制宜、开阖枢、精气神，六经九气取象运数，观象议病辨证为理法方药之旨归，易理医理相通，当是中国哲学间性论的智慧，明理正纲是求索幽玄隐喻病因病机的要领，深化基础理论研究指导临床诊

疗提升共识疗效为根本[3]。回顾 2003 年严重急性呼吸综合征（SARS，"非典"）肆虐，主病在肺，以毒、火、瘀耗阴灼血，亡阳而厥脱病逝，论其病机当是水火不济之大疫。笔者参加尸检，病理解剖见肺叶焦枯，胸腔大量血水。仔细思考，毒火重笃伤耗阴液非只限于肺金，金水相生必累及于肾，肾阴烁伤毒火上灼于心，水火相激内潜神明心主应是隐喻病机。再论新冠感染大疫之病机，以肺为主，轻证普通型寒湿阻肺失于肃降，于卫分、卫气同病可治；重证则土生金，金克木，木侮金而成，其症喘促气短之外，乏力不仅在胸膈肌群，全身四肢乏力凸显。病在肝，肝为罢极之本，疏肝调气有效，误补则助邪。"象数易气神"一体化一元论，中医基础理论重气与气化，重神与神机。气为精微细小颗粒，具质量、能量、信息属性，神以脑为元神之府，以神机为用，气神为中医药学主体本体[4]。当今在"中西医并重"国策指引下，深入中医学基础理论研究是推动学科建设事业发展重中之重的大事。

二、经验重建与现代诠释深化理论研究

医学是人学，社会人群永远融会在大自然中。古贤哲称"不务农难成明医"，意在顺应自然适应社会。中医学历来重视生活环境与疗伤治病经验的积淀。通过传承经验重建擢升为理论基础与知识科学，即前科学的载体。

（一）经验重建是理论深化研究的门径

中国技术哲学主张实在论与建构论的执中和合。中医药学通过人用临床经验与文本调研归纳，通过医案医话的梳理汇总形成重要的文献资料实施传承精华；通过基础理论总结并指导临床诊疗。回顾中医学术发展史与华夏民族的两次百家争鸣密切关联，先秦"轴心时期"中医学理吸收诸子百家思想内涵，以《黄帝内经》《黄帝八十一难经》《神农本草经》《伤寒杂病论》四部经典著作为标志，以儒道互补为主体兼蓄阴阳家、墨家等学说渐次形成了比较系统、完整的医学学术体系。学术传承以家学继承、授徒亲炙为范式，重经验积淀以医案及医经注解为实用的方法，基础理论在演化发展过程中。隋唐以降五代十国战乱灾疫，经济凋敝，民众苦于水火受难，知识界为寻求思想出路，思潮涌起玄学大帜第二次的百家争鸣，论其学术影响对宋金元时期中医中药的发展有推动作用[5]。尤其是学派书院医学教育的关注，纳入国家官学系统，创建校正医书局，集中著名医家对历代重要医籍进行收集、整理、考证、校勘并刊行，其文献存储为中医基础理论与临床研究创造条件十分重要。金元明代出现一批杰出的思想家、医学家，他们创新学说，改变着"泥古不化"，打破了因循守旧，在学理研究方面独树一帜，为中医药学术交流争鸣与理论研讨开创出良好的学风文风。综观中医药学是国学的组成部分，蕴寓着全面深刻的国学内涵，以整体观天人合德、一元正气、形神共俱、取象运数指导诊疗实践，以维护生命健康为己任而嘉惠医林[6]。

（二）现代诠释学创新基础理论研究

自 20 世纪中期诠释学从文本解释、理解为主朝向延伸到学科创新的内涵发展，以实践哲学层面并赋予了理解与解释的方法论。最鲜明的特征是它所强调的理解和解释与时俱进

的品格，实践品格与创造品格，其影响迅速涉及人文哲学和自然科学，这标志着解释中有什么新事物产生，新见解、新观点的提出均可为临床诊疗与基础理论研究寻求创造性继承、创新性研究的方法。

西学东渐与东学西渐融会互鉴的新时期，医案学研究与临床医师真实的辨证论治诊疗病例资料梳理汇总无疑是非线性的大数据，如何从中进行发掘并求索理论性研究？当今高概念信息化数字化的激活数据学、孪生数字模型数据库的应用，将可能推动描述性研究向系统化研究转轨。千年来仲师明示"观其脉症，知犯何逆，随证治之"，系辨证论治总则，其"知犯何逆"的机制多认为是难以破解的黑箱？当今天体物理学对寰宇黑洞的辐射信息研究提出了信息守恒定律，将对广义相对论与万有引力有新认知；量子态勿须重复与复制，单光量子不可分割其运行翻转 1/2 向前推进的"信息比特"是可计量运算的生物体所具备的物质性的表述[7]。联系中医药学"象数易气神"混沌一体化的本体，有利于破解"知犯何逆"的病因病机，尤其是隐喻致病的因素，可能为临床基础理论研究拓宽时空创造新的机遇[8]。全息证候与复方配伍两个系统的链接与机制，进入网络、模块、区块链做复杂性分析，不能停步于多组分多靶点的研究结果[9]。笔者肯定它是一项重要的科研成就，然而这有别于西医化药的靶点效应。它具备复杂系统的研究特征，关乎原象创生性的思维，精思必专纯思必素而向思能旨[10]；关乎药材的道地性，关乎气与神身心的联结、病灶与证候的联结等均涉及中医学原理的现代诠释与开放兼容多学科交叉研究[11, 12]，必须完善多元化、多维度、多模式科研团队的人才培养，以适应基础理论研究的需求。

文明互鉴重视引进兼容前沿科技成就，以我为主、我主人随，深化中医药学理论研究[13]。

三、中华格致学引领明医之路

明医者以人学顺自然深谙国学原理，司苍生性命疗伤治病总取共识疗效为命脉的中医师、中药师相关中医药学学者。我和学长们走在明医路上，首先倡导学习中华"格致学"，它是人类认知智慧系统的精髓，属于科技文明的历史范畴。中医与药学是国学的重要组成部分，它体现了格物致知和致知格物国学深邃的哲理，延伸诠释高概念科学与人文、科学哲学、科学社会学、哲学美学及生命科学各相关学科的交叉、融合、渗透与交流。面对文明互鉴的机遇期，对于深化中医理论的研究创造了重要理念和方法学[14]。

我们生活在物质、精神、人群社会三维动态时空的复杂巨系统中，现今中医药学科、事业面临着新机遇、新思考与新挑战，中医中药学人必须以历史范畴正视科技文明的进化，华夏民族的宇宙观太空寥廓幽玄，既有光明伟大亦有幽暗玄远正负逻辑相辅辩证统一，阴阳、动静、刚柔、顺逆、显隐易变和合执中是生命力的表达，以明知识信息化探索暗知识。医学是仁学，中医学人尚须儒道互补明德良知相处世事。格物即正事，欲事立、事上炼、事功成。临床与理论研究破解难题均须刻苦攻坚精神[15, 16]。崇仁德、重教化，学为人师而行为示范；顺应自然，无朴纯素，恻隐之心视事疾苦感同身受博极医源，造福民生[17, 18]。

目前中医基础理论研究亟须多学科交叉协同创新的团队，中医中药领域的学科带头人巩固既有的势在必行[19]。在现代信息技术的推动下，依托互联网平台，众多新型的具备现代传播特点的媒介日益兴起，导致中医药文化的传播方式发生了质的转变。中医药应充分利用这一历史机遇，借助现代数字多媒体手段，打破以往电视、广播、书籍、报纸等传统传播形式，通过微博、微信、抖音、快手等国内外现代互联网推广平台，形成集文字、音频、图片、视频、游戏、动画等多种动态传播形式为一体的中医药文化传播体系，生动直观地将中医药文化的思想精髓展现出来，容易被国内外民众所接受，加速中医药文化软实力化[20-25]。另外我们也需要强调的是，我们要重视中医药文化传播人才队伍建设，提升综合素质，提高门槛，确保中医药文化得到高质量传播。

综上所述，人民群众日益增长的健康需求，正在让古老的中医药焕发新生机；中医独特的健康观，也正在为人们提供全方位、全周期、全链条的健康保障。我国中医药事业正在进入新的历史发展时期，中医药发展已上升为国家战略，但是中医药发展之路仍然任重而道远。中医药发展不仅受到"边缘化""庸俗化""商业化"等外在因素的影响，还存在"共识不高""疗效不优""传播不力"等诸多内在因素的制约。因此，在内外因素的双重夹击下，中医药必须主动破局，与时俱进。通过将中医药科学解读与立体传播结合、中医药疗效彰显与客观评价结合、中医药原创思维与现代科技融合，促进中医药传承创新发展，充分发挥其防病治病的独特优势和作用，为建设健康中国贡献力量，为实现中华民族伟大复兴的中国梦提供健康动力。

（收稿日期：2022-02-23）

《中国中医基础医学杂志》2023 年 1 月第 29 卷第 1 期

参 考 文 献

[1] 李宗友，华强. 关于影响中医药发展的因素分析及对策建议[J]. 中国中医药信息杂志，2006，13（1）：5-6.

[2] 李艳. 中医药发展存在的问题探析[J]. 中医药管理杂志，2014，22（1）：8-10.

[3] 马韶青，郭斯伦. 我国中医药监督执法体系存在的问题与对策[J]. 医学与社会，2016，29（6）：84-87.

[4] 胡凌娟，李瑞锋，文占权，等. 中医养生保健市场存在的问题及监管模式[J]. 中国医药导报，2014，11（30）：116-119.

[5] 吴颖雄，田侃，杨勇. 中药饮片监管存在的问题及对策[J]. 中国药房，2014，25（43）：4126-4128.

[6] 杨金生. 守疗效之正，创共识之新——对中医理论现代传承创新发展研究的思考[J]. 中国中医基础医学杂志，2022，28（1）：6-8.

[7] 董兴鲁，曹克刚，马斌，等. 大数据时代下真实世界中医术语研究浅析[J]. 中华中医药杂志，2014，29（9）：2724-2726.

[8] 李黛男，崔家鹏. 关于中医术语歧义问题的研究与思考[J]. 光明中医，2022，37（8）：1486-1490.

[9] 周仲瑛. 读经典，谈感悟[J]. 南京中医药大学学报，2007，23（5）：273-277.

[10] 郜峦，王振国，张丰聪. 大数据背景下的地域性中医学术流派研究[J]. 世界科学技术-中医药现代化，2018，20（1）：32-36.

[11] 林明欣，于智敏，张萌. 《外经微言》命门学说发微[J]. 中华中医药杂志，2020，35（12）：6064-6070.

[12] 林明欣. 命门学说理论研究与临床发微：基于《外经微言》的解读[M]. 上海：上海科学技术出版社，2021：169.

[13] 范颖，梁茂新. 论中医辨证双轨制悖论[J]. 中华中医药杂志，2021，36（9）：5129-5132.

[14] 尹尚辉，陆玲，王智华，等. 关于中医疗效影响因素的调查与分析[J]. 中医临床研究，2014，6（28）：139.

[15] 胡海殷，季昭臣，李楠，等. 中医证候诊断标准研究现状及方法分析[J]. 中华中医药杂志，2021，36（12）：7442-7446.

[16] 陈秋平，邵明义，毕倩，等. 基于叙事循证医学对中医临床疗效评价问题的解决策略[J]. 中国中药杂志，2022，47（2）：557-561.

[17] 于天赫，朱晨阳，曲姗姗，等. 对中医药文化科普现状的思考[J]. 中国中医药现代远程教育，2021，19（18）：206-208.

[18] 倪敬年，付高爽，时晶，等. 创新是最好的传承[J]. 北京中医药大学学报，2022，45（4）：360-364.

[19] 梁茂新，王雪峰. 中医疗效评价指标和方法研究需要解决的认识问题[J]. 世界科学技术，2006，8（1）：31-35.

[20] 梁茂新，王雪峰，董丹. 中医辨证规范所要解决的基本问题[J]. 世界科学技术-中医药现代化，2005，7（3）：18-23.

[21] 中医现代化科技发展战略研究课题组. 中医疗效系统评价体系的研究[J]. 世界科学技术，2002，4（2）：12-14.

[22] 赖世隆. 中医药临床疗效的评价[J]. 中国中医药信息杂志，2000，7（3）：88-89.

[23] 孙忠人，游小晴，韩其琛，等. 人工智能在中医药领域的应用进展及现状思考[J]. 世界科学技术-中医药现代化，2021，23（6）：1803-1811.

[24] 林静怡，李诗翀，郭义，等. 人工智能助力中医药发展现状、问题及建议[J]. 世界中医药，2022，17（6）：864-867.

[25] 薛晓静，肖涛，王莹莹，等. 西医东渐对中医药国际传播的启示[J]. 中国中医基础医学杂志，2019，25（3）：323-325.

第三节　中医药学原创思维是华夏哲理，原创优势是辨证论治临床经验重建

宋明理学家邵雍先生（1012～1077 年）所著《皇极经世书·观物外篇》写道："太极一也，不动，生二，二则神也，神生数，数生象，象生器。"阐明了道通为一、天人合一、物我合一、神数象器一体的华夏哲学思维。运用现代诠释学，重在理解"神"的内涵。古贤哲于《黄帝内经》中讲"恍兮惚兮不可测"指太虚原象；又"恍惚之数生于毫厘乃脏真之气"是极其微小的精微物质颗粒。至今信息守恒定律提出，高概念大数据新时代，神与气纳入系统化表述的"量子比特"可测量运算，毋庸置疑，"神"具有物质性。"二则神"，基数"二"即阴阳，太极图静态观时，阴鱼中阳眼、阳鱼中阴眼，两合四象之生，春夏秋冬四季、二十四节气、六十花甲子、六十四卦等生灵万物周期的循环。结合基数"三"寓开阖枢论三因制宜，六气六经三阴三阳，论情志神伤有九气之数，"思则气结，悲则气消，喜则气散，怒则气上，恐则气下……"，涉及心灵神魂魄意志五脏气机运化病机。数生象，"二"与"三"和合显示卦象，引入医药学则人体舌象、脉象、藏象、证象等。诊病需观象议病，论证候时空法象，遣药组方当明本草自然道地之想。理法方药落实到法于经旨，形而上学之象思维，融汇于技术器具设备，形下学之术与物，体现道术和合之学理。概言之，象数易气神系国医国药学主体本体，阴阳五行学说系中医中药学关系本体。21 世纪以历史范畴看待科技文明的进化。医学是人学，虽然有东西方文明不同质、不通约的漫长过程，分合归纳与还原分析方法学的分歧，但信息、智能西化融汇将带来文明互鉴整合医学的新机遇。

一、中医存废论争中国学原理被淡化

反观历史，始于 19 世纪外侮侵华与洋务运动渐次挑战华夏文明，洋教堂、洋学堂、洋医馆、洋医院的兴起，早期的到欧美国家及日本留学的科技、教育、文化、卫生的学者们引进工业文明无疑是时代需求的好事。惟鉴于清朝、民国政府取缔旧医引发中医存废之论争与中医教育漏列案，当是失于德政的劣迹。国医国药是以国学原理为指导的具有中国大成智慧的医药学，必当我主人随，善于吸纳兼容古今中外一切科技文明成果，不断完善充实学理与临床，以维护生命健康、共识疗效为命脉。

论哲学思维东西方文化冲突与中西医根本差异在本体论的不同。华夏文明的两次百家争鸣，先秦与宋明统一认定"道、气、理、心、性"是反映宇宙一切生灵万物的本体，中医"务本"就是认知与践行生命信息与临床诊疗的思维模式。西方传统主流哲学思想是"物为本体"，重数理实践还原分析，重逻辑与精确的数据指标，中医西医几个世纪在思维层面存在分歧。中医学关注人、生病的人、人生境界、生命力、生命意义，譬如"恬淡虚无，真气从之"的治未病理念则超出物本体的思想。伦理学是中国哲学的内容之一，趋向求真的人文科学的研讨。中医与华夏文明具有求真、储善、立美共同关注的对象，历史变迁而水乳交融形成了国学思维的多维性，强调气、神、形、质、体的综合，诸如援引至极、无极、太极、气神一元论的形而上学思维，提倡以丰富直觉明悟为主，融合感性知觉与理性辨析，分合归纳与正负逻辑显隐结合的方法学，它体现了阴阳平秘，道术和合有利于原创经验重建的圆融。

近 200 年由西学东渐追逐西化，摆脱传统、淡化国学，中医存废论争之厄运主要是华夏文明思维的式微。为求生存，恪守先秦宋明理学，与中国文化 3 次儒释道文明互鉴的前辈，为中华传统优秀文化的复兴与中医中药话语权的维护提高，可谓先驱翘楚。历史的变迁检验印证了中医药学与华夏文明的共生性，艰难困苦存废临头的逆风中造就精英。回首晚清唐荣川先生注目世界，探求新知，第一个提出"中西汇通"，在于改善中医被冲击的窘境，其撰著《中西医汇通医书五种》，在洋务运动时期的中国阐明以中医为主体的观点。还有业医习武的王清任先生掘冢体察人体解剖形态，补短板，诠解脏腑气化学说。在洋务运动官办西式学校、选派留学生时期，张锡纯先生践行中药西药合用于临床，目的在于提高某些多发病、常见病的疗效。中西汇通适应当时的潮流是文明互鉴值得探索的模式。就中医药学而论，必须是我主人随才能发挥学理原创与临床医学优势。我们可以将恽铁樵与陆渊雷两位沪上名医作比较分析，或许可以得到启发。恽铁樵先生祖籍江苏武进，孟河习医成风，青年考取公学接受过西式教育，晚年作《尔雅病诂》《广雅病疏》《十三经注疏》，可知传统文史功底深厚，精研国医国药学理《黄帝内经》《伤寒论》等经典，撰写出版《群经见智录》，提出："《内经》之五脏，非血肉的五脏，乃四时的五脏……乃气化的五脏。"此论立足中医思维，延伸基础理论，破解了当时西医解剖学对脏腑学说的质疑，使藏象学说从实体化的批驳中摆脱出来，是具有学术思想史意义的转折点。先生从哲学层面提出："揆度奇恒，道在于一，神转不回，回则不转，乃失其机。"真切地传承了"道通为一"象数易气神为主体本体的华夏文明思维。先生从中西医学不同的思维模式，主张中西医沟通互鉴，取长补短，提出"西方科学不是唯一之途径，东方医学自有立脚点"，寓意以我主导发展创新中医药的指导原则。

曾与恽铁樵先生同期创办医学函授学校的陆渊雷先生（1894～1955 年），以寒门子弟考取江苏省立第一师范学校，后拜师名医熟谙中医经典各家学说。在 1929 年 3 月 17 日反对国民政府废止旧医案的上海中医界全体大会上是中坚骨干代表，是将中医存废之争上升到国家民族大义层面的第一人。1930 年，先生参与筹建，并在中央国医馆工作 3 年，起草了多种以科学的名义建立的中医标准规范，整理了《中央国医馆审定病名录》，由于"中医病名必须统一在西医病名下"的限日实行，又因先生主张中医科学化的观点偏激，其主张"哲学中医于临床最要不得"及"中医五运六气，十二经脉，三部九候，无一非凿空玄说"，临床主张方证（症）、药证（症），其著《伤寒论今释》舍弃少阳病邪在半表半里之说，遭到中医界内部的强烈抵制。概言之，"哲学中医"之批判是错误的，华夏文明深邃的哲理植根于中医药学原创思维不可动摇。

二、重临床经验重建传承创新

历代每逢大疫流行或战乱大灾临头，先师前辈共赴危难，疗伤治病，救命于水火，维护生命健康，创建了华夏民族的医药学。人才不乏精英，家传亲炙，学派讲习，还有自学攻读再拜明医于临床实践历练中成才者，文献存于今世 8000 余种，尤以医案、医话、医说、医论对民族奉献最著。20 世纪 80 年代文史哲医药科技专家遴选认定本草学、方剂学、四诊法、针灸四项发明推广为世界医学贡献全人类。中医药学具有科学及人文双重属性，临床医学以辨证论治、治未病为核心内容，是具有原创思维、原创优势的中国特色的医药学，是全球唯一全面系统传承从未断裂的医药学，是善于开放兼容一切科技文明成就互鉴互动、认真更新完善的医药学，不仅是过去的最为重视面向未来的过程，也是迎接高概念信息智能系统化新时代的医药学。

近 30 年技术哲学发展史最重要的影响是经验转向重建，它依托社会建构论人群的评价信任度文本调研考察，从临床经验层面向实现理论基础的深化重建。技术的塑形具有承前启后的关键作用。中医临床医学重经验，以疗效为学科命脉，人们认可、信任、拥戴，是文化亦是证据，证据与文化在古代是互补互动的，譬如《伤寒论》延续至今，细察注家近百种，但中医内科医师对俞根初《通俗伤寒论》的阅读并付诸临床诊疗较为广泛，论伤寒之学，名家仅十几位著述具经验重建之传承创新的意义。

20 世纪我国著名科学家钱学森先生论中医学是前科学、知识科学，象数易通于医药学，应回归被悬置的原象思维具有东方大成智慧的创生性启发作用。重经验传承转化重建，恪守宇宙寥廓幽玄，崇仁德仁义仁心仁术，尊无朴纯素，理、气、心、性、道通于一，儒道互补，以国学原理为指导，融汇信息守恒定律提出后的系统信息化，运用现代诠释学实践性创造性品格作有思想的学术研究。东西方文明互鉴带来了不同质、不通约的整合的机遇。象思维与概念思维的整合，综合分析与还原分析的整合，系统性研究与描述性研究的整合，当执中和合是创新的动力。

三、疫情过程中重视心理调节

新冠疫情期间，在政令德化的引导下全国人民众志成城，取得了具有重大历史意义的伟大胜利。北京新发地聚集性流行以切断传播途径、小区管控为主，于当年多是散发多点，以注射疫苗加隔离措施均可防控疫情蔓延，逐渐形成常态化的防控，体现出我国物质、精神、体制机制综合平衡的优势。当下全球还在疫情流行过程之中，2022年春中国香港继上海、吉林一波流行来势凶猛且管控隔离某些社区时间较长，中小学校停课居家隔离，人们出现一些心理障碍，应及时调治抚慰，还应作疫情过后的隐喻病因的观察以治未病维护人们健康成长，这是医务工作者应该关注并做好的事。

疫情遭遇停学或有网上教学，同学亲友不能聚会，社交缺失，自由受限，各种负面信息使家人心烦意乱，总以忧思气郁为主。种种不良情绪引发压抑悒郁、焦虑亢奋、怀疑迷茫，甚至悲愤、激情、发泄等出现失眠、头晕头痛、胸闷心悸，诱发或加重高血压，心理失衡影响身心形神健康。这种次生灾害严重者发生"躺平"与轻生，对今生未来产生"位育"的惶恐，所说"位育"即人产生的对社会地位、身份、成就的忧虑。

中医治未病理念，养生重在养心，心主神明，肝主疏郁，防郁伤神最为重要。明性养心的目标在于主动地调节情绪、精神与心灵的身心联结。古贤哲云："志意和则精神专直，魂魄不散，悔怒不起，五脏不受邪矣。"志意可以驾驭精神，控制喜怒，调摄魂魄。养心修身重在气、理，开悟人生，脱愚达智，智者通晓世态人情，在灾害战乱疫病的艰难环境中驾驭心神，维持安宁克难的生活状态。

疫情灾情过后应重视隐喻病因病机及时诊疗。七情内伤多不立即发病。思则气结，悲则气消，怒则气上，恐则气下，惊则气乱等，总以肝气失于疏泄为至要，暗耗气血，脏真心灵受累，经过潜伏后发，终患疾病。少年期自闭症、多动症；青年人焦虑症、抑郁症；季节周期性精神障碍；壮老年人因隐喻而加重久病。医者必当细察，调适心理给予养心守静守神之法。

（收稿日期：2022-09-05）

《北京中医药大学学报》2023年2月第46卷第2期

第二章 高等中医教育60年

第一节 高等中医教育60年办学的启示

我和我的学长们是北京中医药大学的毕业生，终生为中医药学科建设与事业发展服务，据悉无一人改行。2011年由晁恩祥学长倡议并撰成《明医之路　道传薪火》二辑，敬献母校60周年庆典。1962年毕业的104位同学多数在临床教学科学研究第一线工作，十数位留校兼职系部馆所等管理工作，十数位在基层做中西医全科医生。学长们的年龄均在八旬以上，约有半数已逝去。缘于我在年级里年纪小，又先后在本校及附属医院工作了36个年头，曾经历过四度校庆，以及多次出差讲学，频繁受惠于学长们的帮助，还和历届国内外学友们倾心交谈，可以说我受同学们启迪与委托，当然还包含有前辈师长们的直言与教导，对于高等中医教育60年的成就和问题提出若干不成熟的见解和建议，于《中医教育》发表，和中医药学人一起讨论，我会以"求异"的精神向异者学习，更新自我的积淀。

一、60年来高等中医教育的成就

从1956年建中医药高校4所，至今增设至29所，完成了学士、硕士、博士授权，健全了博士后含科研、传承、企业联办研发三类工作站，培养了一大批中医、中药各级各类的工作骨干。其中有院士、长江学者、杰青、学科领军人才、学术与学科带头人等，还有一批国家三大基金、世界卫生组织（WHO）合作专项的首席，国家三大类科技奖获得者、全国劳模先进工作者、五一劳动奖章获得者等精英人才。总之，人才是学科的根基，学科是事业发展的基石。

临床医学是核心，早临床、多临床是培养合格中医师的重要经验，前四届学生就学的经历可以得以证实。其间要下基层，最重要的是要去农村、工矿、城里社区，因为基层与城市医疗机构的疾病谱差异很大。北京中医药大学早期拥有数十位来自江苏县乡的经验丰富的青壮年中医带教实习医师，这为医学生创造了良好的学习环境。医五六年级两下怀柔三下京西矿区，本科读6年在基层累计年余，由于看常见病、多发病较多，至毕业时诊疗5000~10 000例次。然而最近10余年，据用人单位反映，本科毕业生临床基本功和"动手"能力差了，其原因在于下基层少了，也与带教教师的阅历差了有直接的关系，以致老前辈师长和我的学长们担忧中医原创优势继承会出问题。缘于此，江西中医药大学刘红宁教授创办了岐黄书院，邀聘路志正老师和我出任院长，招收大学本科五年制毕业生再读年，本着坚持早临床、多临床的原则，下基层为农民服务，可做到普通感冒一剂汤药退热，暴发火眼两剂愈病。通过对农村常见病的防治，不仅加强了中医基本功而且巩固了热爱中医药学的理念。最后，经考核写策论授予专业硕士学位。

中医需要传承教育，执行中医名医临床优秀人才培养计划与名科名院建设的继续教育；办好临床专业学位硕博连读与住院医师系统培训；加强名老中医药专家师承教育与传承博士后，培养后备学科学术带头人。21 世纪初我和学长们受聘于国家中医药管理局科教司全程参与了临床优秀人才的培训计划，提出了"读经典、做临床、参明师"与写策论的方案。众学长高度重视，认定这是有关解决中医后继乏人乏术的大事，认真工作务求落实。从学员习作中，选出 110 篇优秀策论文，加上按语，出版了《中医临床思辨录》一书。此项目业已完成了三批正高职中医师培训任务。有鉴于中医人才晚熟的一般性特征，任应秋老师生前提出名医学问根基要读《十三经注疏》方可为儒医，刘渡舟老师主张儒道互补，两宋时代发挥老庄之学的竹林七贤的玄学应该涉猎，这对医学原理的理解多有帮助，这两位老师语重心长地告诉我们国医国药是以国学为旨归的。恩师董建华先生临终前叮嘱我："不可轻言学术思想，读书临证中我们只做有思想的学术研究，要求异求真。"足知名医是民众和同行认可的，名医必是明医，做到明医必将涉及国学的基础，如果连《三字经》《千字文》都没有读过则难说是明医了。缘于此我与曹洪欣教授共同倡议中医设传承博士后工作站，经批准后培育出一批忠诚于中医事业的后备学科带头人。

高等中医药院校的教学计划，依培养目标的区别其基础与临床、中医与西医的课程课时比例也应有差别。北京中医药大学第一任教务长祝谌予教授反复强调要培养赋有时代特征的民之所需、国之所用的中医师，办学 60 年来大学本科延续至今实践检验是正确的，当然不排斥自为家学和带徒师承教育，应该互容、借鉴，相得益彰。记得 1985 年我在北京中医学院院长任上时，1980 级中医系毕业生被分配到县市综合医院，报到后当医院院长问道："救护车一响敢上车跟上跑吗？"据考察大多数学生敢作为，但也有少数怯懦不敢为的做了"慢郎中"。其实急救处理不外乎感染性休克、外伤出血、中风昏迷等情况，只要急救处理学会了也就过关了。回首 1956 级中医系学生通过 60 年的历练，大多数能做到师长们殷切希望的学科、学术带头人，他们中医功底厚实，在做全科的基础上又通过西医专科或专病培训，成为忠诚于中医事业，赋有时代特征的中坚骨干。1972 年，董建华老师派我和田德禄学长去北京协和医院，分别在神经内科、消化内科学习进修，回院后田学长筹建了胃镜室，我接受了中医药防治帕金森病的专项研究。

诚然，对于中西医课程比例的争议至今仍在，实践告诉我们设立培养目标重在强化中医基本功的岐黄书院，中医学可以与西医学比例为 9∶1；对中医学七年制、九年制的硕士、博士则需要增加理化生物与西医基础课程的比例。

二、中医药高等教育存在的问题

（一）全科培养与通才教育

近世学者普遍认为宋代中国文化达到高峰期，医事制度已臻完善。伊时临床分十三科，如大方脉、疮疡、骨伤、风科等，对于分科也有不同的声音，以苏轼为代表的学人不主张分科，认为医生疗伤治病多几门功夫受民众欢迎，所以当时医生多是一专多能以开业医为多。早在宋代以前古代医生并不分科，为医者既学儒又儒道互补，通国学顺自然，仔细观察患者把握病证施以药物、针灸、推拿等治疗手段，帮助患者减轻病痛恢复到阴平阳秘的平衡状态。及至民国时期，中医师在农村乡镇业医者也没有分科。之后，受西学东渐影响办医院、办学校，逐渐分科甚而出现治专病的医生。所以讨论全科教育是适应医疗体制改革的问题。

全科医学是一个面向个体、家庭与社会整合了临床医学、预防医学、康复医学与叙事医学相关内容为一体的综合性学科。目前，深化医改建立分级诊疗的过程，从全国着眼需要约30万一级乡卫生院、社区或地段一级医院的全科医生，而当下跑地段及经动员改行的医生拼凑在一起仅有20万，中医师不在其中。因此，建议中医教育本科五年制调整教学计划，增设预防与康复医学课程；课间集中实习安排下农村到社区选择全科医师带教；毕业实习安排做适度调整，加重多科轮转课时。实质上培养中医全科医师是回归师承教育的优势，于中国农耕文明向工业文明的转型期，回归顺自然不务农难以成明医，合目的性造福桑梓是一件难能可贵的事。

再谈通才教育，中国的学科目录没有文化学，而且分科越来越多且越来越细，通才教育在高等中医药院校主要是文史哲知识。近闻鉴于训诂学渐成绝学的局面，北京中医药大学成立了国学院，我很赞成。《灵枢》《素问》《黄帝八十一难经》是学科的理论渊源，是活生生的历史记录，是作为中医师重传承且在传承的基础上的创新一定要学、必须要懂的理念知识与技能。无疑典籍是文化的筋骨，训诂直指其根，训诂学是文化阐释之学也是文化传承的工具。学习训诂学不仅是诠释文本字句篇章的意义而且对养成逻辑思维也是一种基本训练[1]。再有国医国药之学贯穿着中华民族国学的智慧，离不开哲学的指引，从医史学上要增加一些中国科技史的内容，尤其是回归原创象思维有利于对中医原创思维"象数意"融通的理解。

（二）强化基础与中学教育连接

改革开放是中国的第二次革命，在农耕文明向工业文明转型期的同时跨入了信息科学时代。2016年我国量子卫星"墨子号"的成功发射使我国从量子鼎新第二阶段的跟随者跃升为领路者之一。单光量子的不可分割与量子态无须重复为生命科学与中医药学的研究拓宽了时空。任何学科均重视"始源"的理论并关注它的演化发展与指导实践。中医学阴阳五行学说始源于史前期的河图洛书与太极图，是尚无文字时期古代科学、哲学的"始源"，也是中华民族文化优秀的、特质的、早熟早慧一脉相传的国学的开端，对于传承与传承基础上的创新有重要的指导意义。信息科学时代中医基础理论研究的总体规律是符合公理系统复杂性与关联性的整合，既顺自然天道自然一体，又合目的性利民生；研究过程与结论能用数学表达；研究结论与假说证实必须通过时间与实践的检验。对于河图洛书和太极图的诠释与数学表达结合，催生了一门新兴学科——哲理数学，它与阴阳概念结合创新了"象数结合的全息太极图"，它与五行学说结合创建了"天人相应的圆运动图"，是中医药学宏观深化研究的科学基础。哲理数学表达宇宙万物发展变化规律，消长对称与正反相抵规律统摄万物发展的全过程；顺逆转化与物极则反决定发展变化总趋势；差异永存与性状无穷是万物总体之象的概括，纵观万物变化的公理是"象数意"的融通。孟凯韬先生已撰著了哲理数学概论，诠释阴阳五行学说与辨证论治、理法方药等著作[2]；已培养出博士后继续哲理数学研究与编写教材，如能增设大学本科哲理数学课程，即是强化基础教育的措施并与中学所学数学连接的中医专业前期普通课。据悉2018年4月7日上海交通大学李政道研究所设立哲理数学研究方向，探索宇宙中极大与极小的关联，自然界最基本和最深刻的相互作用规律。

学习钱学森先生系统论学说和现代理化生物学研究的进展，物质粒子无限可分与求证可重复、可复制是唯一的科学证据被动摇了。大数据技术依据医学诊疗的临床价值、科技因子、经济效益归纳予以再评价而获取疗效，其数据包括非线性叙事医学常模给出的内容，而共识疗效是临床医学追求的目标，也是医生们的硬功夫。21世纪合成生物学的兴起，并与结构生物学的整合研究，为中医中药的基础研究开辟了新区域，补前修所未逮。针对人体疾病与复方药物两个复杂巨系统，从形态、功能、信息、应力系统相关性，做多靶点、多元化研究求索新的方法学。近期对药学研究的化学生物学与对机体代谢的生物化学的整合，为多基因组学、蛋白质组学、代谢组学、表型组学整合模块的整体设计分层次、分领域的还原分析研究而再度整合的系统性研究创造了条件，这就是整体观指导下的系统相关性的研究。缘于此，笔者认为教育教学改革要赋予时代精神，在高起点上选择前沿与交叉学科的教学内容，如果说本科教材讲基本的学科共识的内容，那么七年制、九年制及博士的培养，应跟上时代前沿的理念、技术和方法学。

高概念时代的到来要重塑科技与人文的整合，医学教育要强化医学人文的学习，树立良好的医德医风。当下全球的主题是经济，经济冲击文化，经济学允许做的若干事，医学不允许，在人们价值观异化的情况下，理化生物学成果融入医学，诊疗水平提高了，同时也滋生了一些医生的傲慢与冷漠，造成医患疏离现象，是一种不该有的现实。针对人文医学的淡化、简化和异化，又迫切需要重视儒家的"仁德"、道家的"无、朴"、佛家的"识心见性"的国学教育，践履唐代孙思邈的"大医精诚"，学习推广美国哥伦比亚大学丽塔·卡蓉（Rita Charon）的"叙事医学"[3]，强化医学伦理学与医学心理学的教育。

（三）以人为本的循证与叙事医学教育

随着中华民族传统文化的复兴，将为中医药学学科与事业的发展带来良好的机遇。中医学人重要的奋斗目标之一是发挥治疗现代难治病的优势，取得世人认同的共识疗效，为人民所需，为民族以人为本的健康服务。有鉴于共识疗效的评价，目前的方法学主要是循证证据和叙事常模检验，所以对医学生尤其是临床专业攻读学位的学生需要加强循证医学与叙事医学知识技能的学习与训练，将其看作是临床研究的基本功。

1. 掌握循证方法为中医药疗效评价所用

循证医学的核心是任何有关疾病防治的整体策略和具体措施的制订都应建立在现有严谨的关于临床疗效的科学证据之上。随机对照临床试验是获取这种证据的严谨的科学方法。总体上说学习循证医学的方法学，就目前临床医学共识疗效的评价是必要的，其目的是寻找中医治病临床有效的药物、方法、技术等，促进更合理、更有效地分配和利用中医药资源。可以通过组建中医药临床研究评价中心，互联网络、协同开放、资源成果共享的体系，运用大数据技术科学系统地从临床价值、科技因子、社会效益方面评价中医药新产品、新

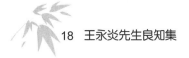

技术和新疗法的疗效。

中医学以临床医学为核心，其原创优势在于治未病与辨证论治，疗效体现学科生命力，更加重视个体的经验。因此循证医学群体化的临床试验方法对中医疗效评价有局限性。中医药学历来重视医案医著的搜集整理和考据，这可与循证医学相关联。就历代医案对某一病证的病因病机证候分析与复方治疗疗效的整合数据则可晋升为循证证据。无疑循证医学方法应用到中医疗效评价尚需要解决中医证候疗效评价方法和标准；人们将更加关注功能活动、生存质量和影响健康重大事件的评价。虽然多中心随机对照临床试验具有毋庸置疑的价值，然而中医药临床试验必须结合中医药理论和临床特点，进行专业设计，尤其对重大疾病的辨证论治综合治疗方案的安全性、有效性评价应是多学科、多元化、多层次的交叉渗透，有利于中医人才队伍的培养教育和提高中医临床研究的质量。当今我们也要意识到循证医学面临着方法学、逻辑学、社会学的挑战。随着生物医学模式的转变，单侧面单因素的评价方法与标准不能全面、系统地反映中医个体诊疗特色和复合干预策略的疗效，所以循证医学方法不是中医临床研究评价的唯一方法，过分依赖或忽视均不可取。

2. 重视叙事医学与人文关怀

21 世纪初叙事医学的诞生是为了保证在任何语言环境和任何地点，医生、护士、治疗师在与患者相遇时使他们可以全面地认识患者并尊重他们的悲痛。如能掌握叙事技巧，医疗卫生就能迎来真正的尊敬和公正。叙事能力和在复杂环境中的理解力的培养，重点在于训练医学生如何见证患者的疾苦，关键是如何体验患者的内心世界，表达对患者的关怀和抚慰。以他人之痛为己痛的同理心归属感将会直接影响患者就医的体验，使患者亲历自身疾病过程被聆听，痛苦被感受，继之而来的应答必然是对医生的尊敬，而疾病过程被理解的感受有利于医患共同疗疾治病，逐步形成医患道德共同体，也能展示生物-心理-社会医学模式的优越性。

目前医疗技术引发的伦理、法律与社会问题日显突出，加之人文医学的淡化、简化和异化，叙事医学成为医学教育教师与学生认识和分析当代医学危机的犀利的工具。叙事技巧可以使医学实践更开放，它不仅只是改变一些习惯和常规做法，还会改变我们与患者、同事、学生和自己互动的方式。叙事能力的内涵覆盖了医务工作者和患者间的关系、专业培训、伦理实践、支持医疗公平的方式、提高医疗卫生体制安全和效率的必要性等。我们会逐渐认识到要做的不仅在诊室、病房或职业内部已经习惯的事情，还将会发现增添了改变实践的力量。关注、再现和归属是叙事技巧的要素，通过临床信息整合以叙事写作作为培养师生同理心和反思能力的路径，履行我们对患者的临床责任。这种实践活动都有一个共同的理论倾向，即重视叙事作为通向意识、参与、责任和伦理的路径。只有通过书写与通常病历不同而平行的病历才能够深刻地了解与患者相处是怎么回事，我们与患者的关系是什么样的。如果能够清楚地体会到连接三个环节的通道，即受煎熬的人，再现这种体验及事后思考的意义，我们就能建构通向叙事医学最终目标的道路，与患者感同身受，为患者提供有效的医疗服务，与同事建立好协作关系。

中医学具有丰富的人文关怀的内涵。"医乃仁术"作为医学的基本原则，医者"仁心"是对医学人文价值生动的概括。古往今来始终强调医疗活动以"患者"而不是以"疾病"为中心，在诊疗过程中贯穿着尊重患者，关怀患者，建立良好的医患关系。《素问·疏五过论》与《素问·徵四失论》均提示医生警戒自我的过失，重视磨炼意志营造仁心道德的氛围。古希腊医学家希波克拉底提出"医术是一切技术中最美和最高尚的"。其最美体现在以美储善。在心理治疗领域，叙事医学已经成为主流的诊疗技术之一。

3. 对循证医学和叙事医学的展望

关于循证证据，建议以病名为"横"，以证候为"纵"，纵横交织依中医医案学的原则，作系统梳理用以提高循证证据的级别。完善循证医学课程内容，编写策划具有中医中药特色的量表和术语集，并编入若干代表的案例，扩增疾病病因学与病机学循证证据研究。建议将循证医学课程作为硕博连读医学专业学位的必修课，大学本科教育可以选修或专设讲座。

关于叙事医学首先是医科院校有教席，整合与培养人文医学含伦理学、心理学的教师队伍，于附属医院设教研室；大学学报开设专门栏目；组织编写具有民族传统美德以国学为奠基的东学西学兼容的教材。叙事医学应是医学生的必修课也是德育课程。叙事医学平行病历训练体现了以人为本的健康理念。

（四）重传承完善学位教育

"博士不博，创新能力不足"的问题一直困扰着中医药学科学位授予质量。笔者任国务院学位委员会学科评议组召集人共三届12个年头，对学位授予尤其是博士学位授予质量问题做了一些分析：①功底不深。中医理论"始源"于史前期尚无文字的河图洛书与负阴抱阳冲气以为和的太极图，是中华民族优秀的、特质的、一脉相传、从未断裂的古代科学哲学的开端。试想《三字经》《千字文》国学知识都未读过的学生，不可能把《十三经注疏》作为治学的功底。必须明白的是中医学离不开哲学，特别是中国哲学是民族的智慧，回归象思维具有原发创生性，是中医学原创思维的根基。②阅历不够。中医以临床医学为核心，要早临床多临床。试问读大学本科集中课间实习、毕业实习、硕博连读做学科住院总医师总计能看多少例次患者，尤其是下农村、工矿、牧区、城市社区次数更少了甚至没有经历过。中医功夫离不开经验，经验丰富是与学位论文创新密切相关的。③信息不足。笔者将中医研究的方法学概括为"确切疗效、规范标准、发现机理"，需要申明笔者从来不反对研究中医，即以理化、生物、数学及西医生理、心理、病理、药理等多学科知识技能理论方法研究治未病及中医理法方药，但争取在信息搜集处理后，在高起点上做整体设计而后还原分析，切望能回归整体上来做结论，能顺自然符合公理，数学表述还要追踪时间实践的检验。关于中医临床疗效研究，在导师临床经验积淀的基础上，首先是梳理并能访查后整理，力求符合中医临床思维范式，参照已有的相关行业标准，认真完成具有中医特色的循证医学小样本的临床试验，提高疗效的置信度，提出辨证量表的补充修订建议，朝向共识疗效，更新临床经验的积淀。整体设计必须重视病机的时空演变，能够为基础理论的论证提出新见解。

高等中医药院校的硕博士授权单位应是教育科研型学校，承担有国家重大科学研究项目、自然科学基金项目、社会科学基金项目、出版基金项目和国际科研合作项目课题。从本科到各类学位教育建议补好通才教育课程，如国学基础与训诂学，它不仅为读懂古代经典，还重在思维模式的基本训练；再者是着眼于普通基础课的新兴交叉学科的课程如合成生物学、哲理数学、生命科学、原理化学、生物学与生物化学的整合，让学生跟上信息科

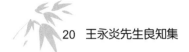

学时代的脚步，拓宽学科时空的基础。

关于医学科学博士学位（PhD）的教育，学位论文的选题至关重要，一是来源于临床，二是追逐前沿，三是导师的学养和实验室的条件，如能为开辟新的研究方向目标做探索应予支持。课题设计必须具备整体观，"观"是范畴；既要有逻辑概念的具象思维做二元还原分析，又能回归到原象思维的原发创生性；还能整合相关研究的数据资料，会用大数据技术以扎实的工作朝向新见解的发现而努力。譬如针对病证与复方两个复杂系统，运用多基因组学的方法整合模块进行方剂药理学研究，多元化、多靶点、多层次还原分析之后回归到整体阐释复方药效机制。

关于临床专业硕博连读的博士培养，鉴于笔者作为临床医生于20世纪90年代主要带教的是这一类的博士生，他们在读期间最吃苦受累，需多诊疗患者，直接参与循证医学项目的设计与实施，并做好硕转博之后专科门诊、急诊、会诊的住院总医师的工作。在授予博士学位之后多数学生通过10～15年晋升为正高职称，构建了自己的研究方向，出版了专著，成长为学术学科的后备带头人。总结实践经验提出改进的意见：①欠缺做全科的训练也可称"接地气"的能力不足，尤其是在学科间会诊时他们自我也能感受到知识技能不足，这是在读博士过程中就应注意到的事。为培养全科的基础需要下社区一级医院与暑假参加巡回医疗、卫生防疫队伍到农村、牧区、工矿去锻炼。还有对相关学科信息的学习，如视野缺损是脑病与眼科的交叉，颈椎病所发真性眩晕需要骨伤科的诊疗。②临床实践需要团队，当明确了研究方向之后必须关注组建与培养学术团队，我常讲"眼睛向下看"，意思是刚步入壮年的学科主任或主管医疗科教的医院副职要学会处理人际关系，重在包容而协同创新的团队，才有可能早些出成果。③重视学习传承师长的临证灼见，时常是无意脱口而出的关于理法方药的要言、真言、厄言，多是老师一生经验的积淀。北京中医药大学第一任教务长祝谌予先生将其喻为"零金碎玉"，并告诫学生要听懂学会。仅举一例，"启动一点真阳改善全身气化"，每遇杂病脉尺沉者必用少量肉桂（辛甘大热），所言真阳乃命门之火，与预后吉凶相关联。本于业勤而专自当代代相传。

谈谈博士后科研工作站，显然是一种"工作"。我国于20世纪90年代由美籍华人科学家李政道先生倡议，划归人事部成立博士后管理委员会统筹全国科研院所高等院校的管理。缘于中医学以临床医学为核心，名医业精于诊务多留有医案传世，未及梳理总结寻其规律擢升为理论。晚近虽有中医医案学问世，然诊疗实践中尚缺少大宗医案的系统性研究。中医学重视学术流派的传承，《素问·异法方宜论》讲人的地域生态环境不同，生活习惯差异与疾病治疗自然也不相同。中国幅员辽阔，学派宏富体现医学的广深。其学派传承教育有自承家学者、有师徒亲炙者，还有参师多位继承多派名家的学人。但学养之深均在临床积淀之广且不断更新，增广学理指导临床诊疗，以其疗效为群众拥戴、学人崇敬。有鉴于名医学养深厚在于多年临床经验的积累，亟须梳理、总结、升华，是一个再创造的过程。于2010年中国中医科学院在曹洪欣院长任上与我一起提出建立传承博士后工作站的建议，经人力资源社会保障部全国博士后管理委员会批准实施，至今已培养出一批传承名老中医学者的后备学科带头人。在站工作是一个多元化的小组，学用哲学回归象思维，符合顺自然合规律性、合目的性、利民生的公理；为数学表达临床有效的置信度创造了条件；在老一代名医名师指导下以大学科高概念视角验证临床诊疗经验，两个年头完成了一份具有学术影响力的出站报告，并且组建了以名老中医为核心的有协同创新能力的学术团组。

（五）回归象思维，完善证候体系

中医原创优势的一项核心内容是辨证论治，把握好辨治理法方药，针对现代难治病的诊疗获取显著疗效是各级各类中医师（士）的硬功夫。医学生（含学士、硕士、临床专业博士）需认真学习综合性辨证论治，这是最重要的主干课程。中医学正处于生命科学与人文哲学融合互动的高概念时代，学科知识和技能的进步，以辨证论治的疗效，带动了学科框架的更新，包含着以中国人的哲学智慧进一步完善辨证论治的证候体系。

中华民族传统文化的精髓包括象思维，以象开端、象以筑境、境以扬神、象数意融通。从史前期尚无文字的 2000 年以河图洛书与负阴抱阳的太极图作为古代科学哲学的始源，以农耕为主体的民族文化一脉相传从未断裂，是国医国药的理论基础，也是辨证论治学理的渊薮。20 世纪主客二元还原论被捧上神坛的时候，我国学术界似乎忘却了象思维或者是寂而无声。恰恰相反，欧洲的一些科学家、哲学家如海德格尔、胡塞尔等对象思维和相关学问做了一些研究工作。当今随着传统文化的复兴，回归象思维已成为必然趋势，顺势而为重新审视中医药学原创思维与原创优势，完善辨证论治的证候体系，首先着眼于中医教育则非常重要。

1. 具象思维证候要素的整合

象思维的层次主要分原象与具象。具象背景下证候要素的整合，以观象为先，以象为素、以素为候、以候为证，据证言病，联系治疗则需病证结合、方证相应、理法方药一致。具象通过医生视听嗅味触感官看舌象、候脉象及人体在生理、心理、病理方面反映状态的一切异常表现。具象包括情绪心理异变的表象，需要开悟心领神会感受的隐喻的异象。"素"从象中提取与病机相关的信息，应具单一性的"候"尽可能是时空维阶最简要的单元，由一组有内在联系的象素信息整合观察是整体变化流转的直观。象素候联结成"以象筑境"，"境"主要是望闻问切以语言、文字表达的四诊信息主症体征动态变化的境域。以候为证，证即证据。通常以数个象素组合的有内在联系的复合证候，其外在之候是证候要素症状体征的集合。无论在病机层面还是病位层面均重在辨识、思辨即"境以尽意"的意象思维，对于证候机制蕴有本质属性的认识[4]。在这里概念与逻辑思维从四诊信息的归纳分析也可以抽象出证候的本质性，在人体小宇宙层面具象思维与概念思维是可以互动的[1]。然而据证言病、病证结合对待"病的人"则必须"观天地以察象"，将人的健康与疾病置于天地之间大自然中去认识，对一元正气的升降出入，对病机病势的整体流转，对预后的顺逆吉凶，都需要人对天对小宇宙与大宇宙的整体观，应变而适变的合规律性顺自然。从体悟证候的高概念是"境以扬神"，一阴一阳之为道，道生一，一生二，二数神，四诊境域识神很重要，证候的体察当"扬神"，"得神者昌，失神者亡"，应以唯物史观与唯心史观两种取向去认识证候，研讨辨证论治的证候体系。

2. 超越主客二元认识证候特征

证候特征概括为内实外虚、动态时空、多维界面。其中内实外虚最重要，司外揣内以候为证是通过外在症状表现规律来把握机体内部整体功能状态的本质。对于证候做内实、外虚层次性区分，内实决定干预的原则和方法，外虚对干预起影响作用。通常证候"内实"

包裹于"外虚"之内，即主症为内实，次症兼病与季节、气候、物候等影响是外虚，层次应该是泾渭分明，然病程进展变化中病位浅深、病情轻重、邪正交炽变化等多因素、多变量的影响，证候的自适应性亦会相应变化，呈现非线性的特点。

证候动态时空的演化性，重视证候的诊断，观察病的"人"一切表现，以象-素-候有内在联系的症状体征为主体，可以参照理化影像指标做出疾病诊断。应该说把握证候诊断为核心，随着时间的推移、空间因素的变化、干预的影响作用及病变本身变化趋势，证候结构也发生了相应的演化，这种变化从其"内核"开始，直到最外一层最虚之处，都经历了动态发展的过程，从而使干预的靶向和范围都随之而重新调整，以保持辨证与论治的一致性。

证候是由多种因素高维度通过多种多样的联结形式和高阶度联结构成的一个复杂的立体结构网络，该网络随着时间的演进而变化。这就是证候内实外虚、动态时空、多维界面的三个特征。仅从证候要素看至少包括病因、病机、病位、病性、病势、症状（含体征）、邪正关系、机体状态八个界面，证候维度越高，为证候临床诊断带来的干扰就越多。《中医内科学》规划教材曾对证候做降维处理，使证候界面最低可减少为病位、病因、病症三大类。证候多维界面具有变换性，可以降维降阶、降维升阶与升维降阶。升阶深刻揭示证候的复杂性，对不同界面中各元素间的联结方式和强度做升阶处理，由此确定对证候诊断具有"特异性"的因素。升阶全面把握证候的灵活性，因证候是主体的人受内外环境的刺激而形成的群体反应状态，具有很强的个性特征，如体质、禀赋、六淫、疫毒等的影响，因此发生在个体身上的证候是群体共性证候特征与个体个性化特征的融合。因为证候初始化条件以主体性观"象"为前提，是依赖一元和合的混沌系统，其多种辨证方法的证候要素的界定，具象思维所能表达的证候概念，也可以运用概念思维分析、综合、论证，确认其是否符合逻辑。但未必能对以象为始源的境界有体悟，所以言不尽意。证候特征具有多因素、多变量的组合，主体的自适应自组织反映证候与疾病的真实性。辨证过程中证候多维界面的维度阶度变化是非线性、不确定性、不规则的。如同一维度由禀赋体质差异而表现为不同证候，复合证候内实外虚在多种要素影响下，虚实夹杂多因素联结或升阶或降阶。证候特征的转换与灵活性都是整体动态流转的直观，"观"非视听感受的常事而"非常曰观"，需要心悟、开悟的心灵感应。"象"的高层面是原象，原象即太虚，太虚非真空，是混沌一体之气，是整体之象。庄子曰："天地与我并生，万物与我合一。"这里的"我"体现本真本然的我，天地人贯通一体回归本真本然的我，诉诸象思维，克服概念思维的片面性，是超越主客二元论，以"我"即"体道而入于道内"的本真之我为主体的健康或疾病状态，对证候特征反映主体生理-病理、心理-病理复杂整体动态重要的本质认识有积极的作用。

3. 原象思维证候内涵的哲学思考

原象是整体流转之象，是大象无形大音无声、无音声形色之象，是天道自然一体之象。原象即道通为一。老子曰："天大、地大、道大、人亦大。"四大以"一"贯之。德国海德格尔讲天地人神四位一体。道通为一有大小远近之分，大一可为大自然；小一当指物质基本粒子如多基因网络。混沌一体之气聚而成形生万物，一元和合即是阴平阳秘，和于术数。道通为一具有原发的创生性。自19世纪至20世纪从叔本华、尼采始，后有帕格森、胡塞尔、海德格尔等哲学家对西方形而上学的概念思维陷入了不能自拔的反思和批判。唯概念思维、唯理性主义束缚了人类的创造性，西方中心论动摇了，这是他们向东方传统思维方式接近并从中寻求启迪的重要原因[5]。还有 20 世纪德国物理学家海森堡、丹麦玻尔等都自觉和不自觉地从不同的研究领域，走入道通为一的境界。所谓物理学"测不准定理"的发现，象征着实体论形而上学的缺憾，而承认非实体性"道"的存在。"道"即无、朴；无中生有，气聚成形，形立扬神；道曰朴，朴即纯素，不杂为纯、不污为素，纯素体现宇宙人生的真谛开启"崇无""尚同"自由深思的智慧。

证候体系内涵的研究，证候概念最核心的内容就是象思维背景下具象整合的象-素-候-证的病机；缘于证候是多元素、多变量、多元的，机体有自适应、自调节、自组织的功能，则需要纳入原象思维去思考。有鉴于"证候"是中医学对疾病现象特有的认知形式，从象思维出发，以复杂巨系统的观点，结合整体观、系统论，探索证候的哲学基础和人文属性，象思维演绎出的本体论特征在哲学上超越了二元论认识的局限性，也体现了人文医学的自觉和回归，作为中医学的灵魂与核心内涵具有传承和创新的深远意义。

（六）整合医学的提出、奠基与未来

当今国家的中医政策是中西医并重，传承发展中医药学。2017 年，随着《中华人民共和国中医药法》的颁布，以立法形式使既往提出的"中医不能丢"中医存废的争议不复存在。至于"中医现代化与中西医结合"在医学界由于知识背景和阅历的差异还是各说各话尚有分歧。我和学长们是高等中医院校的首届毕业生，大学本科六年制。建院初始的培养目标是培养赋有时代需求的中医功底坚实、衷中参西的高级中医师。课程设置按中医与西医 6 ∶ 4 的比例排课，安排以中医基础与临床各学科为主体，教学实习主要由来自县乡的明医带教，他们多年工作在基层，具有全科知识技能，又进修过解剖、生理、病理、药理等课程，能读懂西医的检查单。教学计划先中后西，于中医课进入临床各科前安排有集中教学实习 3 个月，下农村、工矿早临床，进行诊疗多病种的培养。约在三年级第一学期开始安排学习西医各门基础课，还有理化、生物、医学统计普通基础课，由中国医科大学和北京协和医学院讲师级别以上的教师授课。毕业实习安排西医内外科。据年级调干生反映，我们的西医知识技能水平高于中专卫校毕业生。总体来说，北京中医药大学领导办学的理念是培养以中医为主、我主人随、兼通中西的学生，贯彻团结中西医，向着毛主席提出的"把中医中药的知识和西医西药的知识结合起来，创造中国统一的新医学、新药学"论断而努力。

首届毕业生临毕业前恰逢五老（秦伯未、任应秋、李重人、陈慎吾、于道济）"上书"，评估教学成果，提出学生理论功底不深，需留下补课 3 个月。由任应秋教授主讲《灵枢》《素问》若干篇章，并由秦伯未教授讲治学门径。事后体会这次补课对于我们一生业医的成就非常有益，尤其是对国学功底的铸就，而早临床、多临床、下基层、做全科，则使我们更忠诚于中医事业而勤勉工作。中医院校培养的学生，一是要有参与卫生防疫、抗震抗洪救灾与治疗急症的阅历；再就是在东学西渐与西学东渐并行的信息科学时代，既能坚守优秀特质的传统文化，又善于吸纳他国异族的文化养分，尤其是和西医沟通交流或通过较系统的专业培训可以实现。实践证明多数院校的毕业生持学术开放、兼收并蓄的理念。尤其到 21 世纪进入到高概念大数据技术的时代，中医药科学研究机构与高校展示出多学科、多元化的中西医整合，中医中药与理化生物学整合，象思维与概念思维的整合，系统性研究与描述性研究的整合。中医学科的生命力在疗效，尤其是患者确信、西医认同、学术界首肯，具有学术影响力为国际学术团体肯定的共识疗效。缘于此，中医学技术、药物、针灸等疗效评价还需要整体论与还原论的整合、循证医学与叙事医学的整合。循证证据在大数据推广的背景下要进一步完善，叙事医学平行病历要积极推向临床，使患者获得情绪心理的平衡。

整合医学理念提出，再次听到三种不同的意见，主要在中西医的整合，一是始源不同；二是基础理论不同约；三是中医临床优势近百年的萎缩如何应对。中医始源于史前期的河图洛书与负阴抱阳的太极图构建的阴阳五行学说是象思维背景下"象数意"融通的理论基础；西医从古希腊希波克拉底演化至今由主客二元朝向科学与人文互补互通。高概念时代从整体观、多元化动态时空流转变化方面，体现了象思维与理性概念思维的同约性。医学是人学，以人为本无分中西，无疑基础理论的研究者应本着天、道、自然一体，以唯物史观与唯心史观结合，将结构生物学与合成生物学结合全面地研究完的身体、社会和心理健康状态，而不仅仅是没有疾病或虚弱[3]。人们清楚地看到医学对传染病与感染性疾病的防控治疗是 20 世纪重大的成就，然而病毒性传染病靠疫苗，而疫苗往往跟不上病毒的变异，中医药防治"非典"与甲型流感的成果对国人获效并且产生了重要的国际影响力。中医药原创优势体现在治疗现代难治性疾病的疗效方面。曾有人认为癌症靶向药物的开发应用，让中医药退出了"阵地"，其实不然，靶向药物针对个体所患肿瘤的基因，然则基因的分类十分复杂，难以精准地到达筛选的目标基因上是常见的尚未解决的问题。就目前看中医扶正培本的治则治法对肿瘤患者生存期与生存质量的提升仍有优势。综上所述，从东学、西学差异与交融的大背景看，中医与西医的整合是历史的必然，目前呈现的是一种趋势，尚处于起步的状态。

（收稿日期：2018-05-01）

《中医教育》2018 年 5 月第 37 卷第 3 期，2018 年 7 月第 37 卷第 4 期，以及2018 年 9 月第 37 卷第 5 期

参 考 文 献

[1] 许嘉璐. 中华文化的前途和使命[M]. 北京：中华书局，2017：151.
[2] 孟凯韬. 哲理数学概论[M]. 2 版. 北京：科学出版社，2008.
[3] CHARON R. 叙事医学——尊重疾病的故事[M]. 郭丽萍，译. 北京：北京大学医学出版社，2015.
[4] 张华敏，王燕平，于智敏. 薪火传承-2-永炎篇[M]. 北京：人民卫生出版社，2017.
[5] 王树人. 回归原创之思："象思维"视野下的中国智慧[M]. 南京：江苏人民出版社，2012.

第二节　孔德之容　惟道是从

陆广莘先生的《中医学之道》出版以后，我认真读过，深受启发，激励着我悟道治学。"孔德之容　惟道是从"是我的座右铭。孔德是大德，容自然社会之规律，要依据"道"来为人处世。就现实而言，遵循德与道来治健康医学、来克服疾病医学之弊端。

一、科学格局的深刻变革迫使现代医学反思

当今科学格局发生和正在发生着深刻的变革，主要是将非线性、复杂性的研究对象列入了科学的范畴。

从正面看，它更主要的是淡化了医生的观察体悟。患者自觉的感受和影像生化的检查，现在不只是西医，我们中医的中青年医生同样认为有了现代科技，有了磁共振成像（MRI）、正电子发射体层成像（PET）何须望、闻、问、切呢？大家可能深切地感受到了，过度的诊断和过度的治疗给人们带来的伤害，给医学带来的负面效应。

应该说，过度治疗曾害了许多肿瘤患者。美国对肿瘤药物的研究开发经历 30 年，投入了 2000 亿美元，尚未取得任何有意义的进展。这话不是我说的，是美国人自己说的。他们总结的经验就是克服过度治疗，加强宣教与吃点草药。从负面看，有个学人评论说，当前的急功近利到了除了钱之外，再没有别的了。可能这话说得有点过分，但很显然点明了我们这个时代忘却了淡定修身。

就中医学的现实情况来看，应该说是有喜有忧、喜忧参半。春天来了，乍暖还寒，这是我的一种认识。我的学长们有另外一种认识，他们说的是表热里寒、上实下虚、继续萎缩、尚未折返。两种对形势的认识有相悖之处，值得认真对待、调研与思考。

二、崇尚国故，弘扬国医

对中医药形势的看法，大概也要做出一个客观的估计，最令人担心的是我们农村、乡镇的阵地丢了。最近我到天津去，一位副局长较详细地介绍了天津社区建设国医堂如何传承和发展中医，取得了值得探索的经验，以后要专程去学习考察；还有北京中医药大学第三附属医院非常重视转化医学，把医学由医院转到院前去加强社区的医疗卫生服务，从而发现社区医疗卫生服务的是最稳定的人群，便于追踪和观察，有利于慢病的研究。

当今科学格局发生的深刻变革，促使我们必须进行中国传统文化，包括中医学的科学的传承，当前我们尤其应该提倡"崇尚国故，弘扬国医"。我建议各位要读一点马一浮、熊十力的论著，要仿照陈寅恪先生所说的"自由之思想，独立之精神"来治学，体现文化自觉的行动。

《易经》应是我们中医学"生生之道"的本源，我们当今提倡的文化自觉，实质上就是自觉地弘扬中华优势文明，克服文化冲突。因为文化冲突已经涉及经济、政治、外交、军事等各个领域。文化自觉就是要以和谐、平衡、仁恕之道，缓解矛盾冲突。易通医理，弘扬原创的唯象思维，应是当前的一个主要命题，它是中医基础理论研究所同仁们所关心的，也是中医基础理论研究的重大领域。

三、要重新评估农耕文明的优势

中国是文明古国，也是长期以农耕文明为主的农业大国。毋庸置疑，我们要学习借鉴西方文明的优点和长处，更要重新评估农耕文明的优势，突出顺应自然、天人合一、知行合一，尊重一源三流的儒释道，而"象思维"是农耕文明智慧的体现。

中国古代的科技文化也是在农业生产基础上发展起来的。农耕文明重视一年四季节气变化，因而对天地之"象"的观测仔细而精确，是象思维的较早运用者。对二十四节气的归纳，一些民间农耕谚语的总结无不是象思维的集中体现，如"清明前后，种瓜点豆"等。毕竟"掌握季节，不违农时"是农业生产的基本要求。《齐民要术》谓："顺天时，量地利，则用力少而成功多。任情返道，劳而无获。"因而可知，农谚无论是对种植季节的把握、年景预测及灾害预防，都以观天地之"象"为依据，"立象以尽意"。

古有"非务农则不能明医"之论，实际上是在表明两方面的含义：一是医生应该像农夫、农妇一样，像爱护幼苗一样关爱患者的性命生机；二是医生应该向农民学习，参天彻底，不违农时。医生应该有此种精神和素养，以此体察患者之象，特别是证候疾病之象，以把握最佳治疗时机。对于构建健康医学而言，这些是尤其重要的。

我再一次提出中医学人要补课，要认真地学习唯心史观，健康医学是将唯物史观和唯心史观整合来对待的。我们这一代学人，包括我已70多岁的这辈人，学习中医的时候都是讲中医学理论的框架是建立在朴素的唯物主义基础上的。对吗？对。全面吗？不全面。所以我们要补课，要补儒释道的课，尤其是要补上新儒学派相关的课程，以准确体现并把握整体观念、形与神俱。

四、要在自然哲学的引领下进行还原分析

无论是中医研究，还是研究中医；无论是分析方法，还是还原方法，我们都要倡导在中国自然哲学引导下的还原分析，那就是从整体出发进行的还原分析，从整体的设计最后要回归到整体上来。我们需要的是实体本体论与关系本体论的上下对接，宏观与微观的上下对接，然而上下对接又是一件很不容易的事。

概而言之，我们首先应该明确为什么要分析，向哪里去还原，还原的是完全的还是不完全的。如果只关心向哪里还原，而不关心还原是否完全，这样的研究也是无益的。分析还原是现代科学，特别是物理学中常用的研究方法。而生命则是最复杂、最高级的物质形式，分析还原能从不同的侧面逼近生命的本质，但不能揭示生命的奥秘。对所有学科而言，只有以生命为研究中心而建立的科学，才是统一的科学。所以，生命科学的研究更要强调它的自主性。"自由之思想，独立之精神"的提出，也是号召人们研究学问，不要受其他意识形态领域思潮的影响，乃至规避干扰。

当然，近现代科学的诞生得益于许多条件，中华民族伟大发明所起的作用尤其重要。应该提醒的是，当我们热衷于用分析还原方法研究中医的时候，还应该回过头来，研究思考一下中医学本身固有的方法。

我们能把表征组学、唯象、形象思维结合起来，大概就是突破。然而，这两者常常是擦肩而过，大概需要几代人、需要数百年才可能完成这种对接。我们要以人为本的健康医学，医学急需要走出医院，医学要面向社会人群，当今不乏技术。陆先生指出："中国的学问是聚的，往上走的，是有组织的。而现代科学是往下走的，分析的，对身外之物，物质世界往下分，分得很细，分得细就带来一个问题，越往下分对人越有害。"联系到中医的处方，你要追求化学成分，一味草药就是成百数千的化合物，它们之间的关系和作用是说不清的。然而，某一种药材和植物的 mRNA，有一种特殊的效能是可以表达出来的，而且用

系统生物学是可以加以分析的。所以，病毒和细菌，我们应当看成杀不尽、尚有益。我们既要看到邪侵正，又要想到正胜邪。中医学之道讲了目标动力系统，告诉我们的是忽略了人、忽略了人的健康，所以它有着革故鼎新的作用。

要谈学习陆广莘先生所提出来的观点，那就必须要花点工夫，潜心地、实实在在地读点《易经》。"归藏易"和"连山易"已经佚失了，现有的是《周易》，读《易经·易传》来体现自然演变之道。刚才陆老说实践即道，健康医学体现中医学之道，"生生之谓易"，自然界之中生生不息、循环往复、革故鼎新是万事万物产生的本源。哲学指导着科学和医学，我们中医的研究生和哲学科学博士，现在忽略了哲学思想对于医学的指导，往往已经陷入单纯的技术手段，而技术手段没有学科的专属性，只有理念具有很强的学科的专属性。革故鼎新、推动医学的进步，鼎新和创新是我们重要的理念。

回顾"非典"，我是既做内科，又做病理，参加了几次病理解剖的工作，打开患者胸腔，满灌的胸血水。为什么？冠状病毒何以能够导致这么多的胸血水？而我真正看到了什么叫"肺热叶焦"，两个肺叶同时焦枯萎缩成拳头那么大，整个肺叶里面没有气了，自然导致死亡。在"非典"的时候我才真正地见到了肺热叶焦，然后有了一些体会。通过玄府露出胸血水来了，思考玄府开阖的功能何以失灵？是由于大量的血瘀、津液外渗，津枯而肺热叶焦。所以，用五六百年前的刘河间的理论——"玄府气液"就能够比较深刻地阐述"非典"的病理机制。

五、医易相通与健康医学

"易"以"生生"为基本的存在方式。生生不息、天人合一是人类把握自身规律的宇宙观，体现了生机勃勃，永远向前、向上，体现了内在的目标动力系统。

《周易·系辞》曰"天地之大德曰生""生生之谓易"，揭示了生的本质。现在理工科已经开设了一门本科的课程，就叫"过程系统科学"。在我们医科院校，尚未见哪所学校设立这样的课程。天地交感而万物生，道也是实践出来的规律。人性、人格体现了德与道。医为防病之本、治病之工，顺应天地之气。道法自然，道生一，一生二，二生三，三生万物。三指什么？三指天地人，天地人混为一体，太极阴阳是个示意图，当它动起来的时候，既没有黑色的鱼、白色的眼，也没有白色的鱼、黑色的眼，画个圆圈是示意图，圆圈根本是不存在的。它在示意当动起来的时候是没有边界、漫无边际的球体，无黑无白，隐蕴其中。

咳嗽是坏事吗？呕吐是坏事吗？未必。询其所因，顺降为主，无论肺、无论胃，都以顺降为主。有些时候把咳嗽、呕吐看成鼓动邪气外出的一种方式或途径，就应该是一种好现象。缪仲淳（缪希雍）先生说："见咳休止咳，见血休止血。"这才是中医道理的体现。高血糖、高血压、高血脂的治疗也应该反思，是否"一降了之"？这些都需要临床体会。

陆老第一个提出来向前、向上、向内的目标动力系统。我想理工科的先生们都能接受的观点，然而在我们中医领域需要相当长的时间才能接受。近20年来，我敢说至少15年来，陆广莘先生的观点和学说是弱势，是少数派。陆老一有时间就跟我坐在一起谈学论道，受到陆老的启迪，学问多少有所长进，包括在管理工作上也是深有体会，包括如何做事、如何为人、如何以宽厚之德对待一切事物。

《汉书·艺文志》讲："方技者，皆生生之具，王官之一守也。"道为大自然的规律，人生于天之下，地之上，秉天地气化，顺应自然。"医"通于易，医易皆以尊生、护生、养生、求生、长生为"生生之道"。其体用全面是生生之术与生生之器，就像陆老先生所讲的"聚毒药以供医事"，转化利用的生生之具，最终求其生生之化与生生之效。医者要善于知常达变，取得更好的健康效益和疾病的疗效，效益与疗效是中医学的生命力所在。道与器具皆以生生为本，也就是体现了人本主义的思想。就以病毒为例，畅则通、通则变，我们要分析变化的病因，我们不能够只见毒，而忽略了人，病毒和细菌是杀不尽的，而且病毒和细菌却是尚有益，能够提高人的免疫功能，而且有些病菌是可以适应的。容融和合，与万物浮沉于生长之门，化毒为药，化害为利，化腐朽为神奇乃健康医学之要义。我对于"神无方而易无体"还是认识不足。神无方、易无体含义非常广，然后它又能够指导实践、万象更新。八卦可以生六十四卦，太极也是变化无穷的。医没有固定的模式，我们谈到模式就包括理念，应该是先进的理念、稳定的结构、诠释延伸三个要素。

我觉得，研究健康医学，我们还要十分重视彰显"敬""恕""和合"这种普适、博雅的价值观。当今的急功近利，当今社会的道德修为，关乎我们民族、社会和国家。"敬"，就是敬重崇尚；"恕"，要宽厚包容，而且这种宽厚包容不是领导对于下层，也不是师长对于学生，更不是长辈对于下一辈所讲的宽容，而应该是平等自由的宽厚包容。"和合"，就是要提倡中道中庸，非左非右而偏激易侮。近百年来是跌宕起伏的社会，一直到30年以前，每五到十年都有剧烈的震荡，在震荡的过程中都会受到重视、炒作，而唯有中道中和被淡化了。美国人丹尼尔·平克也提出来："要为他人着想、为他人做事、为他人服务、为他人创造条件、为他人做贡献。"总而言之，处自然和合为主，处社会敬恕为先。

六、要重视相关性研究

高概念时代把非线性、复杂性、不确定性列入了科学的范畴，而现代最重要的是相关性的研究。我承担了第一轮973项目的首席，开展"方剂关键科学问题的基础研究"。项目对几千年来的方剂理论进行了文献梳理与分析，认为方剂配伍的理论依据是药性理论与君臣佐使等理论，药对配伍是方剂配伍的基础。在坚持中医药理论的基础上，引进复杂性科学方法论指导方剂研究，在"病证结合、方证相应、理法方药一致，多部位、多靶点、整体综合调节"的总体假说指导下，已将饮片配伍研究深入到部位和组分，并初步解决了中药有效成分的分离提取、质量控制、药效评价等重要关键技术问题。第二轮、第三轮由张伯礼院士承担首席继续做方剂配伍。关于973项目关键科学问题的研究，我以为重视相关性研究为根本大法。

第二轮973项目着眼于证候，即"证候方剂与疾病相关性的研究"。开展多因素、多变量的相关性研究是十分困难的。2009年的甲型H1N1流感，虽说我们有文章能够在美国《内科学年鉴》上发表，评价很高，而且1000多家媒体、数十家网站报道了此事，说这是中医现代化的象征，我不大以为然。这篇文章是第一个高层次的刊物登载中药疗效的，而且肯定了同病、同证、同方、同量的汤药麻杏石甘汤和银翘散的疗效。很多人关心这个知识产权，问是谁的知识产权，我说这是张仲景的，是吴鞠通的，只不过由北京的专家组提出，最后由我来审定一下。随机对照盲法的临床试验用于单一病因的轻症，患者所取得的成绩有很大的局限性，并不适合于多因素、多变量、多环节慢病的辨证论治，可以说，评价辨治疗效的方法学，是我们亟待解决的难题。

总之，医无固定的模式，医易相通，体现了辨证论治的精粹与核心的生生之气，那就是总以开枢机、调气化、起神机为目标，实现健康生活、延年益寿。

（收稿日期：2011-12-05）

《中国中医基础医学杂志》2012年3月第18卷第3期

第三节　缅怀任继学先生深谙国学原理　我主人随扬中医临床优势

任继学先生为中医学家、临床家、教育家、白求恩奖章获得者。任先生治学执教50余年，重始源，刻苦攻读中华深邃哲理，指导临床实践，以疗效为中医命脉。生前垂教后学认真体悟河图洛书、太极图。宇宙寥廓幽玄，人的生命天人合德，物我合一，知行合一，"揆度奇恒，道通为一"，人身——太极之全体，寓有象数，易混沌易变，以为中医中药学理之本。联系临床诊务观象议病，易理医理相通，法于经旨，理法方药和合。先生多次引述宋代邵雍《皇极经世书》所述"太极一也，不动，生二，二则神也，神生数，数生象，象生器"。神数象器合一，即是法于阴阳、和于术数，中国哲学间性论的哲理，基数"二"与"三"的易变。"二"数之变，两仪、四象、八卦、四季、十二节气、六十花甲子、六十四卦，引入中医，论人之生命健康阴阳、动静、刚柔、邪正、顺逆、显隐，亦此亦彼，同步消长，互根互动而辨证统一，非常重视天地时空与人类生命周期节律。"三"为基数，有天地人、精气神、开阖枢、三因制宜、六经九气等，均以太极、至极、无极为可感与认知的理论基础。先生示为明理正纲，求索要妙幽玄隐喻病机的要领。回顾2003年"非典"肆虐，主病在肺，以毒、火、瘀耗阴灼血，亡阳而厥脱病逝。论其病机，先生告诉我当是水火不济之大疫，让我多参加尸检，病解亲睹肺热叶焦、胸腔大量血水，仔细思考，毒火重笃、伤耗阴液非仅限于肺金，金水相生必累及肾，肺肾荫遮失养，毒火上灼于心则水火不济、内潜神明之心主，应是隐喻病机。先生教诲吾用于武汉大疫病机之论，以肺为主，轻症普通型依寒湿阻滞肺金失于肃降，于卫分、卫气同病可治获效。重症则于土生金、金克木、木侮金而成，其病除喘促短气之外，乏力为凸显症状，治必疏肝调气而奏效，误补则助邪。

先生在世赞誉沪上名医恽铁樵先生主张中西医汇通但必须恪守中华传统文化之原创，必当我主人随，重始源国医国药以国学惟是。任先生一生业医中医临床诊务，坚守能中不西、先中后西，主持长春中医学院附属医院中医内科诊疗工作，培育两代国医大师、十数名临床专业博士，以家国情怀自由之思想，独立之精神造福桑梓之精英骨干。我与任继学先生相识于北京中医药大学，1959年先生参加中医高校师资班，届时我已通过集中教学，有机会请教先生临床诊务之学。1981年中华中医药学会成立，董建华老师当选内科学会主任委员，推荐我拜几位参师，其中任继学先生熟读经典，善治疑难重症，精学古贤哲易学。尊拜任继学先生为参师后，历30年共同承担国家攻关课题与WHO合作项目中风、痴呆、震颤、麻痹等病证的临床基础，做有思想的学术研究。先生亲炙"虚气留滞宜补不宜泻"

"巧用方破颅内瘀血""重用川芎巧配伍治头痛""多病机诠释水气病"等真言危言 12 则以"零金碎玉"刊出于 2018～2021 年的《现代中医临床杂志》。先生传授中风阴阳离决戴阳证的观察与即刻救治之法要。先生多次在中医内科学术会议上提出研究气机运行除关注脏真之气化出入升降之外，还应重视气禀于体内的基因遗传，于体外的气禀清浊、雾霾瘴气、高原风化缺氧、台风频发水患为灾，还有未知的细菌、病毒，总以自然与社会环境的复杂化对身心健康疾病的影响相关性为引导，认真求索隐喻的病机。直面物役所累价值观的异化，"郁"为始端所致情志病的发病率不断攀升当为医家所重视，包括净心养性守静笃、护正气、治未病。

先生治学执教以仁德和合，无朴纯素、儒道互补垂教晚辈中医学人。力主人的自然化立美求真。积极推崇原象创生性，地水火风四大皆空又非真空，抽象为道，道即无，无即一，无生有，无即朴。人道顺天道，象数易气神一体观象辩证法于经旨。格致正事，欲事立而勤临证，明医理而致良知。先生拥戴"中西医并重"之国策，倡导重始源、补齐国学、复读训诂、认真读懂经典，主动迎接系统化、信息化、数字化高概念的文明互鉴的新纪元。先生关注古今医案运用大数据技术的整理发掘。国学大师章太炎先生嘱咐后学"中医之贡献医案最著"，医案与当今中医师们诊疗的病历资料的梳理，建数据库深化临床经验的重建，进而为完善、复兴、更新中医临床医学带来新机遇。

任继学先生系吾辈良师挚友，为传承先生治学执教之风范，长春中医药大学设"继学书屋"缅怀其为回归象思维国学原理、振兴中医药事业的丰功伟绩。先生之高足南征学长当选国医大师以志贺。撰文感怀参师教养之恩德，回首先生崇尚国故，仁术并重，专攻临床，彰显效验，总以惠民为天，求索创新之举，悟道引航之功，甘为人梯之德，破策问难之论，历久弥新启迪后学，博极医源精进沉潜，修为敬诚淡雅，惟仁惟善是从。先生一生奋力学科建设之先驱，守正创新之楷模，必将常青于杏林。

（收稿日期：2022-05-29）

《吉林中医药》2022 年 5 月第 42 卷第 5 期

第四节　白黑·显隐·生死的觉解

——致中医高校毕业生老学长的一封信

尊敬的学长们道鉴：我们老了常常回忆往事，总结人生历程，先要思想思想。想什么？怎么想？而后做系统的反思，会带给我们愉悦和力量。用哲学的思考不再是求知识，而主要在人生境界格局的安宁至善、求真立美。倾心尽力为年轻后学做点事情，希望后薪旺盛传承精华守正创新，发掘国学原理结合数字化新纪元的现实，将中西医并重的国策落到实处。

回首我辈学长们走过来的路，有老革命家亲切关怀鼓励，几度欢欣赋予力量去奋斗，老师辈为谋生存，废止旧医案的竭力奋争的胜利厥功至伟！非主流医学的待遇，许多难为之事带给我们坎坷、惆怅，唤起我们为学科建设、事业发展尽到自己的责任，构建了规范，综观我们还是幸运的一代。

人生活在物质、精神、人群社会三维结构的复杂系统中，时空总是在流转变化的过程中。如何认知理解宇宙、世界、社会一切事物，顺应自然而幸福安康地度过垂暮之年，是老年人不可回避的事情。举凡阴阳、动静、顺逆、白黑、显隐等既对立又关联的事物正反相抵、同步消长、互相转化的辩证统一是中国人的大成智慧，也是人类的宇宙观、价值观的重要内涵。中华科技文明的阴阳符号系统被西方历史学家称为历史周期流转变化最贴切的系统。人身三宝——精、气、神，气聚成形而形立神生，形神共俱而形神兼养维护生理心理之平秘；一气化生为精，精血津液为生之资化源本根；气不可不散而散为太虚原象，大象无形为精神之象，仁德和合、无朴纯素之象，自强不息原发创生整体之象，寥廓幽玄博大的宇宙苍穹是创生的时空间，必先立乎其大以诚敬存之，大则识仁，仁心仁术礼归于仁，知常变者知足常乐，知其白而守其黑，做到显隐自如。

白与黑、显与隐的觉解对于老年已退休或居二线的人是值得关注并身体力行的事。白象征光明、进步、纯洁，白而不污；黑则幽玄、回避、忍耐，素而不杂。道学讲"知其白，守其黑，为天下式；知其荣，守其辱，为天下谷"。白与黑在同一时空的成年、壮年与老年人群是亦此亦彼的，绝非只此非彼或非此即彼的。正负逻辑是顺逆互动的关系。应该认识"守其黑"并不容易，尤其在困境中以敬代静，守静笃护正气，谦卑处世，守住"玄生神"而"道生智"，正纲明道，检讨一生的经验教训而启迪后学具有积极的现实意义，也不愧往来一生一世。显与隐也是同步存在的，儒家"游方之内"担当社会责任，道学"游方之外"顺自然无朴纯素，儒道互补既有入世出世的对立又演绎着一种力量的平衡，以出世的精神无私无己无功做入世的事业。显者崇仁德、尚和合、敢担当、负责任是社会组织主流意识；是主动的正方法正逻辑；隐者为维护自身品德、意志处于孱弱逆势状态的退避、隐居、蓄力而为启动的负方法负逻辑，中华传统文化对负方法很重视，道学尤其如此，它的起点和终点都是混沌的全体，老庄之学讲道可道非常道，没有正面说"道"是什么，却只说了它不是什么，但知道了它不是什么就明白了它是什么。正方法与负方法是相辅相成的，事物始于正方法而蕴有清晰的实质的思想；终于负方法不停顿的反思总结教训以臻系统完善。当今以历史范畴看负方法是中国哲学对世界的贡献，人类觉解显隐自如止于至善，动静有序，先识其大后识其仁，礼归于仁、正中和合则事功可成。

觉解人之生死，当以生的意义为开端。人生明道正纲德行为常，明道正纲必以天地阴阳纲纪的宇宙观、世界观、人生观为主导。对于中医学人以天心仁心仁术，无朴纯素维护生命健康为"任我"，服务民生为德行。人至垂暮之年如何对待疾病的苦痛，又如何认识死亡的降临是必须面对而不可回避的事。人生全程融汇在大自然中，让自然真正成为自然，自然的人化草木鱼鸟生长化收藏，而人类生老病死是自然法则，是不可逾越的规律，也是超越疾病痛苦的动力。人老了脏气虚衰、残蚀退化难以避免，期待长寿于时间中多做有益社会民生具有时间价值的事。对于多数老年患者接受忍耐病痛和企盼磨难离身急需医生的慰藉帮助，作为医生归属感同理心、感同身受病痛是社会责任和义务，应该尽心竭力弘其道扬其术，挽救危难的生命，为构筑医患道德共同体做到医德医风的行为示范。

今逢盛世，迎来了中华民族传统文化的复兴，被淡化的国学的回归，中医药学是国之瑰宝，蕴有深邃的哲理，是打开中华科技文明的钥匙，是吾辈学人必须以敬业认真的思考给予清晰明确的回答。回首武汉大疫荼毒战斗在一线的医生护士们勇敢拼搏的精神，尤其是殉职的先烈，舍生忘死留下悲壮的英魂，这是和平时代伟大的抗疫精神、爱国主义集体主义的精神。缅怀英烈鼓舞斗志唤起我们学仰古今贤哲于时间中付出的伟绩和信念，冀望老骥伏枥多做些传薪功夫，留给后辈具有时间性的价值的纪念吧！

此致

敬礼

北京中医药大学五六级学生　王永炎庚子　孟冬　时年八十二岁

（收稿日期：2020-12-22）

《中医教育》2021年1月第40卷第1期

第五节　写给青年中医师与中医药学生的信

值此教师节来临之际，垂暮之年的学长们期待年轻一代中医药学人为中医药学学科、事业的复兴发展以饱满的家国情怀主动迎接科技文明突破期的到来，传承创新为人类生命科学与健康做出新奉献。

21世纪信息守恒定律的提出，以历史范畴重始源看待科技文明的进化，对于历代数以百千计的名医医案和当今以中医师们诊疗完整的临床病例，运用信息智能化融合的激活数据学搜集、梳理、发掘，融汇非线性、不确定性始于混沌复归混沌的大数据赋予中医临床医学框架的更新完善将是创造性的新机遇。单光量子不可分割，量子态无须重复与复制的基础研究成果，推进了我国"墨子号"量子卫星升空，其对于辨证论治总则"观其脉症，知犯何逆，随证治之"的象思维的深化研究拓开了一扇窗。还有现实重大工程技术的实施对数理实验的理性至上的人类中心论提出了挑战。我们要敏感地认识到国学哲理指导国医国药，中医治学需要感性、理性、悟性而重在悟性的培养。悟性即吾心，也是天心、仁心，寓有寥廓幽玄的宇宙观，仁德和合的人生观，缘自实践阅历与经验积淀储存大脑丰富的直觉，当直面难题时即刻闪烁出来的亮点，有助于解难排忧，具有原象思维的创生性。悟性的提高，医理与易理相通，联系临床，知常达变，破解疑难重症提高疗效。

中医药学是世界唯一全面系统传承从未断裂的医药学，具有科学与人文的双重属性，是维护生命健康的人学。儒道互补，仁德中和、无朴纯素体现医学人文精神；象思维象数易气神一体是主体本体，气、阴阳、五行、脏腑、经络、气血、津液官窍整体关联是关系本体，展示中国科学哲学与技术哲学道与术和的国学哲理。同时符合大科学高概念数字化新纪元的新认知与新理念。我们要明确中国哲学的间性论有中华智慧的特征，天人合德、物我合一、知行合一的整体观，"观"是范畴，始源于河图洛书、太极图，重始源深化研究中医药史学，赋予我们传承精华信念，提升守正创新的动力。

北宋张载曾说："为天地立心，为生民立命，为往圣继绝学，为万世开太平。"此应是当今学人们的崇高信仰，也是践行中华科技文明复兴，人民生活幸福的初心使命。"为天地立心"，"心"是宇宙时空的心，涵化为童心、仁心、天心。童心返璞归真，回归本真之我；仁心，大慈恻隐良知之心，仁德纯素体现人生真善美之心；天心，认知天地人神一体互动，宇宙寥廓幽玄，由幽转明由玄转常而天人合德，道通为一，立"一"以贯之的宇宙观。"为生民立命"，"命"是生灵万物之根本，生命至上以人为本，抗疫救灾疗伤治病，救民于水火，仁爱精神至尊至伟。"为往圣继绝学"，被悬置的原象思维重启回归，重视"训诂"读懂古贤哲的书，本固枝荣根深叶茂，强化创新能力。"为万世开太平"，和而不同，生生不息，厚德载物，振兴中华寻索中和大同之美，美美与共的理想境界，动静有序，社会和谐，守静颐安，弘扬中国大成智慧。

恭祝中医中药院校师生安康进步

《中国中医药报》2021年9月第3版

第六节　致中医药界学长与师生们的一封信

今年的教师节，中医药学人欢欣鼓舞，感到一股和煦的暖流鼓舞着投身中医药事业人的斗志。党和国家对中医药事业的高度重视，鼓励学术带头人与后学们明纲正道、传承大成智慧，重始源、哲学思维，回归原象创生性，开放兼容中外科技成果，在东西方文明互鉴的历史范畴中，推动启迪健康生命理念，面向人类未来复兴中医药学再创伟业。

文明互鉴是历史的必然。东西方文明不同质、不通约，存在差异性，同时也必须认真对待共同性的研究。世间一切事物在遵循自然法则的前提下永不停息地在"变"，有碰撞、有矛盾、有分合，也有共筑。针对医药学而论，维护健康生命的理念，应永远以"和合"为导向。

中医药学是国学的重要组成部分。中华哲学思维，"无有相生"，"揆度奇恒，道通为一"是"不变"的自然法则。综观宋明理学周敦颐、邵雍先生诠释太极图称："太极一也，不动。""一"不变，一生二，而二则神，神生数，数生象，象生器，神数象器混沌一体永恒在"变"，自然与社会复杂巨系统在恒变。中医学理体现"象思维"的自觉性与原象的创生性。神者"恍惚之数，生于毫厘，毫厘之数，起于度量"，又"阴阳不测之谓神"，得出"一阴一阳之谓道"。阴阳于实践中"取类比象"，天人合德"即类求象"，象与器之数不可胜数，器为技术设备也蕴有形而上学内涵。

回溯西方工业文明自文艺复兴之后，倡导"大胆质疑、勇于创新"的理念，以牛顿、爱因斯坦为代表曾有过科技发明井喷式的发展，促进了经济、文化、体制机制的进步。叔本华、胡塞尔、海德格尔学习中国孔孟老庄哲学提出了天地人神混沌一体的整体观、宇宙观。进入21世纪初，史蒂芬·霍金修订黑洞假说并提出信息守恒定律，以生物信息比特计量运算推进了生命健康医学由幽玄隐喻黑箱朝向彰明宏观白箱转化的研究，带来了科技文明互鉴的新机遇。

英国历史学家汤因比提出时空、动静、刚柔、邪正、显隐、白黑等既对立又关联，亦此亦彼，正反相抵，同步消长，辩证统一，周期转化的阴阳符号系统是最贴切、最好的中国哲学内涵的系统符号。表达顺逆、显隐、幽玄、彰明之间都存在"冲气以为和"的第三相限，即"中""正""和合"，是生机、是动能、是生命力。中医临床医学的原创辨证论治的共识疗效，必是"阴阳中和"纠偏复衡的硬道理，展示了华夏哲学思维引领的原创优势。

华夏哲学思维以"象数易气神"一体凸显生命科学特色。在中医药学事业的发展中，学科建设以学术研究为制高点，起始端是哲学思维的引领，提高核心竞争力必须体现中国生命科学的特色，注重治未病与辨证论治大成智慧特色的整体观实践性的深化研究。以我为体，为我所用，我主人随，继往圣之绝学，传承学理与临床疗效。求索原发创生性，抓紧回归太虚原象，着力拓宽创新时空当是学科创新体现特色的重要内容。

学科建设重在人才培养。在文明互鉴的新背景下，必须立足前沿紧跟科技文明发展的新趋势、新问题、新机遇，在长学制、广兼容、多维度人才培养的高地上，抚育、选拔在国际学术界有话语权、有影响力的学科领军人才。年轻一代中医药学者们是传承创新的主体，明明德、致良知、担重任，引领导航先声。我辈学长们热切期待后学热爱祖国、复兴民族，务本纳新，恪守中医药学特色优势，自立于世界生命科学之林。

强化学科建设需要认真找准学科发展的痛点，牢牢抓住着力点，求索学术闪光点，为构建新概念、新学说，构建传世的守正创新学派，必当明确痛点的原因与影响，认真补短板。中医药学近300年来就是摆脱传统，淡化国学，追逐西化，原象思维被搁置，基础理论研究缺乏原创作品，临床诊疗勿论病情需要，多是中西药并用。难以做到先中后西，能中不西，突出观察辨证论治与复方配伍的疗效。

自然法则"有无相生""物极则反"永恒不变。人世间、自然与社会事物永恒在变、互变。学者"识常变"顺应自然才能"担大任、育大才"。目前，中医药学界应该敏锐地认识到信息守恒定律的提出、天体物理学与量子力学的科技成就将会对促进中医药学现代转化研究打开一扇窗。"中医贡献医案最著"，还包括中医师们系统诊疗的临床资料，无疑是个体化非线性的大数据。怎样构建大尺度细粒化的数据库，如何运用数据库进行经验重建，提升推广临床共识疗效？亟须现代计算数学与前沿计算机构架研究，认真寻求个体化转化医学疗效证据的门径。

关心农村全科医生的培养。我国医疗卫生体制改革进入深水区，重点还在农村乡镇，必须加强各级各类乡村医生的培养。结合乡村振兴，强力建设农村卫校学科，造就一代扎根农牧区基层的明医。

《中国中医药报》2023年9月第3版

第三章　深化当代诠释学拓宽学术研究

第一节　发展中医药学应有的文化自觉

习近平同志指出："中医药学凝聚着深邃的哲学智慧和中华民族几千年的健康养生理念及其实践经验，是中国古代科学的瑰宝，也是打开中华文明宝库的钥匙。深入研究和科学总结中医药学对丰富世界医学事业、推进生命科学研究具有积极意义。"当前正值中华文化大发展大繁荣的时代，作为与中华传统文化密不可分的中医药学，面对我国文化繁荣发展与科技转型的重要阶段，如何树立文化自觉，处理好自身与西方文化、西医学之间的关系，树立发展自信、增强发展动力，是需要深入思考与研究的重大课题。

一、文化自觉对中医药学发展具有重要意义

20 世纪 90 年代，有学者提出"文化自觉论"，这对于解决世界文化多元并存时代中医药学的健康发展具有重要意义。所谓文化自觉，是指生活在既定文化中的人对自身文化有"自知之明"，明白它的来历、形成的过程、所具有的特色和发展的趋向。"自知之明"是为了加强对文化转型的自主能力，使自己的文化能够不断适应新环境，从而更好地传承发展。从这个意义上说，有"自知之明"才有文化自觉，有文化自觉才有文化自信，有文化自信才有文化繁荣发展。

现在，我们在发展中面对的复杂问题是前所未有的，中医药学的发展也是如此。对于中医药学发展而言，必须处理好的一个问题就是与西方文化、西医学之间的关系。要处理好这个关系，增强发展自信、发展动力，必须要有新思维。新思维从哪里来？从中华民族几千年源远流长、博大精深的传统文化中来。这就需要有文化自觉，了解中华传统文化的特点和发展趋势，明白中医药学与中华传统文化之间的紧密联系。作为中医药学研究者、工作者，不但要精通中国自己的医学，还要了解中国自己的哲学、美学等的特点，实现人文为科学奠基、科学促进人文发展的目的。简而言之，我们倡导文化自觉，就是要自觉弘扬中华优秀传统文化；我们强调发展中医药学要有文化自觉，就是要从中华传统文化的视角审视中医药学的生命力、发展趋势。

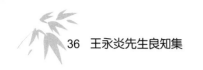

二、看待医学问题应有文化视角

当今世界，人类健康面临前所未有的危机，迫切需要我们去积极应对。然而，这种健康危机并非单纯的医学问题，其背后是文化问题。追求经济利益最大化的价值取向对人类生存的自然环境和社会环境都产生了极大影响，导致人类生活方式和社会行为都发生了很大变化，由此带来种种健康、疾病和社会问题。所以，看待医学问题要有文化视角。

现在，一方面，饥饿、营养不良等在一些国家依然严重威胁着生命健康；另一方面，营养过剩和生活方式不健康导致的疾病如肥胖、高血压、高血脂、冠心病、脂肪肝、动脉硬化、糖尿病等发病率在一些国家大幅提高。城镇化的快速推进带来城市人口膨胀，导致城市里各种资源尤其是人类赖以生存的水资源非常紧缺，更使保障人类健康的医疗资源非常紧缺。食品添加剂、农药、化肥、防腐剂等的大量使用直接影响人类健康，而环境污染导致的温室效应及抗生素的滥用，为新型传染病的出现提供了温床。随着社会的竞争日益激烈、生活节奏不断加快及一些人价值观的扭曲，人们的情绪、心理、精神发生很多变化，导致抑郁症和心因性的精神障碍患病率不断攀升，抑郁症现在的患病率已达 11.8%。此外，随着社会日益老龄化，老年病患者开始增多。有资料表明，老年人在临终前两年的医疗费用占其整个医疗费用的 70%。面对人类面临的前所未有的健康危机，我们必须从多方面去深思应对之道，其中一个重要方面就是从文化视角去看待医学问题，在理念上有所创新。我们要树立顺应自然的理念，实现自然、社会与人类健康之间的和谐统一。强调发展中医药学要有文化自觉，正是因为人类健康问题不是简单的医学问题，中医药学与中华传统文化之间的紧密联系有利于我们在应对人类健康危机时创新理念。

三、中医药学具有自己独特的文化优势

中医药学的理念源于中华传统文化。中华传统文化源远流长，儒、释、道互为补充，核心是儒学。儒家强调的"仁义""和而不同"，道家强调的"道法自然"等，对于中医药学的形成和发展具有重要影响。立足于中华传统文化的中医药学所形成的生命观和健康观，强调以人为本、涵养道德、修身养性、形神一体、天人合一，重视物质和精神的统一。这些理念对于健康维护和疾病防治有着十分重要的意义。

有人认为中华传统文化属于农耕文明的范畴，对其劣势一直以来人们批判的比较多，甚至有人提出废除中医药学。事实上，不能说农耕文明就是小农经济、目光短浅，还要看到农耕文明顺应自然的优势。近些年来，西方一些学者也肯定了农耕文明的优势，认为立足于农耕文明的中华传统文化有自身的优势。与此相适应，与中华传统文化紧密相关的中医药学也有自己独特的文化优势。比如，中医药学强调"气"的概念，主张"生气通天"，认为人体的生命活动与自然界密切相关；主张"大而无外"，体现的是包括天地人的整体观。西医学比较重视微观方法手段，分子水平可以是"小而无内"，还可以往下分，做到更加精细。但还应从整体出发，把整体观念和还原分析结合起来，这是医学

研究必然要走的路。人类对疾病和健康的认识也一定要涉及影像学和大生化以外的人的自我感受与修为，应将叙事医学与循证医学相结合，重视临床试验与证候组学、方剂组学、腧穴组学的基础研究。

中医药学以天地人整体观来把握人的健康维护与疾病防治，如"人以天地之气生，四时之法成""四气调神""生气通天"，都体现出顺应四时、形与神俱、融通整合的理念。这些先进的理念使得中医在诊疗当代疾病时具有独特而显著的疗效。比如，近几年手足口病高发，发病的孩子凡是疹子特别多、口腔里的疱疹也很多的尚无生命危险；而那种疹子隐而不发的孩子，往往容易出现重症而导致死亡。这符合中医透疹泄毒的原则。在疫苗研究滞后于新发疾病的状况下，中医药学可以发挥重要作用。中医药学的"整体观念""辨证论治"等理论、方法与器物，对现代医学的研究与发展有很大启迪。中医药学也顺应了转化医学、健康医学、个体化医学与精准医学发展的趋势，将在应对健康危机中发挥重要作用。

现在，党和国家高度重视中医药学的发展，中医药学发展的春天已经来了，但乍暖还寒。我们需要改变这种乍暖还寒状态，在发展中医药学时树立文化自觉，重视中华传统文化与中医药学的比较研究，使其相互沟通交流。同时，中医药学的发展也要坚持与时俱进。比如，我们不片面追随现代医学的科研评价体系，但是在世界顶级杂志上发表中医药学研究的文章，对于提升中医药学的国际影响力确有裨益；为解决过分强调师承教育模式导致中医药队伍萎缩的问题，可以将师承教育与博士后人才培养相结合。中医西医要融通共进，但应该以我为主、我主人随。我们要将中医药学置于大科学背景下，适应大环境的变迁，服务大卫生的需求，实现科学人文融合互动、东学西学兼收并蓄，积极构建具有中国特色的医疗卫生保健体系。

《人民日报》2015 年 6 月第 16 版

第二节　辨章中医学术　考镜文献源流

《海外中医珍善本古籍丛刊》（中华书局，2016）大型影印丛书的出版，切实是为推动中医药振兴发展助了一把力。该丛刊的主要编纂人员，多为中国中医科学院医史文献界前辈学者马继兴、李经纬先生的高足。20 世纪 90 年代改革开放之初，"春江水暖鸭先知"，他们利用走出去的机会，先行开展了海外失传中医古籍的抢救回归工作。从 1996 年到现在，历时 20 年，终于基本完成了海外调研并复制回归珍稀中医古籍的历史任务。有关海外珍稀古医籍的调研回归艰辛过程，已见主编郑金生撰写的丛刊"前言"，兹不赘述。我想着重评述的是该丛刊的内容、编纂及研究方面的若干特色。

一、收录珍稀

清末至民国初期，我国学者曾从日本搜罗回归了一大批国内散佚的中医古籍。这批医书中许多都已经影印或校点整理出版。《海外中医珍善本古籍丛刊》收录这批海外中医古籍来源更广（包括欧美若干国家和地区），数量众多。全书共 403 册，收书 427 部（约 22 万页）。其中宋版书 8 部、元版 11 部、明版 214 部，占了全书的一半以上。此外还有日本刻本 18 部、抄本 113 部，朝鲜刊本 16 部，又占了全书的三分之一。其他则为清刊本（40 部）与近代抄本（7 部）。在一部以中医古籍为主体的影印丛书中，明代及其以前的版本、成书于明以前的书种占如此大的比例，实属罕见。更重要的是，以上 427 部古医书中，属于今国内已失传的书种达 160 余种，失传的珍稀版本则有 280 余部。图 3-1、图 3-2 分别为绍兴校订经史证类备急本草画和新刊太乙秘传急救小儿推拿法。因此，这批古医籍具有非常高的版本与文献价值。

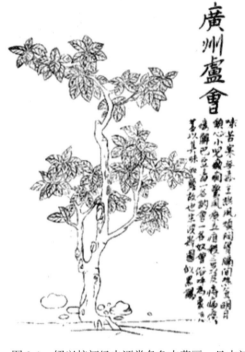 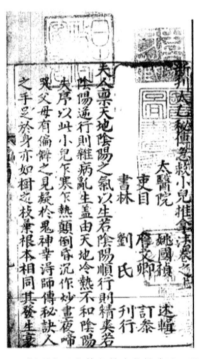

图 3-1　绍兴校订经史证类备急本草画，日本江　　图 3-2　新刊太乙秘传急救小儿推拿法，明万
　　　　　户时期抄本　　　　　　　　　　　　　　　　　　历书林刘龙田乔山刻本

这批古医籍也具有很高的学术价值。我国今存宋以前医书屈指可数。今存世的全部宋代医书不过百余种，其中医方书只有 40 余种。宋代医方书以传信经验者居多，学风严谨，故备受后世重视。而该丛刊收录的宋代医方名著就达 22 部。国内失传的书种有宋余纲《选奇方后集》，严用和《严氏济生续方》等。因此，众多宋代方书是该丛刊的一个亮点。

除宋代医方书外，该丛刊还收录了许多价值很高的国内失传古医书。其中宋代刘元宾《通真子补注王叔和脉诀》，金代张元素《洁古注脉诀》，元代吴瑞《日用本草》，明代赵继宗《儒医精要》、张四维《医门秘旨》、施沛《灵兰集》（初集、二集）等医书，分别为中医理论、临床各科、本草、脉诊、军阵外科等研究提供了极为宝贵的材料。

此外，该丛刊收录数以百计的古医籍珍稀版本，也可为校勘及考镜学术源流提供重要参考。如中医著名方书《太平惠民和剂局方》，其早期版本在国内少有收藏。该丛刊收录了海外所存该书的宋、元、朝鲜活字覆刊元本及明前期刊本共 6 种，可望对重新校勘整理《太平惠民和剂局方》发挥重要作用。可以预见，该丛书所收录的国内失传古医籍书种及珍稀版本，将为今后辨章中医学术、考镜文献源流提供许多新的宝贵史料。

二、编　目　详　明

自古以来的大型丛书，在子书分类方面着力甚多，但为子书编制目录者甚少。清代《四库全书》如此，近代的《四部丛刊》《丛书集成》也是如此。世人多不了解为古籍编制目录的意义，将其视为简单劳动，其实不然。

古医籍的编纂没有严格统一的体例。一般官修，或作者文化水平较高的作者所编医籍，其原书多有较好的目录。但更多的出自民间不同文化层次作者之手的医籍，其书或无目录，或虽有目录，却存在或繁或简，或目录与正文不一致、目录层次失序等许多问题。为这些书籍新编目录，厘清其书籍的编纂体例与层次，使目录与正文保持一致，且目录分级繁简得当，不仅可方便读者查阅，也是考镜该书内容体例的重要环节。丛刊编者与中华书局的编辑们密切合作，以所收各子书实际内容为依据，全部新编了目录。在此过程中，发现了很多原著错简缺页之处，有的甚至是原书编纂时的失误。对这些问题，错简者调之，谬误者正之，缺漏者能补则补，不能补则予注明。经过一番编目整理之后的古医籍，已比原书更为完善，更便于检索利用。

为古医籍新编目录，必须把握全书的构架与内容层次。尤其是某些大体属于丛书类的古医籍，其编纂体例繁复而不规范，层次欠明。若不理清其纲要，势必头绪纷乱，不知所云。如明代王执中《医学纲目》（原名《伤寒指南》）一书，既录他人原著，又辑诸家之书成卷，甚或自编子书，体例混乱，书名窜改，以至于原馆藏目录都误把《医学纲目》《伤寒正脉》视为二书，分别被置于不同的类别。但经分级编目处理后，该书的结构一目了然。由此可知，影印古籍时按原著重编目录，绝非易事。

三、提　要　精　审

该丛刊提要的执笔者郑金生、张志斌两位研究员，均属学中医出身，但从事医史文献研究多年。观其提要凡例，每一子书提要分原著客观描述、作者及学术内容要点、著录与流传三部分。其中客观描述部分体例严谨，先后有序，著录规范，对鉴定版本具有重要参考价值。著录与流传部分则上溯书目著录之源，下探收藏传承之流，简而有要。

该提要对诸书学术要点的归纳与探究颇多新见。如提要在介绍《易筋经》一书时，对该书的成书年代、"易筋"经法要点及底本年代，都有十分明晰的介绍，且明确指出日本江户时期抄本（由海岱游人做序、沈玉田校定）是当今传世各种抄本之最早者。又如明代李时珍《本草纲目》曾经著录元代吴瑞《日用本草》，并引其文百余条。今国内所存题为元代吴瑞编辑、明代钱允治校注之《吴太医日用本草》三卷，其文与时珍所引并不相同。郑金生研究员在得到从日本龙谷大学所存八卷本《日用本草》之后，将其逐条与李时珍所引核对，证实八卷本《日用本草》才是吴瑞之书，三卷本乃取明代宁源《食鉴本草》改编更名而成。类似这样拨乱反正、纠谬订讹之处在提要中甚为多见，足证该提要确实在考镜学术源流方面下了很大的功夫。

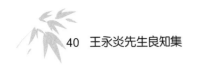

第三节　试论中医药学的科学性及其现代创新

一、引　言

　　中医学体现了中国哲学"天道自然"的观念，"治未病"与辨证论治是其重要内容。它既重视临床医学实践的理论总结，也强调理论对临床诊疗的指导作用。其理念的本质是整体的、具体的、辩证的，也是变化的、更新的、发展的。中医药自身历史发展的过程，充满了融合、互动和协调，经历了多重对立面的相互转化和吸收整合。

　　近300年西学东渐，很多人以西方科学主义为标准，认为中国有"学"而未有科学，否定中医药的科学性。而今，《中华人民共和国中医药法》已正式实施，科技部与国务院学位委员会的学科目录中，将中医学和中药学列为医学门类的一级学科。依通常的学科标准：高等教育有教席，医、教、研、产有团队和机构，拥有各分支学科的学术刊物，国家政策支持、科学家首肯、广大民众拥戴的中医药学学科体系也已完成。尽管如此，仍有人提出中医有用但不科学，不具备科学主义的诸因素等话题。由此可见，在变化的环境中，如何认知中医药学的科学性及其现代创新确有必要作一探讨。

二、科学与人文的融合

　　医学是人学，无分中西。

　　中医药学的理论体系缘于阴阳五行，天人合德尚一之道，又离不开临床经验的积淀和体现整体性与辨证论治的理论指导。因此，中医药学具有科学与人文的双重属性。

　　当今，医学科技进步了，数理化学的成果推动了医学技术的进步。20世纪，人类防治传染病和感染性疾病取得重大成就，器官移植带来生命延续……但医学人文伦理的淡化异化，成了新的问题。中医亦然。

　　医患矛盾的根源是利益冲突演变成买方与卖方的关系。医者与患者本应是"尚一"的共同体，而现实情况却是，医患关系一度紧张，甚至伤医事件频频发生。其中日益凸显的伦理、法律与社会问题，激发了医学界与社会各界对医学人文的广泛关注。医学人文，就是一种人文的医学，其基础包括哲学、文学、历史、艺术、政治、经济、人类学等。这些人文学科在医学中具有重要价值，是医务工作者服务患者，谨慎和正确决策中必备的基本素质，也体现医护人员的人格教养。21世纪叙事医学的诞生，是为了保证在任何语言环境、任何地点，医务工作者与患者相遇时，都能全面地认识、理解和尊重患者的苦痛，懂得关注、聆听、建立患者的归属感。

　　中医药学具有敦实深厚的国学积淀，尤其是融入了儒家"仁"的思想内涵，"仁者爱人""礼归于人""人之受命于天也，取仁于天而仁也"。这里的"仁"，蕴意公正、自由与力量；"礼"，除礼节祭礼之外，还有调节、和合与协调之意；"天"的定位当是整体的大自然。

　　《素问》撰有"疏五过论"与"徵四失论"两篇，明示医者的过失作为戒律，为生民疗疾愈病者自当警觉慎行。其理念敬顺自然之德气。德气为道之用，生之主，必当敬顺之。在西学传入后，西医逐渐占主流位置，中医学人中有失对自身规律坚守者，不论病情需要与否，一概中药加西药，凡遇感染，一律清热解毒加抗生素，而识证立法遣方用药日趋淡化，多用中成药而少了辨证论治用汤剂。至于坚持科学人文双重属性，尤其读过《十三经注疏》者，更是凤毛麟角。人文哲学对中医学人而言，也已面临断代的危险。

三、象思维与概念思维的互动

象思维是从中国传统文化的内涵和特征中提出的，是几千年来中国人思维模式的主流。它具有非实体性特性，是中华民族文化最高理念"道""太极""无""一""自性"等观念的表达。

象分属原象、具象、表象、意象等不同层次，体认原象是"体""观""悟"深化诠释的过程。近 300 年来，西学东渐，随着现代科技的发展，概念思维、逻辑思维推动了人类科技的进步和社会的发展，而还原论的简化、僵化，压抑了象思维，使象思维为人所生疏乃至被忘却了。

从学理上讲，象思维是非概念思维，但与概念思维并非相互排斥，绝对不是水火不相容的关系。事实上，人类解决问题时，象思维，尤其是具象与概念思维是互动的。而论及中医药学的藏象学说、证候体系、方剂潜能等，也都有象思维与概念相链接的研究。关于气、精、神，经络学说，许多心理、禀赋的研究等，都离不开太虚原象的思维。但受西方中心论的影响，象思维的研究一度几乎被完全忽视或回避了。而今，在格外重视创新的背景下，对象思维的重新反思和试图复兴也是时代的必然。

原象是象思维的高理念、高境界，是老子所说大象无形之象，是精神之象，是回归心性开悟之象。象思维之原象，不是西方形而上学之"实体"，而是太虚之象，其原象并非真空而蕴有中和之气，乃是"有生于无"的有，从而是原发创生之象，生生不已动态整体之象。

象思维的兴起，与外部世界的变异相关联。自 19 世纪中叶始，科学标准逐渐成为衡量一切的唯一标准，把凡是不能概念化、公式化的事物，均排除在"真"之外。应当承认，概念化、公式化是一种还原分析不可少的抽象力量，是人类破解、把握科学问题所必需的，但其抽象化本身，也有着简化和僵化的潜在危险，因此，单纯靠这种思维方式，不可能把握事物活生生的有机变化的整体。

与此相对照，中医药所基于的象思维，则强调对人与自然流转变化的整体把握。比如，中医学的临床诊疗程序，首先是"观象"，通过医者的视、听、嗅、触、味，视舌象，候脉象及征象、病象，药材法相等，从"象"开端，以"象"为主，识证治病。

四、学科方向的变革与创新

随着"以人为本"健康理念的形成，中医药的学科方向必须变革，以适应大环境的变迁、服务大卫生的需求，这也是当代中医药学人的历史责任。

因此，要将人放在天地之间来看人的健康和疾病。完善以整体观、辨证论治为主体的诊疗体系框架，获得共识性循证与叙事医学的疗效，基础理论概念的诠释与深化研究，"治未病"理念与方法的普及推广，研究思维由"还原分析"朝向"系统化研究"转变的探索，强化建立规范的中医药国内外通行的标准，不断提升中医药学国际学术影响力。

对于学科的属性，必须有清晰明了的认识：一是以大科学为指导，充分开放多学科参与中医学术研究，同时要重视基础理论研究，回归原创之思维，整理哲学原理对中医的指导作用。二是要研究复杂系统的相关性，要敢于突破原有学科的边界，提倡整合。三是对不同民族、地域的优秀文化中的科学概念，进行诠释、吸纳和推广。

近十数年间，笔者一直在体认医学方向的变化。新的趋势指明，中西医学有可能朝着整合方向迈进。

中医药学历来以临床医学为核心，其辨证论治具有原创优势并与个体化医学相吻合。中医对方剂的研究，组建了多学科的研究团队，不仅有中西医药专家，还广泛吸收了化学、物理学等专家参加与指导。中医方剂有中药配伍组合的物质基础，又体现治疗效应，是中医理论的载体。笔者提出"方剂的潜能蕴藏在整合之中，不同饮片、不同组分、不同化合物的不同配伍具有不同的效应，诠释多组分与多靶点的相关性，针对全息的病证，融合对抗、补充、调节于一体，发挥增效减毒与减毒增效的和谐效应"。整合效应包括药效物质与生物效应的整合、药物实体与表征信息的整合、药物功效与人体功能的整合。

通过实验认识到，"网络"可以作为整体，是系统的构建基础和关键技术。比如，"网络药理学"在宏观与微观的基因组、转录组、蛋白质组、代谢组、表型等不同层次，有基因调控网络、蛋白质互相作用网络、信息传导网络、代谢网络、表型网络等各种生物网络作为复杂系统分析的关键，代表了一种符合中医药整体特色的研究新理念与新方法。

我国学者无分中西展开的复方网络药理学研究，与国际基本同步，有望使中药方药研究跻身当代科技前沿，为源头创新提供强有力的支撑。比如，我国首次成功防控人禽甲型流感，在综合集成创新过程中，中医药依据明清温病卫气营血辨证诊治，研发出金花清感方，运用标准汤剂，在预防和治疗中均获得显著效果，论文发表在美国《内科学年鉴》上，WHO也建议推广中医药防治人禽甲型流感的经验，提高了中医药学的国际影响力。

目前，医学发展的总趋势，是实施个体化医学、预防医学、预测医学、转化医学和参与医学。这恰恰为中医药学发挥原创优势提供了良好机遇。比如，中医诊疗从整体出发，对同一种病，因遗传背景、禀赋体质等差异，证候不同而治疗方药、剂量也不同，在医学模式中，强调生理、心理与自然、社会环境的变化相适应，这些都体现了个体化医学的特点。未病先防、既病防变的思想，各种中医保健方法的推介，则践行了预防医学的真谛。中医以五运六气学说为代表，积极辨识体质健康状态及演变趋势，适应各种气候、物候环境的变化，则是现代医学所强调的，将重点放在病前的早期监测。

转化医学作为重点变革之一，更能凸显中医药的优势。中医讲转化医学，是从临床实践中凝聚科学问题，再做基础研究与新复方的开发研究，将基础科研成果转向临床应用，进而提高维护健康与防治疾病的水平。因而，转化医学的研究模式，必须是多学科联合体的密切合作，医院向院前社区乡镇转化、成熟技术向产业研发转化、科技成果向效益民生转化、面向基层医教研产向人才培养转化。

当今的中医学与西医学，能以互补互动向趋同方向发展，能为构建统一的新医药学奠基吗？

产生于西方工业文明基础上的西医学，曾在一段时期内，将诊疗目标侧重于患者之

"病"，追求的是生物学指标，重技术重实证，强调必须可重复可复制。在还原论盛行的 20 世纪，这对医学进步有一定积极意义，但从长远来看，有本末倒置之嫌。而中医学的诊疗目标则侧重在患者之"人"，中医学作为整体系统医学有明确的内在标准，如"气脉常道""积精全神""阴平阳秘"等。在具体干预方法上，中医强调饮食有节、法于阴阳，倡导每个人主动参与到对自身健康的认知和维护健康的全过程中去，做到正气存内，邪不可干。这与现代健康管理的观念同样不谋而合。

因此，我们在推动转化医学与运用网络医学作为调整改革的重点时，面对多因素、多变量、多组织器官复杂性现代难治病诊疗过程中，充分体悟还原论与系统论的思想精髓，中医学与西医学基础整合继而生发出新的创新创造的可能性是存在的。

《光明日报》2017 年 8 月第 10 版

第四节　大数据时代中药上市后数据的整合与应用

20 世纪后期，微电子技术和人工智能的发展导致了电脑、电讯等信息产业的革命，即信息革命。经过 30～40 年的酝酿，信息革命的成果日渐显现，依托无所不在的计算机、嵌入式设备和传感器，以及由此构成的互联网和物联网，数据的收集、存储、共享变得十分容易。进入 21 世纪初叶，人类可应用的量化数据出现井喷，一场改变人类思维模式的大变革即将拉开帷幕——大数据时代应运而生。

一、大数据时代是思维变革的时代

大数据主要是指基于信息自动收集和存储技术产生的数据，大数据的收集可能基于某一明确而单一的目的，但大数据的应用却是可扩展的。手机用户的通话信息可用于生成话费账单，也可用于预测通信设备的服务压力，还可用于开展社会关系网络分析，大数据之所以能产生令人振奋的成果，就是因为它整合多种来源的数据，从多角度、多层次、全方位开展分析。毫无疑问，大数据时代的这些分析思维的新动向反映了数据分析的方法论从还原分析向系统综合的转型。

大数据时代的思维变革是数据驱动的变革。维克托·迈尔-舍恩伯格在《大数据时代》一书中分析了大数据时代思维变革的三个主要方面：一是更多，不是随机样本，而是全体数据；二是更杂，不是精确性，而是混杂性；三是更好，不是因果关系，而是相关关系[1]。这三个方面的思维转变都来源于数据内容和形式的转变，数据是思维变革的原动力。随机抽样方法的产生是为了以少量数据来反映研究目标全部数据的总体，大数据时代可以直接获取研究目标的全体数据，那么就应当分析全体数据来更好地反映研究目标的普遍性和特殊性。精确性去除了混杂，然而混杂并非毫无意义，对混杂的分析也可能产生重大发现，而且，随着数据数量的增长，特定混杂产生的影响会越来越小，规律会在大量数据下自然显现。对因果关系的研究朝向于最大化规律的扩展性，如果可以轻松获得事物的全部数据，那么应用其自身数据来发现自身规律更加具有优势，这是大数据时代关注相关关系的最根本原因。

大数据时代的思维变革将成为科学思维转变的契机。人们应用大数据的系统综合思维开展数据分析，产生了许多意想不到的成功；这些成功，必然会进一步鼓励系统综合思维的应用，产生积极反馈，推动科学思维的变革。从 Google 的自动翻译系统，到亚马逊的商品推荐系统，再到 IBM 的汽车电力供应系统，基于系统综合思维的大数据分析已经撼动了从商业科技到医疗、政府、教育、经济、人文及社会的各个领域。可以预见，随着大数据分析的深入开展，系统综合的思维将深入人心，并成为科学思维转变的契机。系统综合是中国古代哲学的价值取向，因此大数据的思维与中医药的整体论和辨证观有很多相似之处。大数据分析立足于全体数据，要求多角度、多层次、全方位地理解和分析数据；中医药学也是如此，要求全面地收集症状，望、闻、问、切四诊合参。大数据强调现实发生的数据，不回避混杂；中医药学也强调严格设计的试验与临床真实情况的差异，关注临床实际。大数据强调发现相关关系，而中医药学应用的各种规律，从根本上说都是相关关系。可见，大数据的思维、方法和技术应用于中医药学具有先天的优势，可以产生巨大的理论和应用价值。

二、大数据思维对中药上市后研究的启示

大数据思维用于指导中药上市后研究，将开启全新的局面。在我国，中药上市后研究方兴未艾。由于上市前研究的不足，如病例数少、研究周期短、人群和用药条件限定严格等，加之历史原因部分中药上市前研究未能系统开展，须进行上市后的研究已成为各方共识[2]。中药上市后研究是新药上市前研究的延续，目的是全面考察新药在临床应用过程中的疗效、不良反应、稳定性及费用等，从而发现上市中药确切的临床定位、适宜的用药人群、优化的用药方案，同时找到其不良反应及影响不良反应发生的因素，为临床更好地应用中药提供参考。可见，要实现中药上市后研究的目标，单一的前瞻性或回顾性研究都是不够的，必须以大数据的思维，整合所有可获得的相关数据，并充分考虑数据之间的时序性和互补性，开展多角度、多层次、全方位的分析。

目前，可用于中药上市后研究的数据主要有Ⅳ期临床试验数据、被动监测数据、主动监测数据、医疗数据和文献数据。

Ⅳ期临床试验是新药上市后的应用研究阶段，通过临床观察考察药物在广泛使用条件下的疗效和不良反应，评价在普通或特殊人群中使用的利益与风险关系，改进给药剂量。Ⅳ期临床试验是中药上市后研究的最基本要求，其对广泛使用条件下有效性和安全性的观察都是初步的，不仅无法获得不良反应发生率，也很难系统地观察上市中药罕见和偶发的不良反应。

我国的被动监测系统主要是自发呈报系统（spontaneous reporting system，SRS），SRS是我国目前药物上市后安全性数据的主要来源，具有监测范围广、参与人员多、不受时空间限制的优点。国家药品不良反应监测中心于 2003 年 11 月启用 SRS，目前数据量已达百万以上。2009 年国家药品不良反应监测中心开始将 SRS 数据发给相关制药企业，鼓励企业开展研究。SRS 可提供不良反应的相关数据，却无法提供药物使用人群的本底数据，因此要与其他数据整合以把握不良反应发生的全貌。

主动监测是中药上市后安全性评价的主要方式，上市中药的不良反应发生率只有通过

主动监测才能获得。同时，罕见和偶发的不良反应，以及不良反应发生的类型、表现、影响因素等上市后研究关注的要点，也只有通过主动监测才能获得确证性的证据。中药上市后主动监测的形式通常为登记注册式的医院集中监测。按照上市中药的不良反应发生率估算样本量，往往都需监测万例以上。目前我国的主动监测一般都以项目的形式开展，然而这种单一品种一定时段的监测难以形成规模优势，投入产出比欠佳，监测结果也容易受到医院水平、人员资质等多方面的影响。因此建议建立主动监测体系，筛选全国各地各级有代表性的医院作为安全性监测哨点，开展标准培训和资格认证；通过认证的医院对本院所有药品开展常态化监测，将监测融入日常医疗活动之中；药品生产企业则通过支付一定费用来获取本品种的监测数据。这样，监测形成规模优势，成本大大缩减，监测则常态进行，源源不断地产生高质量的安全性大数据。

上市后研究关注药物在真实医疗环境中的应用情况，则医疗数据是最符合要求的大数据。大数据时代，由于医疗事务系统的广泛应用，医疗活动被真实记录下来，使得应用医疗数据开展上市后研究成为可能。医疗事务系统的数据积累主要体现于医院信息系统（hospital information system，HIS）。2007 年的统计表明，我国三级甲等医院目前已基本普及 HIS，县级医院中 HIS 的使用率也已达到 60%。HIS 数据与医疗实践同步，每时每刻都在扩充。一个 1000 张床规模的医院，电子病历系统（electronic medical record，EMR）每日产生文字记录约 150 万条，影像归档和通信系统（picture archiving and communication systems，PACS）每日产生图片数据量约 8G[3]。而且，以上海市级医院临床信息共享项目为代表的区域 HIS 信息整合正在开展[4]。可以预见，HIS 数据的整合必将形成典型的大数据。这将成为中药上市后研究最具潜力的数据源。

文献是各种研究的荟萃，其作为中药上市后研究的数据源具有很多优点，如报告者分布较广、可信度较高、研究周期较短、研究费用较低等。尤其重要的是，文献是发现罕见或偶发不良反应的重要线索。随着中药临床研究的不断发展，每年都有大量论文发表在各类学术期刊上，为中药上市后研究提供了丰富的资源。利用好这些资源，从这些资源中寻找证据和线索，对于科学、系统地评价上市中药有重要的意义。

Ⅳ期临床试验数据、被动监测数据、主动监测数据、医疗数据和文献数据各有优势，也各有不足，应在大数据思维的指导下将其整合起来进行分析。数据整合带来创新，广泛的数据整合是大数据分析的特点之一。数据的总和比部分更有价值，而多个数据集的总和重组在一起比单个数据集的总和价值更大。大数据时代的中药上市后研究，应当尝试多方面数据的整合，以获得更加全面、更有价值的结论。

数据整合应充分考虑时序性。文献研究是其他研究的基础，开展中药上市后研究之始，通过全面地掌握文献，以发现研究品种可能的不良反应及其严重程度，初步评估其安全性，对于前瞻性研究设计中样本量的估计、临床病例报告（CRF）表的设计、不良反应应急预案的制订等均有价值。同时，文献研究也可为其他研究的开展提供线索。文献研究之后，应开展 HIS 数据分析，以了解上市中药在临床应用的真实情况，了解其应用人群、应用疾病、常用方案和方法，并根据文献线索开展重点研究。HIS 数据一般不包括药物应用的安全性指标，但会涉及疗效指标和医疗费用，因此可开展相关的有效性和经济学研究。HIS 分析之后，应开展 SRS 数据分析。SRS 数据分析可发现上市中药不良反应的具体情况，发现关于不良反应影响因素、禁忌人群和配伍禁忌的线索。SRS 数据与 HIS 数据和文献研究结果相印证，可以较为全面地了解药物的安全特性，评估其临床应用中的风险和收益。当然，这样的研究结果只能提供线索，需要在此基础上进一步设计和开展IV期临床试验和主动监测等研究，以获得关于安全性、有效性和经济性的确证性的结论。

数据整合应充分考虑各数据间的互补性。文献数据来源广泛但报道零散；HIS 数据真实具体但又缺少某些特定信息；SRS 数据对不良反应描述详细但缺少用药人群的本底信息；主动监测和IV期临床数据可靠但费用昂贵。然而它们之间具有很好的互补性：HIS 数据可提供临床应用的具体情况；文献数据和 SRS 数据可提供应用后安全性、有效性的具体情况；HIS 数据、文献数据和 SRS 数据互为补充、互相印证，为研究者提供上市中药应用的概貌和具体细节，为 IV 期临床试验和主动监测的设计提供线索；IV 期临床数据则形成上市中药安全性和有效性的初步证据；主动监测则在 HIS 数据、文献数据和 SRS 数据的基础上形成关于上市中药安全性的循证证据。

综上所述，应用大数据思维整合中药上市后研究的各种数据开展系统综合研究，更有利于全面把握上市中药的安全性、有效性和经济性，从而为临床合理用药提供更有价值的参考。

（收稿日期：2013-08-21）

《中国中药杂志》2013 年 9 月第 38 卷第 18 期

参 考 文 献

[1] 维克托·迈尔-舍恩伯格，肯尼思·库克耶. 大数据时代：生活、工作与思维的大变革[M]. 盛杨燕，周涛，译. 杭州：浙江人民出版社，2013.

[2] 王永炎，吕爱平，谢雁鸣. 中药上市后临床再评价关键技术[M]. 北京：人民卫生出版社，2011.

[3] 中国医院协会信息管理专业委员会. 中国医院信息化发展研究报告[M]. 北京：卫生部统计信息中心，2007.

[4] 于广军，杨佳泓，郑宁，等. 上海市级医院临床信息共享项目（医联工程）的建设方案与实施策略[J]. 中国医院，2010，14（10）：9.

第五节　强化医学人文理念，直面新医改学习叙事医学

一、中国式新医改面临的现状及窘境"人文与道德观的缺失"

中国式新医改的框架主要是保基本、强基层。此策略和路径的选择被社会广泛认同和赞许。面对第一阶段的工作，基层卫生院和乡村卫生室收获了一定的成功经验，应该说主要得益于国家投入的增加。对于投资难、整合难、九龙治水这样一个局面，新农合改革取得了成效，这个成效来源于中央的大力扶持，而且中央把它作为稳定执政地位、强化执政能力的一项重要工作。

当医改进入到新阶段，到了"深水区"，看病难、看病贵的局面，基本上没有多大的改观。根本原因是卫生资源的分布不平衡，卫生资源和民众的医疗需求是一个不等式。人们的心理期待很高，像临床常见四病高血压、脑卒中、糖尿病、冠心病的患者，都希望能够

上京津沪穗渝，希望能够上"北京协和医院"这样的大医院来看病。"求医不甘心，逢死不瞑目"，是一种造成"看病难、看病贵"的社会心态。人们不相信也不明白，已向"自动售货机"投入了保健需求的金币，为何不能吐出健康和健美呢？这种"不甘心"加剧了本就严重不平衡的卫生资源的紧缺。即便"北京协和医院"再办若干分院还是不能缓解这些就医难题。

现代社会中个人和社会财富不断增加，科学技术发展日新月异，可是流行性疾病、癌症、不期而至的死亡，仍是每个人难以回避的问题。技术至上助长了人们的盲目崇拜，人们以为医学"无所不能"。公众对于生命、疾苦、死亡的理解，发生了偏差。这种过高的期望值，也使得医学的社会性越来越淡薄。美国科学家萨尔瓦多·艾德尔卢瑞亚说，医学是"老虎机"和"破试管"，投入巨大，而对生命的认知是破碎的。医学对于健康的贡献度，现在是下降而不是上升。人们为什么如此重视雾霾？为什么那么重视全球气温的升高？生态环境的改变对于健康的贡献度，已经远远大于17%了。人们的期望值给当代的医学、给新医改，标定了一个几乎无法跨越的栏杆。诚然，医学不能没有理想，但理想的医学不可能立刻成为现实。

二、加强全民医学人文教育，树立正确的疾病观和生死观

最近读了名为《优雅地老去》[1]这本书，作者是大卫·斯诺登，中文译本2014年5月面世。书中描绘了678位修女的人生经历，揭开了阿尔茨海默病的谜团。"为什么有些修女能够如此优雅地老去，持续教书与服事一直到八九十岁，甚至超过一百岁，都还维持完好的心智功能？为什么其他一直都过着如此相似生活的修女，却似乎会失去自我，忘记自己最亲近的朋友、亲人，到最后甚至与身边的世界完全失去联系"[1]。经过长达10余年，总计对678位修女死后的大脑进行研究后，作者发现坚持规律的运动、保持乐观的心态有助于防止衰老，接受高等教育、从事脑力劳动有助于保持大脑健康，而服用适量叶酸，防止中风和头部受伤能够有效预防阿尔茨海默病。这些方法主要都是靠自己，而不是靠医生。著名作家史铁生1972年双腿瘫痪，坐了近40年轮椅。1981年患肾病，发展到尿毒症，靠透析维持生命。他曾自嘲"职业是生病，业余在写作"[2]，尽管几十年来一直在死亡边缘，但他依然执笔用写作来书写自己对生命与希望的感悟，到后来"已经活得不那么在意死了"。他在《我与地坛》[3]中写道："死是一件无须着急去做的事，是一件无论如何耽搁也不会错过了的事，一个必然会降临的节日。"史铁生直面疾苦，优雅豁达面对死亡的精神，值得我们尊敬。这种精神是一种医学道德观，是值得我们深入讨论的问题之一。身处医改"深水区"，我们认为首要任务应是理清适宜与骄纵、希望与奢望的界限。而在中国，越来越多的老百姓把医生当作拯救者，把医德片面理解为医生单方面的品格塑造和职务奉献。

和谐的医疗是医患之间形成的道德共同体，医者应加强人文关怀，患者亦须不盲目焦虑，面对疾病先学会接受与忍耐，再寻求药物或手术的帮助。美国医学哲学教授恩格尔哈特在他的书中就曾写道"医患之间从道德异乡人到道德共同体，是一个进步的过程与和谐之旅，是蒙难者（患者）与拯救者（医者）共同的成长"[4]。

道法自然。道生一，一生二，二生三，三生万物。道不仅是自然的规律，也是行为的规范。完备的医学道德观应该是基于医学的人文，医学具有生物学和社会学的双重属性。

人文讲的是什么？人文讲的是美。科学之上是美学，美学和哲学是相通的。

医圣张仲景的《伤寒论》中医学人文的含量是非常丰富的，希波克拉底也提到医学本身就有信仰。医学人文应该包括生之道，也应该包括死之道；既讲求医家之德，也嘱意病家之德；应该能够穿越健康，也能够直面疾苦。近年我们指导查房的时候，最后总会问患者一句话："我还能帮您做点什么？"很多老患者就很感动。相对于具体的疾病诊疗活动，其实医者更应努力成为患者的精神支柱，关心患者的感受，决不能只到患者面前问有事没，没事转身就走了。

医学本身的定位应该是救死扶伤，特别强调治未病和重预防。中国式新医改的"深水区"，有更多观念需要我们厘清。如何界定医学的目的与边界？医学能干什么？已经干了什么？还能干些什么？

面对晚期的肿瘤患者，医生就应该用"人文"去关怀，用精神去抚慰。当然对于基础医学来说，应该研究攻克肿瘤的技术手段和方法。但是目前为止，美国人投了大量资金，筛选了若干化合物，在果蝇身上都有效应，到临床就难显示效应了。美国学者如今说，对于肿瘤的药物研发，没有什么实质进展。当今治疗肿瘤，一是不过度治疗，二是加强宣教，三是吃点草药，其策略已经从单纯的治疗向人文关怀与治疗的结合转变。

三、叙事医学与循证医学不可偏废，共同促进医学与人文发展

循证医学（evidence-based medicine）是"遵循科学证据的医学"，对于医学发展和医者思维的不断更新起到了至关重要的作用[5]。叙事医学（narrative medicine）的概念形成于2001年，由美国哥伦比亚大学教授卡蓉在《内科学年鉴》上撰文提出，文中同时介绍了她运用叙事写作，最大限度地理解患者、建立同情，与患者分享临床决策权的个人经验[6]。同年，卡蓉又在《美国医学会杂志》上发表《叙事医学：同情、反思和信任的模型》一文，对叙事医学的理论框架做出了定义，重申叙事医学的核心在于"倾听患者的故事"[7]。

叙事医学作为一种人文属性的医学模式出现，是对20世纪70年代以来"生物心理社会"医学模式的更新，是在临床诊疗实践中尊重与理解患者价值观的实现形式，也是对临床医生或医学生进行"以患者为中心"职业精神教育的一种方式。提倡医者把诊疗过程中正规病历之外的细枝末节、心理过程乃至家属的感受都记录下来，使临床医学更加富有人性，更加充满温情，弥合技术与人性的鸿沟，丰富人类对生死、疾苦的理解和认知，也为紧张的医患关系"松绑"。

通过训练临床医生的叙事能力，叙事医学实践旨在塑造一种深刻地理解、解释、回应他人故事及困境的技能，帮助其在医疗活动中提升对患者的同情力、职业精神、信任关系及不断自我反思的能力。其不仅要注重对情绪、情感、认知、心理的观察，而且要进一步化解心理的矛盾，要有较为可行的方案。当然方案共同点，第一就是接受症状、疾病的苦痛。第二是忍耐。第三是寻求药物或手术的方法，治疗疾病。

目前，叙事医学的主要实践形式是在医疗活动中的平行病历书写范式，从而使医学人文有了实实在在的临床程序和评价指标。具体而言，平行病历是指在医生诊疗常规中在标准病历之外，使用非技术性语言，记录患者疾苦故事的临床札记[8]。随着诊疗进程，标准病历与平行病历的双轨书写程式，有利于从客观与主观、疾病与病痛、生物学与社会心理

情感行为两个维度记录疾病经历，从而补充了患者作为一个有思想感情的人所经历的各种身心变化，以及对治疗的感受和体验这一内容。两者一个从医者角度，一个从患者角度，对患者的疾病旅程进行了完整记录。这一实践，真正实现了把"医生关注患者价值观"作为标准临床程序的重要环节，促使医生产生"共情"，更好地为患者服务。

同时，对于患者价值观在医学临床与研究中的体现，即医患共同决策与患者评价疗效而言，叙事医学的平行病历书写范式也提供了一种获取患者主观体验与感受的方法。

应该努力尝试医患双方在决策的各环节都保持互动与交流的过程。医生应帮助患者理解疾病和预防措施的风险与严重性，防治措施的风险、益处、替代方案和不确定性，以及如何权衡价值和利弊；患者则需提供自身病情、生活方式、过往经历、社会关系、资源、选择、价值和希望等重要信息，双方综合以上信息，考虑实际情况，针对不同方案进行讨论，最后达成一致。这种决策方法是一个过程而不是一个事件，它是相互扶持的医患关系的一部分和治疗同盟对话的一部分。

有学者描述了共同决策模式不可或缺的 4 个要素：①决策的参与者至少包括医患双方；②双方实际参与决策过程，包括交换意见、达成一致决定等；③医者与患者必须存在双向的信息交流；④最终双方达成一致，做出同一个诊疗选择[9]。

循证医学的发展固然为医学临床决策提供了高质量的群体证据，也要求医生根据患者的价值观和意愿调整治疗方案，提出"遵从人的意愿而不能迷信证据"，然而单纯地"列出最优的治疗方案选项，征求患者意见"的机械程式极有可能在临床中被简化成"患者或家属签字同意"，共同决策所要求的"医患充分沟通与理解"也许难免流于形式。叙事医学与循证医学的结合，即叙事循证医学的出现为"最佳科学证据"与"最贴切个体证据"的结合提供了契机，通过"叙事的循证化"与"循证的叙事化"两种实践，着力于整合"找证据"与"听故事"，既给予患者医学科学证据，也同时提供医学人文关切，从治疗"疾病"与缓解"病痛"两个层面设置符合整体治疗观念的双轨临床诊疗路径[10]。

"有时会治愈，常常是帮助，总是能安慰"（to cure sometimes, to relieve often, to comfort always），百余年前美国结核病医生爱德华·特鲁多墓志铭上的这段话，至今在广大临床医生听来仍有振聋发聩的力量。现代医学发展至今，诊疗技术得到空前发展，特别是人类基因图谱的绘制使得分子诊断与基因靶向治疗成为现实。尽管如此，艾滋病、阿尔茨海默病及肿瘤等不愈之症的存在无时无刻不在提醒着人们现代医学的局限与无力。

当然，现在提及叙事医学，但怎么把它建立起来，如何使之丰满，还需要认真探讨，更缺乏对理论框架的构建。人都有善良的本性，叙事医学正是基于这样的本性。医学是科学，也是人学。既然是人学，就要有温度、有感情，这种感情在叙事医学中得到体现，否则医学就是冰冷的。

总而言之，要实事求是，新的医改更现实，它告诉人们当代医学的危机，而人们应该思考如何应对。

四、结　语

作为医学从业者应该认真学习一些医学人文的东西，不要流于表面化，或热衷于应景的文章。在高概念、大数据的时代，科学与人文的融通，是非常重要的一个方面。当然，针对目前的局面想真正改观的话，国家需加大投入，人们要转变观念。这是一个关乎全民族素质的大问题。

《现代中医临床》2015年1月第22卷第1期

参 考 文 献

[1] 大卫·斯诺登. 优雅地老去：678 位修女揭开阿尔茨海默病之谜[M]. 李淑珺，译. 北京：世界图书出版公司，2014：11.

[2] 史铁生. 病隙碎笔[M]. 长沙：湖南文艺出版社，2013：5.

[3] 史铁生. 我与地坛[M]. 2 版. 北京：人民文学出版社，2011：3.

[4] H. T. 恩格尔哈特. 生命伦理学基础[M]. 2 版. 范瑞平，译. 北京：北京大学出版社，2006：24.

[5] 张鸣明，李幼平. 循证医学简史[J]. 中华医史杂志，2002，32（4）：230-235.

[6] CHARON R. Narrative medicine：form，function，and ethics[J]. Annals of Internal Medicine，2001，134（1）：83-87.

[7] CHARON R. Narrative medicine - a model for empathy，reflection，profession，and trust[J]. JAMA，2001，286（15）：1897 - 1902.

[8] 王一方. 临床医学人文：困境与出路——兼谈叙事医学对于临床医学人文的意义[J]. 医学与哲学，2013，34（9A）：14-18.

[9] CHARLES C，GAFNI A，WHELAN T. Shared decision- making in the medical encounter：what does it mean？[J]. Soci Sci Med，1997，44（5）：681-692.

[10] 牟玮. 中医临床研究患者支持系统的研制及应用[D]. 天津：天津中医药大学，2014.

第六节　我的案头书《医家四要》

《医家四要》系清代程曦、江诚、雷大震同纂，成书于清光绪十年（1884 年），由"脉诀入门""病机约论""方歌别类""药赋新编"组成。作者认为，"脉、病、方、药"四者为医者必备基本功，故名。我的老师董建华先生对此书称赞有加，嘱余作为"案头书"每日翻阅。从医 50 余年来，总是随身携带，闲暇之余浏览，能温故知新，开卷有益。

一、作者及传承

程曦，《中医大辞典》[1]有"程曦"条，注释为"参见程衍道条"。查"程衍道"，注曰："程氏自撰有《治法心传》一卷，后经程曦（锦雯）将其遗方手迹 57 方，于 1883 年加以编辑注释成为 2 卷，名《仙方遗迹》。"《医家四要》曰："新安程曦锦雯。"可知程曦，字锦雯，新安人。据《全国中医图书联合目录》记载，程曦尚有《仙方注释》《方歌别类》《病机要论》《仙方遗迹》流传至今。

江诚，字抱一，三衢人。相关资料阙如，生卒年月无从考证。《医家四要》曰："三衢江诚抱一甫。"雷丰《时病论》有"受业盈川江诚抱一参订"字样。盈川，唐朝时属衢州。《太平广记》引唐代张鹭《朝野佥载》曰："唐衢州盈川县令杨炯词学优长，恃才简倨，不容于时。"可证盈川县唐时隶属衢州无疑。程曦、江诚作为弟子还参与了其师雷丰《时病论》

的参订工作，对书中部分内容加以述评，书后还附有令人分别撰写"跋"文。

雷大震，相关资料阙如。《中医大辞典》[1]有"雷大震"词条，内容为"见雷丰条"。"雷丰"条："子大震，学生江诚、程子曦等亦以医闻名。"《医家四要》曰："三衢雷大震福亭甫。"刘序"少逸喆嗣福亭"，知其字福亭，为雷丰之子。

雷丰，字少逸，晚清医家，其父学医于程芝田，丰承家学，长于温病、时证。撰《时病论》。书中所载治法和成方多有实效，流传颇广。子大震，学生江诚、程曦等，亦以医闻名[1]。据《全国中医图书联合目录》[2]记载，雷丰现有《灸法秘传》（系清朝金冶田传，雷丰编，刘国光序。现存清光绪九年癸未 1838 年刘氏乐善堂刻本）、《时病论》、《加批时病论》、《增订时病论》、《时病分证表》、《雷氏慎修堂医书三种》流传。

雷逸仙，为雷少逸之父。《中医人名词典》[3]曰：（？～1862 年），佚其名（号逸仙）。清代福建蒲城县人，迁居于衢州。好读书，喜吟咏，弃儒习医。从名医程芝田学，技成，先悬壶龙邱，后执业于衢州，知名于时。著有《医博》、《医约》四卷，未梓。《全国中医图书联合目录》有《逸仙医案》（钞本全一册），龚香圃编，1929 年上海六一草堂铅印本。《近代中医珍本集·医案分册》[4]收有此书。书中"序言"称雷逸仙尚有《方案》《遗稿》。

雷丰《时病论·自序》中有云"丰先君别署逸仙，好读书，喜吟咏，尝与武林许孝廉叶帆、龙邱余孝廉元圃、徐茂才月舲酌酒赋诗，著有《养鹤山房诗稿》。继而弃儒，从程芝田先生习岐黄术，遂行道龙邱"[5]。可知雷逸仙师从程芝田。

程芝田，"歙县人，清嘉道年间名医"。"悬壶衢州，浙江名医雷逸仙受业于程氏，尽得其传。逸仙作古后，其子少逸因觅逸仙方案遗稿，而得程氏遗著《医法心传》，遂请知交刘国光作序，于光绪 11 年将该书刊行出版"[6]。

传承谱系：程芝田→雷逸仙→雷丰→程曦、江诚、雷大震。

二、编 撰 背 景

（一）编纂分工

从"刘序"可知，本书为编撰者"各辍少逸平日选读之书，别类分门，括歌汇赋，以共成是编也"。虽名为三人合纂，但"各辍"表明三人是有明确分工的。但如何分工书中没有交代。据《全国中医图书联合目录》记载，程曦著有《方歌别类》《病机要论》，可知"病机约论""方歌别类"为程曦独撰。

（二）编纂原则

以"去泛删繁，辞明义显"为原则；以"便于记诵，极易入门"为特色；"诚为医家至要至约之诀"为目的。

（三）编纂缘由

有感于当时授艺者故意"艰其门径，涩其句读，以自矜为不传之秘"。希望医者"得其要领，投之所向，无不如意""循以治病，直如高屋建瓴，筋节既得，当无不立解耳。其于寿身寿世也，何难之有？"倘能展卷细玩，"必有开卷了然，如亲见其父子师生讲授一堂耳

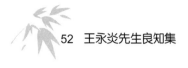

钦迟不已者"。

三、内 容 述 要

（一）脉诀入门

有专论 48 篇，附录 1 篇。以脉开篇，以脉冠名，盖因凡临证必先诊脉。《素问·阴阳应象大论》曰："善诊者，察色按脉，先别阴阳。"《素问·五脏生成》曰："能合色脉，可以万全。"此外还有望色、辨舌、闻声、问证等内容，同时兼顾妇科诊法、儿科诊法、十二经络、内景部位、五运六气、万金一统等。作者虽未言明 48 篇专论孰轻孰重，但仔细玩味全篇可知，五脏平脉、五脏病脉、五脏死脉、五脏真脉、脉决死期、营卫脉象及问证 7 篇当为重中之重。

（二）病机约论

精选"古传七十二论"，于病证病机详细阐发。通过对 72 篇专论的系统性研究归纳，把所论病机分为基本病机、疾病病机、症状病机三大类。基本病机包括百病生于气、诸证莫离四因、外感病机、内伤病机、伤寒六经病机、时疫触冒病机；疾病病机又分为内科病机、五官科病机、妇产科病机；症状病机又分为血证病机、痛证病机、二便病机与情志病机。这些都应重点掌握。

（三）方歌别类

方分 40 类，收录 356 方，以"歌括"形式表达，以某方治某病为重点，提纲挈领，尤其适于临床。方后所附"君臣佐使、七方十剂、煎药用水法"亦为处方须知。本篇重点是牢记方歌，掌握功用主治。

（四）药赋新编

以寒、热、温、平为纲，收药 344 种。其中寒性药 106 种，热性药 88 种，温性药 70 种，平性药 80 种。重点应掌握每味药物的四气属性、功用主治，了解其炮制方法及毒性有无。

四、小 结

《医家四要》是对雷少逸平日读书、课徒资料的归纳整理，又依临床需求择其精要，分门别类，是精华浓缩读本和条分缕析之作。

《医家四要》为学术传承之范例。盖因编纂者程曦、江诚悉为雷少逸之入室弟子，而雷大震则为少逸之哲嗣，因此可以认为本书乃三人整理老师治学方法与成功之路"研究报告"的一部分，其中蕴含着雷少逸对中医脉、病、方、药的理解与体会，也包含着三人的理解、发挥与诠释。

《医家四要》尤宜于作为案头书。一册在手，源清流明，提纲挈领，理法方药一以贯之，诚属"精之可传，传之有要"之作。既是中医学理论的入门书，又是临床诊疗的案头书，同时也是临床诊疗水平的提高书。

（收稿日期：2013-06-20）

《天津中医药》2013 年 12 月第 30 卷第 12 期

参 考 文 献

[1] 李经纬，余瀛鳌. 中医大辞典[M]. 北京：人民卫生出版社，1995：1733，1824-1825.

[2] 薛清录. 全国中医图书联合目录[M]. 北京：中医古籍出版社，1991：146-147.

[3] 李云. 中医人名词典[M]. 北京：北京国际文化出版公司，1998：903.

[4] 陆拯. 近代中医珍本集·医案分册[M]. 2 版. 杭州：浙江科学技术出版社，2003：609-695.

[5] 雷丰. 时病论[M]. 方力行，整理. 北京：人民卫生出版社，2007：13.

[6] 黄兆强，雷家华，黄孝周. 程芝田和《医法心传》[J]. 安徽中医学院学报，1983，3（3）：29.

第七节　叙事医学与中医学的人文关怀

21 世纪"循证医学的叙事化"与"叙事医学循证化"的融汇，让我们对医学目的作重新思考。显然，临床医学的人文关怀与中医学"天人相应""形与神俱"的医疗整体观，注重自然、社会、心理因素对心身健康影响的理念，以及重视情志致病与心身疾病的医学人文思想将在临床诊疗实践中得到更好的体现。

一、医学直面重技术、轻人文的问题——叙事医学的出现

医学的内容不仅包括对疾病的治疗，更包括对患者的关怀和照料。医学的目的是救治在病痛中挣扎、饱受躯体疾病和精神痛楚折磨的患者。首先是针对疾病进行救治，救治的形式有很多种。其次，要考虑医疗最终的对象是患者，是处在生理与心理病痛中的人，而对"病了的人"的关怀和照料是医疗行为的前提。因为医学或者医疗行为的对象是人，是有生命活动的机体，由此便决定了医学与生俱来的人文属性。然而，由于现代社会学、心理学的起步较晚，发展相对缓慢，而在医学活动中诊疗设备的不断完备，导致技术服务远远重于人文关怀[1]。诊疗过程中，有些医生只注重各种理化检验结果，而忽视患者的自身痛苦感受；只给患者对症开出处方，而遗忘给患者以心理的安慰。如果重技术、轻人文的问题长此以往发展下去，医生虽然可以通过不断提高技能成为诊治疾病的专家，但却慢慢淡忘了"疾病是生在痛苦的人身上的"这样一个现实，悄然间医学的目的也就发生了变异。医生在接诊时从治疗"病的人"转变成了治疗"人的病"。医学的内在道德原则要求医学具备人文精神和人文内容，人文和科学技术是医学的两个必要的基本的组成部分[2]，从医患关系的现状中，我们似乎看到了医学目的的偏移[3]。作为"人学"的医学、作为"人医"的医生，越来越缺少人文关怀的理念。正是在这种背景下，医学界出现了"生物-心理-社会"新医学模式及"叙事医学"等概念。有学者认为，叙事医学有可能是解决当前医患矛盾突出的一把钥匙[4]。

2000 年，哥伦比亚大学医生丽塔·卡蓉首先提出了"叙事医学"（narrative medicine）

这个概念[5]。所谓叙事医学是指：具有叙事能力及拥有对医生、患者、同事和公众高度复杂叙事情境理解力的医学实践活动，简言之，它训练医生如何见证患者的苦难（病症与痛苦），能将患者的基本全貌娓娓道来[6]。

"疾病"与"疾痛"是两个不同的世界，一个是医生的世界，一个是患者的世界；一个是被观察、记录的世界，一个是被体验、叙述的世界。后者就是患者的叙述，关于自身疾痛的故事。临床医生如何看待"叙事医学"，如何体验患者的内心世界，表达对患者的关怀和同情，会直接影响患者的就医体验。如果患者感到自身的"疾痛过程"被聆听，"疾痛体验"被感受，随之而来的被尊重、被理解的感觉会在一定程度上缓和当前社会热议的紧张的"医患关系"[7]。

叙事医学要求医生具有对叙事情境的理解力，就是医生倾听、解释、回应故事的能力，具有精细阅读（患者）的能力，倾听与理解患者的故事，不是将医生变成"作者"，而是变成更好的医生。叙事医学以患者为中心，要求医生具有良好的职业精神、亲和力，很好地与患者共情，能进行自我行为（医疗）的反思。叙事医学让医生克服专业主义，培养医生的同理心，医生会懂得患者，内心里会有一份对职业的虔诚，对生命的悲悯。因此，叙事医学是对现代技术医学的矫正与补充[7]，它探讨医疗和社会、医疗和医者（医务人员）、医疗和患者及其家属的关系，共建医生与患者情感、道德、精神、价值的共同体，重建以敬畏、悲悯、感恩、利他为基线的和谐医患关系。

二、临床医学人文——关注人在病中与心理关怀

古代东方，医生是最富有人情味的职业。我国传统医学是以人文为主导的，具有丰富的人文精神资源。它十分重视医疗实践的伦理价值，强调医疗活动以患者而不是以疾病为中心，把患者视为一个整体的人而不是损伤的机器，在诊断治疗过程中贯穿尊重患者、关怀患者的思想，主张建立医患之间的合作关系，将"医乃仁术"作为医学的基本原则，"医者仁心"是对医学人文内涵和人文价值的生动概括。这些宝贵的医学人文精神在现代社会仍然闪耀出瞩目的光辉。在西方，古希腊医学家希波克拉底认为"医术是一切技术中最美和最高尚的"。在其医学宣誓词中说道："我要竭尽全力，采取我认为有利于病人的医疗措施，不能给病人带来痛苦与危害。"

人得病后一旦到医院去救治，就会与医院的就医环境、医生、护士、诊疗设备等发生联系，这些因素都会直接影响患者的身心。如果这些方方面面的人员能够注意给予患者以关注与关怀，做到及时沟通、有效沟通，将会有利于改善和发展和谐的医患关系。

其实，医学的人文属性应用在医疗活动中，心理学无时无刻不在发挥着作用，只有关注患者的心理、贴近患者的内心、理解患者的痛苦，才能将医生与患者紧密相连。因此，心理学的很多理念与技术是医学人文的重要组成部分。在心理治疗领域，叙事疗法已成为目前主流的诊疗方法之一，近年在我国也逐渐被心理咨询与治疗领域学者重视[8]。叙事疗法关注的并不全是发生在来访者身上的"真实"是什么，而更看重来访者对于"真实"的认识，也就是来访者自己认为的故事。

在患者的病理、生理层面，医生需要获得具体的、客观的证据来评估、诊断与治疗，这一层面指的是患者的症状、检验报告、病理分析等。而患者是"人在病中"，体会的痛

与苦不仅局限在生理层面，譬如疾病造成丧失行动自主、生活自理及控制能力，食欲不佳，饮食或进食方式改变等，更凸显在情感与心理层面、意志层面，如情绪困扰，常常伴有不可遏制的恐惧、焦虑、忧郁、愤怒、委屈、自责、无助等。由于身体失能导致的沮丧与自我接纳障碍，无法承受身心苦楚，继而对治疗缺乏信心，受伤的生命充满不确定感，自我价值感丧失，或因久病缠身的折磨造成对生命意义的质疑，无法面对死亡的威胁与恐惧等。这些负性情绪还会波及社会及经济层面。如在意生病后人际关系的改变，担心逐渐与朋友、同事、社会疏离，且因为社会角色的退化，行为变得较为退缩、失落、没有自信，人际适应困难，不知如何重返社会。患者长期生病，感情、婚姻、家庭都可能因此受到影响。因治病费用增加家庭经济负担，如果患者是家中主要收入者，家庭更有顿失经济收入来源的近忧。因病而丧失劳动能力，工作或学业可能因而中断，未来前途不明，不敢预期未来的生活，人生规划会受到影响等。每个人对这些因素的感受、认识不同，千差万别。这一层面指的是患者的内心痛苦、认知模式、情绪表达等，这些都深深地影响着患者及其家人。作为医生，其角色定位中有服务、咨询的内涵，在此人文层面应该重视这些情况，关注"病的人"，给予患者关怀、帮助和支持，从这个角度更容易获得其信任，打开其内心的心结，帮助其走出自身的痛苦。

医生要学习做一个好的聆听者，放下拯救者的架子，耐心、平等地聆听，只有有效地聆听，才能进入患者的心里，给予患者更多的尊重、支持、理解、共情。而这些行为会使得被疾病困扰的患者获得尊严与恢复健康的希望，更获得寻找自身潜力的力量。医疗活动中，对于患者的心理安慰，有时其作用大过治疗的药物。"有时是治愈，常常是帮助，总是去安慰"，特鲁多医生的墓志铭说明了医学做过什么，能做什么和该做什么[9]。病中的治疗窗口是狭小的、转瞬即逝的，药物的效应是有限的、随时间而递减的，而情感抚慰的天地是宽广的、永恒的，而且是随时间递增的。医生的职责不仅仅是治疗、治愈，更多的是帮助、安慰。医学本是面向人而生的，是为了呵护人的健康、解除人的种种不适而产生的一种专门的学问。

三、中医智慧与医学人文关怀

医学人文学是医学与人文学相结合的学科[10]，之所以在医学中备受重视，主要是由于医学的目的是救人，而生物医学本身并不能解决有关人性和认同价值观的问题。

中医学几千年来的临床实践活动，始终体现着浓郁的人文关怀色彩。作为医者，应有悲悯之心。早在《黄帝内经》中即有对医生临床诊疗要求的记载。如《素问·疏五过论》中之"五过"，即指诊治疾病时易犯的五种过失。主要讨论了医生临证之时，由于忽视患者的社会地位变迁、思想情绪变化、精神内伤状况和患病的始末过程，以及不明诊脉的原则，而发生误诊与误治的五种过失，明确了心理、社会的致病因素，强调"病从内生"、心身合一的病因病机，概括了"诊有三常"的心理病因分析纲领，进而提出了诊治疾病所应遵循的常规法则。篇中逐条陈述了"五过"的原委，故以"疏五过论"冠以篇名。该篇陈述的"五过"，既有"良工"所失，亦有"愚医""粗工"所为。究其原因，则一言以蔽之曰："凡此五者，皆受术不通，人事不明也。"直接点明了"五过"的深层次学术原因，又将这样的学术问题提到伦理的高度，列为"五过"来论述，似乎寄寓了医学心理学与伦理学更为普遍的医学意义。《素问·徵四失论》主要讲医德问题。不辨明病症的表里虚实是第一失，不辨明病理机制是第二失，不察明患者体质（人格特质与体质类型）和宿病是第三失，不知辨证求因、审因论治是第四失。《灵枢·师传》言"上以治民，下以治身，使百姓无病，上下和亲，德泽下流，子孙无忧，传于后世，无有终时""百姓人民皆欲顺其志""临病人，问所便"，认为医学活动是以人为中心的，目的是增进人的健康。医者仁心，人道的医患关系，也就是要做到关心、爱护、安慰、鼓励患者，使患者感到舒适，这应该成为临床医生的重要任务。又言"人之情，莫不恶死而乐生，告之以其败，语之以其善，导之以其所便，开之以其所苦，虽有无道之人，恶有不听者乎"，体现了尊重生命的意义，敬畏生命的伦理情感，这也是医学人文的内涵。

医患之间的相互尊重是医学人文理念所要求的基础品质。真诚是医患交往中建立推己及人、换位思考习惯和能力的必要前提。医患之间只有具有平等、充分、良好的交流沟通机制，才能建立和谐的医患关系。唐代孙思邈在《备急千金要方》中的论述更加体现了"医乃仁术"的人文思想。以《大医精诚》开篇，提出医者应具备的职业行为规范。要求医生：一要医术精湛，尽快解除患者的疾苦。要求"学者必须博极医源，精勤不倦"。二要至诚至仁，感同身受。提出"凡大医治病，必当安神定志，无欲无求，先发大慈恻隐之心，誓愿普救含灵之苦"。三要德艺兼优，有良好的职业道德风范。如"夫大医之体，欲得澄神内视，望之俨然。宽裕汪汪，不皎不昧……夫为医之法，不得多语调笑，谈谑喧哗，道说是非，议论人物，炫耀声名，訾毁诸医，自矜己德"。这些都体现了"医乃仁术""医者仁心"的浓郁的人文思想，是医学人文内涵和人文价值的生动概括。现在国内很多的中医院校将《大医精诚》作为入学誓词，作为教育医学生的首要内容，旨在继承和发扬中医学"以人为本"的核心理念。当今的中医临床工作，仍需继续学习，继承发扬"医者仁心""以人为本"之精神。

中医学的望、闻、问、切四诊是对患者疾痛进行全面了解的过程，能反映出医生倾听、解释、回应临床故事的能力，是叙事医学的具体体现，体现了医学人文关怀的临床价值。

"天人相应""形神合一"是中医学的生命观和整体观，人的自身整体性和与环境统一和谐的思想始终贯穿于中医临床的生理、病理、诊断、辨证、治疗、调养等整个诊疗体系之中。《黄帝内经》对心身疾病的诊疗三原则概括为"视五态论治""临病问便""从容人事"[11]。医学回归人文，是对中医学医学模式的肯定。中医治病不仅关注患者有病的部位，而且也关注患者身心整体的反应，包括人格特质与情志因素对脏腑，乃至对整个人体的影响，有益于患者的治疗和康复。

在医学发展的新形势下，体悟中医智慧，学习叙事医学，重视、践行医学人文关怀的理念，会有益于传承发扬中医学优势特色，更好地为人类健康服务。

（收稿日期：2014-10-29）

《现代中医临床》2015年3月第22卷第2期

参 考 文 献

[1] 杨国斌. 高新医疗技术应用中的伦理冲突与对策[J]. 中国医学伦理学，2012，25（3）：386-387.

[2] 赵明杰，宋文波. 当今医学缺少的是什么——论医学中的人文[J]. 医学与哲学，2003，24（12）：11-17.

[3] 何裕民. 关于"好"的医学之思考[J]. 医学与哲学：人文社会医学版，2010，31（7）：1-8.

[4] 张建枢，胡姮，彭英姿，等. 首都卫生文化重点问题和对策研究报告[J]. 首都医药，2012（17）：53-55.

[5] CHARON R. Narrativemedicine：form，function，and ethics [J]. AnnInternMed，2001，134（1）：83-87.

[6] CHARON R. Narrativemedicine：honoring the stories of illness[M]. NewYork：Oxford University Press，2006：288.

[7] 王一方. 临床医学人文：困境与出路———兼谈叙事医学对于临床医学人文的意义[J]. 医学与哲学，34（9A）：14-18.

[8] 方必基，张樱樱，童辉杰. 叙事心理治疗述评[J]. 神经疾病与精神卫生，2006，6（1）：76-78.

[9] 郝璐，陈梅. 传承医学人文价值：医乃仁术，大医精诚[J]. 医学与哲学，2014，35（7B）：1-3.

[10] 朱梅生，周晓辉，苗海军. 医学人文科学教育思想的探讨[J]. 安徽医学，2011，32（3）：374-375.

[11] 杨秋莉，于迎，薛崇成.《内经》中对心身疾病的治疗原则[J]. 中国中医基础医学杂志，2010，16（1）：20-21.

第八节　医理事理圆融论

人们喜欢用"上知天文，下晓地理，中通人事"来形容知识渊博的人。知天、知地、知人，用现代语言进行诠释，就是强调既要了解天地间万事万物的道理，更要精通人情世故的事理。

事，指宇宙间千差万别之现象。理，指道理，即一切事物之存在、变化所依据之法则。事理，就是指事物存在、发展的内在规律，是事物何以成为"那样"的道理。事理学贯穿于一切事物的始终，由于它是通过人的观察、思考、描述，从客观存在中提炼出来的，因此具有高度的抽象性、意会性和生动性，但是，却和人们的一切活动紧密相连。

无论是中国的传统文化，还是中医学，都非常重视对事理学的探究。司马迁"究天人之际，通古今之变"，强调的就是对天和人的关系及历史古今发展变化轨迹的把握。如果只研究事物的道理而不把握事理，有时会为物所累。《庄子·山木第二十》曰："物物而不物于物，则胡可得而累邪？"强调的就是人们要善于利用物而不受制于物，只有这样才能不受物的牵累，也只有这样，才能达到《庄子·大地第十二》所谓"通于一而万事毕""一事通，百事通；一理通，百理融"的高深境界。

这里的"一"，实际上是万事万物所以然的道理，它是万事万物的起点、原点、根本点、创始点。只要掌握了各种事物变化的关键因素和自然和谐发展的规律，就可以从容应对。

中医学属于复杂科学体系范畴，具有科学、人文的双重属性。其独创的理论体系、思维方法、诊疗技术，实际上兼具医理学、事理学的双重特征。

观之于事物，大凡一切看似愈简单的，其实就是愈复杂的，中医学尤其如此。从理论体系来看，阴阳五行、藏象经络、病因病机、诊法辨证、治则治法、养生康复一以贯通，理法方药，浑然一体，丝丝入扣。看似简单，稍具常识的人也能道其一二。但是，只明医理，不明事理，也难成名医。

《素问·疏五过论》指出："圣人之治病也，必知天地阴阳，四时经纪，五脏六腑，雌雄表里，刺灸砭石，毒药所主，从容人事，以明经道，贵贱贫富，各异品理，问年少长，勇怯之理，审于分部，知病本始，八正九候，诊必副矣。"道尽医道之复杂。"从容人事"，强调的也是要明白医理，洞晓事理，以此方能探讨疾病的本源。以至于《本草新编》慨叹："人不穷理，不可以学医；医不穷理，不可以用药。"李中梓尝读《素问·方盛衰论》而殿之曰："不失人情。"并作《不失人情论》以记之，既慨然而叹黄帝之大道深矣，又深感中医事理之难明也。

笔者曾深入研究思考过关于中医实证论、分析论、系统论、还原论等问题，深感要研究、发展、弘扬中医，医理与事理的双重结合才是正途。中医的事理学原则，实际上囊括了现代概率论的"大数律法则"。大数律法则是在随机现象的大量重复试验和观察中，总结、归纳、提炼出的某种几乎必然的规律性的一类定理。中医学的理论与实践，是千百年临床经验的总结、积累、提炼与升华，具有公理般的特性，指导临床，成就了中医学今日的成就与优势。

中国历来重视对"大数"原则的把握，对事理规律的探寻。《礼记·月令》曰："凡举大事，勿逆大数。必顺其时，慎因其类。"戴复古《送湘漕赵蹈中寺丞移宪江东诗》云："盛衰关大数。"无不申明要把握大数，忽视细枝末节。如果"崇饰其末，忽弃其本"，其结果必然如《史记·淮阴侯列传》所说"审毫厘之小计，遗天下之大数"。可见，大数与事理法则，是隐藏于中医学中的自然规律，是决定事物成败的大计要略，是关乎中医传承的奥秘和关键因素之一，是中医事理学的核心。

中医学现代研究经过多年探索，在"医理"层面上取得了许多成绩，这是值得肯定的。但是，对"事理"的研究尚嫌不足。医理探求与事理圆融是名医成长的阶梯，是弘扬中医的先导，它体现的是人文导向科学的进步，因而对中医学术传承至关重要。

医理在于真传，事理在于心悟，智慧在于开启，大道在于明示。学习、领会、掌握、应用中医事理学的基本方法，一言以蔽之，就是"开示悟入"。

"开示悟入"为佛学术语。原意是"开佛知见，示佛知见，使悟佛知见，入佛知见也"。《中华佛教百科全书》曰："天台宗以'开示悟入'四字，来表示行者达到佛知见的深浅程度。"在此也可以用来表示对中医学的领悟过程与深度。

开，就是发掘，辟出，使其内涵显露出来。《周易·系辞》曰"开物成务"，就是开通、了解事物，通晓事物之理。宋代陈亮《祭俞德载知县文》云："涉猎不休，经史百氏，开物成务，以发厥志。"即为此意。学习中医，首先要开阔思路，开拓视野。我们提倡的读经典、做临床、参名师，就是强调通过直接经验和间接经验的学习，开阔自己的眼界，开拓自己的思路，避免孤陋寡闻，见识短缺。

示，《华严经音义》曰："示，现也。"《仓颉篇》云："示，现也。"就是把事物摆出来或指出来使人知道。学习中医学的目的在于应用，在于理论联系实际，中医事理学同样需要和临床紧密连接。中医学研究重在理解、解释与应用，重在把读经典的知识、参名师的体会用于临床，以提高临床疗效，同时验证自己的理解与解释是否符合临床实际。

悟，《说文解字》曰："悟，觉也。"《佛学大辞典》曰："悟，证悟之意；事（现象）、理（本体）融通而有所悟。"学习中医学，要用心体会，深刻领悟精神实质。程钟龄指出："心悟者上达之机，言传者下学之要。"《素问·八正神明论》曰："目明心开而志先，慧然独悟。"强调的都是悟性思维。张仲景在《伤寒论·序》中"慨然叹其才秀"的"越人入虢之诊，望齐侯之色"就是一种"目明心开而志先，慧然独悟"境界。

入，《说文解字》曰："入，内也。"《佛学大辞典》曰："入，证入之意；谓事理既已融通，则可自在无碍，证入智慧海。""纸上得来终觉浅，绝知此事要躬行"。学习中医学，最终目的要达到融会贯通的境界，并用以指导自己的诊疗行为。

中医学研究，当既通医理，又明事理，遵循天理，如此方能"究天人之际，通古今之变，成一家之言"，在当今形势下才能据此对中医学蕴含的人文精神与科学思想进行阐发，实现对中医学的完整、准确继承，与时俱进创新。中医历代先贤的精论，中医学独特的健康观与疾病观，中医对人的病与病的人的细致把握，治疗疾病所采取的综合条例措施，养生保健的诸多方法等，都蕴含着中医治病的事理学原则，体现中医治病的最高境界。中医学人只有把握其中蕴含的事理学原则，才能体悟医道至真，才能从深层次理解古今名医成功的奥秘，领悟中医经典中蕴含的微言大义，做到"稽其言有征，验之事不忒"。

《三国志·董昭传》云："窃见当今年少，不复以学问为本，专更以交游为业。国士不以孝悌清修为首，乃以趋势游利为先。"欣逢盛世，中医药学适逢发展的良好机遇，期同道当潜心为学，精进不倦，立"抗志以希古人，虚心而师百世"之志，戒虚名，除浮躁，志存高远，俾岐黄之学有续，薪火得以相传。庶几术可比卢医扁鹊，寿可享彭祖之年。

（收稿日期：2014-10-10）

《天津中医药》2015 年 1 月第 32 卷第 1 期

第九节　意象思维的本源与临床

晚近读过王琦先生《关于中医原创思维模式的研究》[1]等文章数篇，深受启发。这项"973"专题成果为中医理论与临床研究拓宽了时空，从人类学历史本体论着眼揭示了中医药学亦即中国哲学的本源，对未来国医国药的研究将发挥重要的指导作用。

联系实践美学的人生哲学"太虚原象，廓然大公"，太虚绝不是真空，而是一元正气，大公是境界，是人心的本性，是生理、心理平衡，是顺天、道、自然的整体，是"仁""一""无"的展现，仁心与宇宙的心同一，无私欲不迁怒，是克服生烦死畏维护重生发死顺事宁静的利器，当然也是治未病疗疾苦体现形与神俱的自然状态，还是抑制自然人化追求的"极端"的反常与人自然化纯素庸常和谐理想的企盼。本文就医者仁心从意象思维角度做些研讨，若有不当尚望学长同道赐教，一定细致倾听吸纳不同见解，以诚敬之心求异而求真。

一、意象思维

（一）溯源

西学东渐和东学西渐的同时呈现是当下的时代特征，我们在热衷研究和剖析哲学与科学的同时，西方则开始重视学习和研究东方的思维，显然具有东方原创思维的庸常素朴和圆融和合势必将成为后科学时代的主导。哲学和科学都是西学的名词，国人习惯称自己的思维为诸子百家或一源三流，西学东渐，国学、国粹、国故呼声日隆，近代中国的哲学家意在构建"中国的哲学"，东学、西学抑或国学、中国哲学的差异重在探讨思维态度。

西学人类学原理试图强调，人类作为目击者，对宇宙的真正存在来说是必需的。也就是说人类本身也是宇宙的一部分，主张将两者融合到一起进行思考研究。20 世纪 30 年代，西学暗物质的提出，以及 90 年代，天体物理学提出暗能量导致宇宙加速膨胀的理论。暗物质和暗能量及人类学原理的提出，颠覆了对传统意义科学思维的认识，可谓西学界的极大觉悟。然国人之思维又是如何？伏羲一画开天地，极大强调人的主观能动性，同时伴生的意象思维也开始主导国人思维。《易经》主张三才之道，将天、地、人并立起来，并将人放在中心地位，强调人之道"成万物"的实现原；老子曰"人法地，地法天，天法道，道法自然"；《庄子·达生》曰"天地者，万物之父母也"；董仲舒《春秋繁露》曰"天人之际，合而为一"，使天人合一成为儒家思想的一个重要观点。《易经·系辞》曰："仰以观于天文，俯以察于地理，是故知幽明之故。"显而易见，国人之思维意图透过现象的观察，分析归纳进而探索内涵本体的一种思维，也可称之为意象思维，所形成的理论构建在思维的创造上。比对上述西学界的新认知，远在千年之前的国人之思维似乎更具前瞻性。《康熙字典》曰："意不可见而象，因言以会意也。"意体现一种具象或抽象概括的宏观思维领悟内涵。象的内涵又是什么呢？《易》以"象"为最基本观念。《易传·系辞》曰"在天成象""仰则观象于天"[2]，此处之象为天象也即上古时代之观象授时之历法。表明象有事实和现象之意，包括客观事实或实验事实及经验事实，后者多指主体抽象，理解判断，意念想象，如意象、卦象、法相、藏象、脉象等。《韩非子·解老》曰"人希见生象也，而得死象之骨，案其图以想其生也，故诸人之所以意想者，皆谓之象"[3]。先民立竿测日影创观察性方法之先河，对我国历法的构建非常关键，同时，观察性方法也就成为先民理解宇宙万物的主要方法。而这种方法的思维模式就是《易传·系辞》所谓"是故易有太极，是生两仪，两仪生四象，四象生八卦，……悬象着明莫大乎日月"[2]，"立象以尽意"。《庄子·天道》曰"语之所贵者，意也"[4]，明确将意象擢升到思维态度的层面。以意立象，立象尽意的意象思维是国人思维的核心，儒家倡导的格物致知，医家推崇的内揣、外揣，都是对意象思维及其方法的一种诠释。

中医药之意象思维，从象开端，也就是说以"象"为第一性。从训诂学而言，象有开始、入口之意。如《周礼·大宰》曰"正月之吉，县治象之法于象魏"[5]。"象者可阅也"（王冰）。一切生命及健康表现于外可见或可感知的物象资料及生理、病理现象包括实验现象全部都是中医学观察研究的开端。《寓意草》："内经所谓微妙在意者，是也。医孰无意？"[6]；《续医说》曰"医者理也，理者意也，何稽乎？理言治，意言识，得理与意，料理于未见曰医"[7]。医者意也，医者理也，突出体现了医者个人对病象的观察、分析、归纳、概括、推演、论理的思维能力，这与西学之唯象理论有些类似。宋代以前的医学更多强调的是一种个人的主观悟性，宋以后受理学"格物穷理""格物致知"追求规律探索的影响，"医者意也"之重心则由重视个人的主观悟性转向彰显理性思维，并把医家擅用"意"或"悟"的效应称为"神"，后世由此语概括出"医者意也"，充分说明了中医意象思维的主体作用。

（二）思维方法

立竿测日影的方法，启发国人运用观察性方法认识和理解事物，这种以小观大的方法，重在归纳、概括，意图推测进而构建全局，我们归结此方法为司外揣内。司外揣内的思维方法对中医药学理论的构建非常关键，《灵枢·外揣》云"远者司外揣内，近者司内揣外"[8]。"五音五色见于外，因脏气而彰明也。五脏之气藏于内，因形声而发露也。外之不彰不明者，知内之波荡也。""远者主外，近者主内，察其远能知其近，察其内能知其外，病变虽多，莫能蔽吾之明矣"。可见，中医学司外揣内的诊断方法是基于整体思维，把重点放在局部病变引起的整体病理变化上，或将局部功能变化与整体功能反应统一起来。也就是说根据人体生理、病理现象，揣测生命运动所处状态的逻辑（理性）思维活动，如前所述之意象思维，是通过对生命现象的观察、辨认，形成感性认识，进而发现并归纳本质属性的生命状态与表现于外在现象的固定联系，形成概念，由感性认识上升到理性认识，进而达到外揣到内揣相对吻合，逐渐形成了中医表里对应、经络对应、脏腑对应、脏腑与组织对应等以阴阳学说、五行学说理论为核心的整体观，构成了司外揣内、司内揣外的诊断方法的理论基础。中医诊断方法的望、闻、问、切就是基于体表与体内脏腑的密切关系而采取的行之有效的诊察方法。

（三）象、素、候、证

中医学的辨证过程可概括为以象为素，以素为候，以候为证。"以象为素"使司外揣内的思维方法更具中医特色。《博雅》曰："素，本也。"如果说证是中医疾病的本质，素就是证的本质。以象为素，是一个归纳的过程，是对本质的绝对剥离；"以素为候""以候为证"是进一步演绎和再归纳。"以素为候""以候为证"体现了一个诊断思维的过程，这个思维过程是个关系传递过程，其中"以素为候"反映的是一个物生而后有象"以意立象"的过程。"以候为证"是在意象思维指导下的再次"立象以尽意"的过程。"候"作为动词而言有诊察（候脉）、预测、占验之意。作为名词而言有征兆（如火候）；时节、节令（气候、时候）之意。"以素为候"之"候"，既有诊察之意，又有时间、空间与征兆之意。综合而言，"候"就是与时空间密切相关的征兆（症状、体征组合）之意，就时空间而言含有"当下"之意，如竺可桢先生所创"物候学"即有此意，也就是说"候"是契合的、合适的、对应着时空间（当下观察到）的一组症状、体征（表现或现象），由于时空间的随时变化，也就注定了"候"具有一定的动态变化性。"证"，《增韵》曰"质也"，从训诂学方面讲"证"本身就有本体、本质、素朴、单纯之意，因此，将疾病的本质以"证"来抽象概括（就哲学思维而言"证"与"素"如同"太极""无极""小一""大一"；"至小""至大"相同是一种理论概念）是合乎国人、国医的思维的。"以候为证"就是以当下（时空间内）观察或感知到的症状与体征（病象）为依据，分析归纳，将其抽象概括为某种证候的思维过程，称之为"证候"充分表明证的动态演化性，"证型"的称谓则不符合证的特征。证候仅是"证"演化过程中的某个状态或阶段，证候与证候之间具有非线性的动态相关性，掌握这种演变规律必须基于观察性方法，从临床症状入手，当然也包括现代病象资料，从繁杂中区分"实"与"虚"的内容。

意象思维注重唯物、唯象的理念，强调关系本体论，凸显能量与信息的时空转换，这些无疑都与现代科学大格局的变化相适应。高概念时代的来临，中医药学欲取得突破性的发展，必须注重三个结合的原则：逻辑思维和意象思维的结合，以寻求科学问题的凝练、解释与机制的揭示；实证研究与关系研究的结合，推动模式化理念和技术、器物、方法的大发展；自然科学与人文哲学的结合，彰显科学与人文并重、科技为人文奠基、人文为科技导向的重要理念。大量事实证明，在科学创造活动中，意象思维在确定研究方向，选择有前途的科研课题，识别有希望的线索，预见事物的发展过程和研究工作的可能结果、提出假设，寻找解决问题的有效途径，领悟机遇的价值，在缺乏可供推理的事实时决定行动方案，在未获得决定性证据时形成对新发现的看法等方面，都起着十分重要的作用。

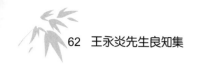

二、形神共俱，君相互感的心身医学调节模式

中医学意象思维的重心在于从宏观层面发现现象的主要原理和规律，因此，其理论体系是一种基于意象的认知。如《黄帝内经》提出的形与神俱的医学理论模式，就是天人相应理论模式（意象思维的认识构建）的推演。《素问·上古天真论》曰："法于阴阳，和于术数，饮食有节，起居有常，不妄作劳，故能形与神俱，而尽终其天年，度百岁乃去。"主张形与神俱的前提是法于阴阳，而阴阳者天之道，阴阳是宇宙的本体，强调的是规律、法则、秩序的自然性。《素问·六微旨大论》曰："天枢之上，天气主之；天枢之下，地气主之；气交之分，人气从之，万物由之。"强调生于天地气交之中的人与万物的运动模式与天地相同、相通，其升降出入、开阖往来的规律、法则、秩序不能与天地相悖逆。《素问·阴阳应象大论》曰："阴阳者，神明之府也。"不仅把形与神俱的着眼点放在描绘大宇宙（天地）和小宇宙（人）的同质、合一，同时也在强调人生命结构的整体性。因此，基于形与神俱构建的中医心身调节的理论模式，不仅是中医整体观的推演和实践应用，更是意象思维的临床澈底。这种理论模式的演化和进路经历了"形神一体""心身合一"的整体观念到"君相互感"的过程，体现了意象思维的推演和递进。在医学模式向社会-心理-生物模式转变的今天，精神与形体的关系已被普遍认识，心身疾病与身心疾病也得到相应的重视，而形神共俱、君相互感的理论模式及相应的心身调节实践经验，势必对指导当今的临床有着重要意义。

君相互感的理论模式不脱五行学说，阴阳和五行学说的理论架构具有典型的意象思维认知，君相互感是对五行学说社会观和生物观的综合思考。君火寓心火，涵盖着人的全部精神心理活动，也称为神志之火，具有五行火的性质，与五脏之心相应，同时容易受人欲、情欲的影响而过极形成病理之火。由于君火具有调控人和环境和谐互动的功能，使人能在复杂环境中得以生存；君火主司人的感知和思维的功能，人的自我意识和对外界的感知皆有赖此火。君火对人体脏腑功能活动具有强大的制约和调节作用，为脏腑之主。相火蕴含于脏腑之中，根源于肾与命门，兼具阴守和阳动的双重属性，守本位不妄为常，其不同五行之火，而具龙雷之火的性质，不为水灭湿伏，宜养之、藏之、敛之，忌折伐。君火与相火生理上互相资生，互相制约，彼此协调，上下配合，温煦脏腑，推动机体生长发育，新陈代谢。病理上互相影响，互相耗损，变症丛生。

中医君相互感的心身调节模式为君火（心火、神、精神心理）通过君相互感，水火既济（神经-内分泌-免疫网络）的桥梁和纽带，与相火（脏腑功能、根于肾水、形、躯体）互相联系、互相影响，使人体形成形神一体、心身合一的整体，进而使人和自然形成天人合一的整体。君相互感理论揭示了人体在生命高层次上的整体调控模式，是医学史上的重要突破，对其深入研究无疑将对心身疾病的中医诊治与预防及中医心理学科的发展都有着重要的指导作用。

三、讨　　论

近些年，中医药学发展的背后存在一种令人忧虑的倾向，那就是一种学科"迁移"的现象，"迁移"类属哲学的名词，意指"思维态度"的迁移。诸多实践证明，中医药学的研究如果照搬西医学的方法，其结果往往差强人意。这与忽弃中医原创思维及缺乏深究"科学思维"有关。就西学而言，曾经科学与哲学的冲突，科学一度占据了上风。但科学逐渐经历了从内容到方法上的变迁，最终其中心逐渐趋向哲学；而且在思维态度方面也有取法哲学思维之趋向。而经历了宇宙论、知识论、价值论的哲学其中心却始终未曾移动。这里所指中心即"思维态度"，"学"与"学"之间的区别不在于方法学上的优劣，而在于思维态度的异同。高傲的科学能认同哲学的独存，并且其中心有向哲学迁移的趋向，说明科学思维应对现实世界不是万能的。植根于国学基础之上的中医药学其原创思维具有科学和人文的双重属性，这一观点已被业界逐渐认同。中医药学的发展理应在"独立之精神、自由之思想"原则的指导下，坚持我主人随，借鉴科学思维方法来应对真实世界。

（收稿日期：2016-08-29）

《北京中医药大学学报》2016 年 11 月第 39 卷第 11 期

参 考 文 献

[1] 王琦. 关于中医原创思维模式的研究[J]. 北京中医药大学学报，2012，35（3）：160-163.

[2] 周易[M]. 杨天才，张善文，译注. 北京：中华书局，2012.

[3] 高华平，王齐洲，张三夕. 韩非子[M]. 北京：中华书局，2012：108.

[4] 郭象，成玄英. 庄子注疏[M]. 北京：中华书局，2011：265-571.

[5] 杨天宇. 周礼译注[M]. 上海：上海古籍出版社，2004：11.

[6] 喻昌. 寓意草[M]. 北京：中国中医药出版社，2008：1.

[7] 俞弁. 续医说[M]. 北京：中医古籍出版社，2013：1.

[8] 田代华，刘更生. 灵枢经[M]. 北京：人民卫生出版社，2005：67.

第十节　珍视中医原创思维　调整学科方向

中医药学是中华文明的一颗璀璨明珠，为民族的繁衍和国家的富强做出了巨大的贡献。毛主席早就提出："中国医药学是一个伟大的宝库，应当努力发掘，加以提高。"半个多世纪以来，在党和国家中医政策的指导下，我国的中医药事业蓬勃发展，取得了令人瞩目的伟大成就，谱写了弘扬传统优秀文化、保障人民健康的新篇章。

面对 21 世纪，人们不约而同地在翻检、回顾、筛选、总结经验，进而升华为时代的记忆，留给后人。20 世纪前 50 年，中医中药历尽坎坷曲折。还原论盛行，华夏文化遭遇无数次的肆虐批判，直至今天笼罩在中医药学人头上"不科学"的阴霾才逐渐消散，作为"整体医学"的原创思维与原创优势，渐为世人共知。追忆中国中医科学院度过的六十花甲岁月，老一辈先贤与智士学人在坎坷曲折的征途上负重前行，培养了新生的一代，获得了丰硕的成果，令人敬仰感佩，激励着我们薪火传承的信心。当今政府积极扶持，百姓期盼欢迎，具有深厚社会与群众基础的中医药学迎来了良好的发展机遇。"春天"莅临了，然而乍暖还寒，我们期盼着科学格局的演变带给国学、国医、国药真正的复兴。源于中医药学具有生命科学与人文科学的双重属性，而科学与人文的融合已成为时代的主题，科学求真，人文求善，科学、人文和而不同，互补互助。人类崇尚真、善、美的最好境界，势必将中医药理论与实践融入人文哲学和生命科学中去，展示其特色和优势，成为人类先进文明的例证。进入 21 世纪，人们从信息时代迈向"概念时代"，思维科学渗透各学科领域。中医学原有的概念与形象思维是其原创思维的基础与源泉，重视中医药原创思维传承，即是重视中医药学的传承，是发展中医、创新中医的主要途径，重视原创思维的传承与创新是中医学发展的动力。对于思维科学的研究，其重点在于形象思维的建立，只有这样才能去认真研究综合性的逻辑思维，因为形象思维是宏观的、整体性的。显而易见，以形象思维"比类取象"阐释中医学理论与实践，将推动中医药现代化的进程。诸如临床医学运用"病证结合、方证相应"，即以整体的生理病理状态为依据，重视证候学研究，遵循以象为素、以素为候、以候为证、据证言病等理论，将逻辑思维与形象思维结合，运用于中医药学领域，并以现代系统复杂性科学指导中医研究。还有中医学主张调心身、治未病，运用复方治病。方剂是中医理法方药的核心环节，上承理法，下接遣药组方，落实到"承制调平"，预期达到"以平为期"的和谐效应。总之，中医药学原创优势与特色将对丰富现代医学科学内容具有重要的现实意义。

中医人才的培养，首先是遵循中医药学自身发展的规律，把中医理论基础的深厚积淀与临床鲜活的诊疗经验有机地结合起来，培养出优秀的中医临床人才。再则是传承创新发展中医药事业的需求，培养多学科融合的人才，从事以中医为主体、我主人随地弘扬原创思维、原创优势，为提高防治水平服务的后备学术带头人。前者治学当溯本求源，古为今用，厚今薄古，厚积薄发，坚持熟谙经典，勤于临证，发挥古义，创立新说，锲而不舍地"读经典做临床"，在取得显著疗效的基础上，凝聚提炼学术的闪光点，运用科学的临床思维方法，求证诠释前贤的理论，寓继承之中求创新，从理论层面阐发古人先贤之未备，以推进中医学科的进步。后者是多学科融合的人才，当前可分为两类，一则兼通文史，另则透视组学。造就内科临床领军人物，应先从医学专业博士做起，训练成临床功底坚实的主治医师后，其临床技能不逊于同年资的本科学士。进而在强化临床的同时，以唯物与唯心史观兼备学习易经易道，与文、史、哲、逻辑学、心理学、社会学交叉渗透，提高"悟性"指导诊疗工作，将之塑造成学科的中坚骨干。再则攻读科学哲学博士学位，朝向临床医学前沿学科，诸如生物信息学、化学生物学、数学与数理统计学等，学习与整合基因组学、蛋白质组学、代谢组学，运用模式生物实验，以中医为主体融入系统复杂性科学，在系统论的指导下还原分析，将中医与西医、宏观与微观、综合与分析、实体本体论与关系本体论链接起来，对"病证结合、方证相应"进行相关性的疗愈机制的研究。在这里想讲一点唯心史观，其实国学国医中蕴含有唯心主义的内容，对维护人类健康和防治疾病至关重要，应给出一条路让医师与医学生学习体验，并付诸诊疗实践。与此同时，在中医治病确有疗效的基础上诠释、求证前贤的理论，指导临床提高防治水平，推进学科的进步。

学科方向的调整与变革，一是以大数据技术支撑，使用循证医学证据，更加贴近"真实世界"。我们要重视叙事医学去探索循证医学的叙事化，人的情绪、情感、心理、认知的改变与健康和疾病的发生、转归密切相关。辨证论治是临床医学的精髓，尤其面对高血压、冠心病、脑卒中、糖尿病、癌症、痴呆等现代难治病应纳入到复杂巨系统，重视分析诸相关因素的联系，从个体化诊疗经验上升到群体化的转化医学。二是透视组学重在多组学联用。病证生物组学与方药组学均从"网络"整体视角出发，进而将还原分析的结果再回归到整体水平，可实现证候的属性和方剂的效应。当然，多组学的中医研究刚刚起步，提示着中西医学整合互动的趋势。三是关于学科框架的调整。拙著"中医临床研究待'突破'""医理事理圆融论""治病求本与以人为本"三篇文章发表于《天津中医药杂志》。随着科学格局正在发生变化，中医药学科方向必须有相应的变革，这是今天中医中药学人的责任。学科应寓有先进的理念，那就是弘扬形象具象意象思维与逻辑思维的整合，落实到整体观与辨证论治上，把人的健康与疾病置于天地之间去认识。另则学科建设要多元化、多学科参与研究，尤其重要的是数学的表达，可以说数学是体现现代学科成熟程度的标志之一。

正值 60 周年院庆，作为一名年逾七旬的教师有责任有义务对后学发表一些感想，望能起到借鉴作用。其一是青出于蓝而胜于蓝，遍读中国医学史，可见朱丹溪的学问超过了他的老师罗知悌；李时珍的成就超越了其父李月池，如此不乏先例。作为导师应发自内心地倡导学生超越自己。导师要有敢当铺路石的精神，鼓励学生开创一条超越老师的成功之路。其二是科学民主、圆融和合，加强道德修养。作为医师、教师、科研导师最要讲实事求是。老子明示：知不知，尚矣；不知知，病也。切不可自以为是。华佗刚直求是，不肯趋炎附势为一个人侍医竟遭被杀；王清任果敢求实，坚持《医林改错》被批评排斥于太医院之外，可见做到不易，甚至要付出惨痛的代价。圆融和合崇尚中道，建设团结关爱开拓进取的学术团队，提倡为他人创造条件、帮助他人的作风，提倡自反性的学术批判，把被批判者作为最崇敬的人。良好的品格对创造性的科研成就是不可或缺的。道德修养不在举之于其口，而在践之于其行。学为人师，行为示范。学医者必先做"人"，而后治学致用。其三是善于整合信息，提高创新素质。素质是什么？有多种不同的理解。我认为素质是获取信息转化为智慧，进而取得创新成果的速度和能力。更重要的是相关前沿学科的丰富信息。全方位、敏锐地搜集、加工、分析、利用信息可使学人变聪明，我们既要紧跟时代的步伐，又要坚持我主人随地弘扬中医药学的优势特色，创出一条中医学人自己的路。

（收稿日期：2015-08-12）

《中国中医基础医学杂志》2015 年 11 月第 21 卷第 11 期

第十一节　整合医学理念的形成与提出

我出生在城市，为避战乱随母返乡，有 3 年的农村生活。5 岁学做农活，亲历种子萌芽、间苗、中耕锄草、拔麦子、割谷子、掰玉米等，有过日出而作，日落而息的务农体验，有与自然融合的感受。古代先贤有称"务农以成明医"之论确有道理。

我是首届学中医的大学生。在读期间的教务长祝谌予先生，系京城名医施今墨的门婿，他幼承家学，青年时期东渡日本，就读帝国大学医科。建院初始主张适应今朝医学发展，力推中医与西医课程 6∶4 排课，生产实习安排有西医相关学科。依我记忆，解剖学 120 学时，组织胚胎学 36 学时，他如生化、生理、病理、药理、微生物等学科，均从中国医科大学诚聘讲师级以上的教师授课，还有普通基础课，如物理、化学、生物学、医学统计学。据调干生、中专卫校老师与学生反映，西医基础课所学深度与广度高于中专卫校水平。一年级首先开课的是《伤寒论》与《内经知要》，而不是普通基础课，与高中所学全无联系，真是听不懂、一头雾水，然而讲哲学的先生基于"天人合一"的理念分析东西方文化的差异、农耕文明、儒道学说与国医国药却能理解。总之，本科 6 年的学业，中医要靠临床实

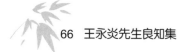

践提高，西医学具备了一定基础。

1963 年，我进中医内科病房做助理住院医师，跟随康廷培老师搞肾病，中医治疗则辨证给服中药汤剂，西药给服激素。时逢一例首都机场工程师陈某，男性，34 岁，肾病史 2 年，处恢复阶段，深秋感受风寒病发，遍身水肿，阴囊、阴茎水肿透亮，血肌酐、尿素氮迅即增高。邀胡希恕老先生会诊，当诊为水气病之水晶疝，拟方越婢汤加茯苓、苍术、附子，服 1 剂，即尿量大增至 2000 mL/d，3 剂服尽全身遍肿尽消，改用参苓白术散易散为汤调理。此患者是亲历所见，对于做好中医巩固我的专业思想影响之深，至今记忆犹新。1964 年冬季，廖家桢先生随卫生部郭子化副部长视察长江南北六省中医工作之后，执笔视察报告，批评不论病情需要与否一律中药加西药治疗的弊病，提出"先中后西，能中不西，中西结合"的观念，后以卫生部中医司行文全国。在此背景下，在中医内科病房开展了中医治疗呼吸病急症的临床研究，我作为廖先生的助手从治疗肺炎双球菌性肺炎开始。先每天服 2 剂汤药观察 72h，如体温不降，症状及 X 线平片未见变化则改用抗生素。1965 年冬春两季共入组 59 例患者，结果 38 例获愈，占 64%。其后，我在新中街接待站医务室用袋装中药复方汤剂治急性扁桃体炎，24h 分服 4 袋，观察 300 多例，48h 内取汗降温复常者占 80% 左右。参加工作的 15 年，大约半数时间在工矿、农村、牧区巡诊，参与防疫、抗震与抗洪救灾的医疗活动，治愈了许多基层的感冒、肠炎、痢疾、暴发火眼等患者，运用汤剂、散剂，包括自采的鲜药柴胡、防风、黄芩等。自 1962 年毕业后十数年的临床学习与工作，疗效让我相信和敬畏自己的职业，愿意一生忠诚于中医事业。同时我在北京协和医院进修与协作的 3 年时间里接受了正规的训练，熟悉了科研设计、观察、总结的门径与方法，通过临床疗效观察报告，证实了中医用下法治疗中风急性期的疗效。届时我理解了毛主席倡导建立统一的新医药学派的论断是正确的。我学医业医的过程中发现中医西医的融通互补治病救命效果更好。尤其是基层群众更欢迎这样的医生，组织教学连队中我成了受各连队欢迎的老师，使我理解到这就是中医名师董建华、王玉川、刘渡舟等前辈训导的做中医功底深厚的教师和西医全科在农村的实践与正规训练所造就的人才模式在我身上的体现。宣传队与师生对我的赞扬使我受到鼓励和教育，让我更加自觉谦逊地尽到责任和义务做好自己的工作。

1997 年，我被复职担任北京中医药大学校长，同年当选为中国工程院院士与中国科学技术协会常委。进入社会学术界以后，我深切地感受到在那些多学科综合性学术机构里中医药学得不到信任，中医学者受到歧视的现状。一个鲜明的例证：中央的中医政策概括为"中医不能丢，中医现代化，中西医并重，中西医结合"。然而落脚到主管科技部门却提出中医无法现代化。一次由 17 个部委局召开的中药现代化的专家讨论会上，我发言讲中医治病用复方，重配伍，以辨证论治为法则，并非提炼出天然植物单体成分的一类药都是独一的佳药，疗效好才是好药。会上还讲了中药注射液是科技创新的产物，需要扶持完善，它是中医治急症、治肿瘤所必需。但这些意见未被采纳，及至"非典"肆虐时，把建议提给时任领导，才审核批准了 5 个品种的中药注射液上市。显然，在还原论盛行的年代，中医学是弱势学科，领导层面"中焦梗塞"，政策落实不力，阻碍了中医学科、事业、企业的发展。我十分感佩我们师长辈自 1930 年国医节以来为中医生存发展所做的贡献，历经坎坷艰难负重前行的大无畏精神，壮哉伟哉！永志不忘！鼓舞我与学长们以中华中医药学会等学术组织为纽带，为弱势学科的变革而努力奋争。因此，但凡中医做主的领域如国家自然科学基金委员会、国务院学位委员会中医药学科评议组、《中国药典》一部及国家中医药管理局医教研的专业委员会各种评标评奖等，我辈均尽心负责把工作完成，受到业内同仁与社会贤达的认可。

21 世纪初涌现出东学西渐的趋势，国医、国药以国学为指针，国学以儒家学说为主体，儒道互补又吸纳佛学，一源三流是中华民族优秀的传统文化。欣闻中央文史研究馆馆员汤一介先生领衔编撰的《儒藏》业已完成，必将远渡重洋传播四方。随之中医药学也呈现出比既往任何时候都好的发展机遇，我辈学人依靠党的中医政策历久弥新相向前行。我于 2001 年在承担 "973 方剂关键科学问题的基础研究" 项目时，科技部有对行政领导职务与首席科学家两择其一的要求，旋即获准辞去中国中医研究院院长职务专心做科研。直面东学西学兼容，互相交织、渗透、融通的形势，正式提出整合医学的理念，并且主张组织多学科团队重视研究过程及方法学的探讨。其理由主要有三：其一是整体论与还原论的整合。我从未否定过还原分析的成果，但强调整体论设计前提下的还原分析，若能回归到整体上来则可体现整合的效应。当今多组学网络具备有整体设计视角，对不同饮片、组分、化合物配伍，寻求对抗、补充、调节的整合药效机制。其二是系统性研究与描述性研究的整合。中医药学主张弘扬原创思维，针对复杂系统性科学必当重视象思维与象数融通，取象运数，将关系本体论纳入系统性研究设计中去，做药物组分配伍不仅要提取有效的组分加以标准化，对其他未提取出的组分存在的意义也不能忽视，求其增效减毒与减毒增效的和谐。对描述性研究主要来自生态与临床的观察，不能忘却竺可桢先生在《物候学》中的告诫：任何先进的仪器都不可能替代人的观察。其三是生物科学与人文哲学的整合，这是高概念时代对医学的要求。近百年来，西医学随着理化生物技术的发展获得前所未有的进步，但重实证、可重复性，诊断治疗看指标，技术向前了而离患者越来越远了，人文关怀普遍淡化。中医学具有科学与人文的双重属性，医学是 "人" 学，医学离不开哲学，也离不开经验。但由于价值观的变异也存在着人文关怀的疏离，很有必要重读《素问》"疏五过论" 与 "徵四失论"，重塑 "大医精诚" 的风范。再有循证医学与叙事医学的整合。循证证据在大数据技术推广的背景下要进一步完善，叙事医学平行病历要积极推向临床，获得情绪心理的平衡。

整合医学理念提出后出现三种不同的见解：一是中、西医学起源不同；二是理论基础的不通约问题；三是中医临床优势近百年越来越萎缩，当如何应对？

走向现代化的中华民族社会与家族制度在变化中，然而遵循的伦理道德自然规律应是不变的。农耕文明依靠直觉得到的概念一定会变。当今的中医三级甲等医院按国家卫生主管部门要求已配备了理化生物先进技术的诊疗设备应用于临床，吸纳工业文明的成果，提高临床水平。我们一辈在四诊信息客观规范，诊疗指南、共识，疗效评价标准化等方面所做的工作正在向全国辐射推广。中医西医面对 "病的人"，对象相同。在科学由信息转化为概念的时代，无疑基础理论研究者、医学研究者本着天、道、自然一体观，运用多组学网络、组合化学、生物力学对健康医学的研究工作与国外相关研究在方法学上均处于起步阶段，出身中医的年轻一辈应同样重视宏观指导下的基础研究。至于还原分析的本体性与技术路线，我与同辈希望当有整体论、系统论的整体设计，以及以数学表达研究的结论。

人们清楚地看到，医学对传染病与感染性疾病的防控治疗是 20 世纪重大的成就。然而病毒性传染病预防靠疫苗，而疫苗往往跟不上病毒的变异，中医药防治 "非典" 与甲型流感的成果使国人获效并且产生了重要的国际学术影响力。中医学以临床医学为核心，原创优势体现在现代难治性疾病防治的疗效，例如，不少人曾认为癌症的靶向治疗药的开发应用，让中医药退出了"阵地"，其实不然，靶向药物针对个体所患肿瘤的基因，然则基因的分类十分复杂，难以精准地到达筛选的目标基因上。就目前看，中医中药扶正培本治则治法对肿瘤患者生存期与生存质量仍有优势。综合上述，从东西方科学的差异与交融的大背景看，中医与西医的整合是历史的必然。目前呈现的是一种趋势，尚处于起步的状态。我殷切地期望学术团队每个成员谦逊地向社会贤达学者智士学习，尤其要细致倾听与研究不同见解，以异者为师培养敬畏的品德，以求异而求真，不断修正完善自己的观点。

　　人的健康应放在天地之间、社会与自然环境中去对待，目前亟须改善与强化的是医学人文关怀。医疗卫生体制改革进入到深水区，医患矛盾与看病难、看病贵的问题没有根本的转变，这是全球的复杂性工程。我认为解决此难题当首先弘扬中华民族传统文化美德，使医患成为道德共同体。

　　时值母校度过花甲岁月之年，仅奉此文向师长、学长及后学汇报。敬祝母校首善长青！

（收稿日期：2016-05-09）

《北京中医药大学学报》2016 年 7 月第 39 卷第 7 期

第十二节　象思维视角诠释天道时空与人道顺天道

——有感于《素问·六微旨大论》

　　实现中华民族伟大复兴需要强有力的文化力量，首当秉持自身文明的特质，兼以吸取异质文化的养分，以适应全球化背景的不同文化的冲撞与交融及其不同思想的竞逐与激荡。中华民族上下 5000 年的历史、经久不衰的农耕文明，其核心就是天、道、自然一体，即天人合一、物我合一、知行合一。因此，本文从象思维角度，诠释了人道顺天道、天人合一等哲学思想，倡导读者回归中国的原创思维——象思维。

一、天　道　时　空

　　《素问·六微旨大论》开篇即提出"天道"，显然这是该篇的主题。何谓天道？天道是人类得以"生生不息"的源头活水，是作为生存发展的原初根基。老子在《道德经》中提出"复归于婴儿"喻指"天道"原初境遇的"专气致柔"与"沌沌兮"。借婴儿人之初混沌未开，原象至嫩至柔之气所具有能亲和一切的生命活力，以显示天道"生生不已"朴真本然的特性。又"常德不离"指与天德一体相通的人德。以"知其雄、守其雌"为类比，又提出"知其白，守其黑"，不仅是"祛蔽"和"澄明"人生的意义，而且"遮蔽"黑还蕴含着要守护人自身得以"存在"的根源。于天地人总以一阴一阳之道首尾圆通，事情源流一体运转变化，寓"居下"的心态和胸怀，当是"有容乃大"。天道展现出抗击一切的勃勃生机，将是象思维的本真本然，从整体动态直观视角来领悟宇宙和人生的真谛。

　　天之道，因天之序，盛衰之时也。此谓天道上下有位，指空间；左右有纪，指时间。

"位""纪"即时空间与气之盛衰密切相关。就一年四季寒暑而论，应至而至者和，应则顺，否则逆；逆则变生，变则病；至而不至来气不及，未至而至来气有余。论其"位"，气有反常之象，即物生其应。表现于气脉，亢则害，承乃制。制内则生化，卫外致盛衰，气机散乱而生化大病。可见非其位则邪，当其位则正，外内六淫五邪均可致病。

古代时间的测度，国人用日晷以移光定位正立以待之。天符、岁会以天干地支计年月日，如 2016 为公元计年，而丙申为天干地支计年；又 2017 年为丁酉年，如此类推。以五行计四季，水运为冬应亥子，木运为春应卯，火运为夏应午，金运为秋应酉，土运临四季为长夏居于中。左右有纪，正立面南背北以待，依少阳（南方相火）—阳明（西方金）—太阳（北方水）—厥阴（东方木）—少阴（东南君火）—太阴（西南土）其顺位向右，反向为左。此谓左右有纪。又记述岁候，日行五周，此所谓一纪。计法日行一周天气始于一刻，日行两周始于二十六刻，日行三周始于五十一刻，日行四周始于七十六刻，日行五周天气复始于一刻。纲纪如此，终而复始，是故寅午戌岁气会同，卯未亥岁气会同，巳酉丑岁气会同。《素问·阴阳应象大论》称："阴阳者，天地之道也，万物之纲纪。"老子曰："万物负阴而抱阳，冲气以为和。"又阳与之正气以生阴，为之主持以立故，为万物之纲纪。

经云："天符为执法，岁会为行令。"中执法病速而危，中行令病徐而持。"中"即如矢中的。此言苍天之象立运气及司天之气，五行相生而相得，若子僭越居父母位，是下凌其上尤为小逆，若相克相侮必生危急重症，即是天符执法。天干地支子甲相合，命曰岁立，谨候其时，气可与期，故病徐而持。岁立依天一生水，地六成之。甲子之岁，初之气，天气始于水下一刻，终于八十七刻半；二之气始于八十七刻六分，终于七十五刻……类推六之气始于三十七刻六分终于二十五刻，所谓天之数也。如是乙丑之岁、丙寅之岁、丁卯之岁，次戊辰岁，初之气，复始于水下一刻，常如是无已，周而复始。

自然变化所显示出来的时序和盛衰，《黄帝内经》也分别论述。如"地道应六节气"，经云"显明（日出）之右（东南方少阴），君火之位也；君火之右，退行一步（南方少阳），相火治之；复行一步（西南方太阴），土气治之；复行一步（西方阳明），金气治之；复行一步（北方太阳），水气治之；复行一步（东方厥阴），木气治之；复行一步（东南方少阴），君火治之。相火之下，水气承之；水位之下，土气承之；土位之下，风气承之；风位之下，金气承之；金气之下，火气承之；君火之下，阴精承之。"[1] 气有标本，上下有位，天道应六节气位。又云："少阳之上，火气治之，中见厥阴；阳明之上，燥气治之，中见太阴；太阳之上，寒气治之，中见少阴；厥阴之上，风气治之，中见少阳；少阴之上，热气治之，中见太阳；太阴之上，湿气治之，中见阳明。所谓本也，本之下，中之见也，见之下，气之标也。本标不同，气应异象"[1]。本者应之元，标者病之始，病生形用求之标，方施其用求之本，标本不同求之中，见法万全。又据《素问·至真要大论》载："六气标本，所从不同……气有从本者，有从标本者，有不从标本者也……少阳太阴从本，少阴太阳从本从标，阳明厥阴不从标本，从乎中也。故从本者化生于本，从标本者有标本之化，从中者以中气为化也。"

二、气形而上为道，形而下为器

《易传》记有"天机在于数"。天数二十有五，地数三十，凡天地之数五十有五。太极一也，一生二，二数神，神生数，数生象，象生器。太极为屋脊正中，至极无极为一，二数为两仪、四象、八卦、六十四卦。卦辞、爻辞曰象，器者为模具、用物。中医讲气，《素问·六微旨大论》曰："气之升降，天地之更用也……升已而降，降者谓天；降已而升，升者谓地。"正所谓地气上为云，天气下为雨，而天一生水，地六成之。又曰"天气下降，气流于地；地气上升，气腾于天。故高下相召，升降相因，而变作矣"[1]。气有胜复，有德有化，有用有变。德即仁，显示力度；化为生化而成器有用；变则邪气居之。夫物之生从于化，物之极由乎变，变化之相薄，成败之所由也。气有往复，用有迟速，而化而变。所谓变化者，天地易位，寒暑移方，水火易处；以静为期，"化"则不生不化，变动因盛衰而成败倚伏于中，可外感六淫或内生五邪。

升降出入，无器不有，器者（指脏腑气脉等）生化之宇，气散则分之，生化息矣。机体无不出入，无不升降，化有小大不同，期有动静远近，然而四者皆有；若有出无入，有入无出，有升无降，有降无升，则非生之气，所以居常而生者，决不可屏出入息、泯升降气。经曰"出入废则神机化灭，升降息则气立孤危。故非出入，无以生长壮老已；非升降，则无以生长化收藏"[1]。人此在完好存其生化者，故贵常守。

气形而上即道，人道与天道合同，顺道至真以生，其为小者，入于无间，即小一无内虽成网络；其为大者，过虚空界，即大一无外至刚至伟遂成宇宙星空无有尽头；小一蕴有大一，大一涵有小一，以道通为一，混沌一气，有生于无而成万物。《素问·上古天真论》曰"恬淡虚无，真气从之，精神内守，病安从来"[1]。提倡恬适淡定、清虚静泰而顺事安宁。虚无即原象，绝非真空而蓄元气，内守精神，中和庸常生活。循道以生化元主为常则生机勃勃，生理、心理和谐平衡，终得天年。若反常之道，则神去其室，生化微颓，元气耗散，必是病害丛生。

作为中国哲学的象思维，"道"与"器"是相关的，具象与原象是连在一起的。通常说的象多是形象、表象，是可感知的具象，即视、听、嗅、味、触之象，其表象是心理活动能认知的具体阶段。中医辨识证候，以象为素、以素为候、以候为证，是从"观"象开端的具象过程。证象、病象、舌象、脉象等均是医生密切关注与认真分析作为诊断的依据。并且证候是多维界面、动态时空直观的整体。所谓"医者易也"也是意象思维，其内涵不仅是具象，重要的是"原象""大象无形"之象，即"精神之象"。"象以筑境""境以蓄意""境以扬神"，这里的"象""境""意""神"才真正进入"无""朴""仁德""见性"开悟的道象，是"有生于无"之"有"乃原发创生之象，"生生不已"动态整体之象。

三、人道顺天道

人道顺天道即天人合德。孔孟荀子仁学，仁者爱人且泛众爱，明明德致良知勇担社会责任。老庄道学"无"而"有生于无"，"朴"即纯素，无私欲、无为而治又无不为皆属人道。何谓天人合德，"德""德行"体现生命的力量，是象思维的天地境界。"天"只定位在自然界，整体包括人类在内。天人怎样"合德"？首先是人类应取的态度和立场。人的自然化是指人类从自然法则规律中获取自由和力量，顺自然合规律性、合目的性而利民生，两者互补互动和谐平衡，凝聚独立自由的创造性内驱力。对比西方社会于文艺复兴时期始，人们崇敬大自然，吟咏歌颂欣赏自然，生活生产活动消融在自然中，哲学、政治、经济、文学、艺术等表现与研究自然规律密切结合。近百年来受工业文明还原分析主客二元概念思维影响，所谓理性至上、科学万能从根本上导致了人类与自然界日益疏远与隔离。当然，我们从不否认人类文化的自觉性及改造自然所创造的伟大功绩。但是，自然的人化已走向极端，人类享受、利用、摧残、破坏自然，对于天灾人祸来临，人们显得如此苍白无力。经云："言天者求之本，言地者求之位，言人者求之气交，上下之位，气交之中，人之居也。故曰，天枢之上，天气主之；天枢之下，地气主之；气交之分，人气从之，万物由之。"人身如小天地即强调人道顺天道。古代哲人先贤谓我善养吾浩然之气，天行健自强不息，惟仁和合诚信，修身中正庸常。天地自然贵守常不变，人世间万事万物而易变，当恪守识变以适变应自然。

晚近读过王树人先生的《回归原创之思》，其所针对的是"原创之思"被遮蔽而缺失的现实。原创需要求知、求理，而关键是求悟，而悟性培育和提高主要不是靠理性的概念思维，恰恰是民族文化真正根基的象思维。回归象思维呼唤学人对培育悟性和推进创新智慧的重视。象思维是中国传统文化的本质内涵和基本特征的概括，它哲学底蕴雄浑，具有原创思维及启发原始创新的特质。本文是笔者读《素问·六微旨大论》有感于天道时空人道自然的略例。以体悟"象"的整体动态流转的"非实体性"，它具有"非对象性""非现成性""原发创生性"的品格。从"易道"的"太极无极"，老庄的"无""朴"之道，孔孟的"内圣""仁德"积淀国学、国医的本源，感悟象思维的深邃，以求真、储善、立命，增强道德风骨养成气力气势。

（收稿日期：2016-12-28）

《中国中医药信息杂志》2017年8月第24卷第8期

参 考 文 献

[1] 田代华. 黄帝内经素问[M]. 北京：人民卫生出版社，2005.

第十三节　从《素问·天元纪大论》谈对象、气、神的认知

唐代孙思邈于《大医精诚》中指出，学者必须博极医源，精勤不倦。中医理论的根基始源于史前期的河图洛书与负阴抱阳的太极图，蕴育着深邃的哲学思想，体现了优秀的中华传统文明，又博采外来文化精华而具有强劲的生命力。传统文明中的"天道自然一体"是一种存在也是一种运动，绝不仅是过去，而是承接过去、今天、未来的历史流程，应该秉持学习、继承、质疑、创新的态度，不断更新学术框架、立足学科发展。

一、"象"即知识，大象无形具有原发创生性

"象"是中医学中广义的知识，大象之"大"，大而无外而内涵小一，小而无内而寓有大一，此"象"即混沌。混沌有如未经孵化的鸡卵，混沌非真空，混沌无固化外化之形。

《素问·天元纪大论》曰："太虚寥廓，肇基化元。"其中寥廓的太虚即浩瀚苍穹的宇宙。混沌之象无形，无生有、有生于无，"无"与"有"皆是逻辑符号，肇基化元即始生万物的基元，万有万物即为"此在"的现实。混沌之象即"一"、即道、即自然，道者象的动态流转演化谓之易。道生一，一生二，二生三，三生万物，重在气运；道生一，一生二，二数神，形立而神生，形神共俱；一阴一阳谓之道，两仪、四象、八卦，时空转换则无穷尽。易卦离中虚、坎中满其义象也。《素问·五运行大论》曰："天地阴阳者，不以数推，以象之谓也。"王冰注"使智识褊浅，不见源由，虽所指弥远，其知弥近，得其元始，桴鼓非遥"[1]。启迪后学者体悟河图洛书、太极图，这是道的象图形。国学、国医以"象"为主体本体，阴阳分化三五生成规律。天一生水，地六成之，北方壬癸水，水性润下；地二生火，天七成之，南方丙丁火，火性炎上；水火一阴一阳居于中者天五地十，地十分上下各五，中央戊己土，土爱稼穑；阴阳再分化，天三生木，地八成之，东方甲乙木，木曰曲直；地四生金，天九成之，西方庚辛金，金曰从革。天数一三五七九，从左而右旋合二十五，地数二四六八十，从右而左旋之合三十，形成了以阴阳五行学说为整体论的关系本体。无论天地万有万物、天文、地理、物候、气候，也无论人体舌象、脉象、证象、病象、气血精津等皆以"象"表述，与"象"相关联。近世学者提出"象"可分为四个象限[2]：可表述、可感受者为明知识，属于第一象限，诸如山川湖海、花鸟鱼虫、脏腑毛发、五官九窍等；可表述而不可感受的明知识为第二象限，它们是先有数学推理而后才有物理发现，能用公式、方程表达，如量子力学、广义相对论等；心领神会、不可表达但可感受者为默知识，如绘画书法、诗魂画意等，属于第三象限；随着大数据、云计算、人工智能等新兴科技的快速发展，机器纪元将会到来，这一类不可感受又不可表达的新知识，如阿尔法狗下围棋、"阿尔法折叠"计算蛋白质三维结构等机器发现的知识，被称作暗知识，属于第四象限。暗知识的提出与发现是否会颠覆人类知识获取的路径？是否会毁灭人类固有的文明？我们认为，航天登月、深海探测，暗知识的提出是人类科技文化的进步，是象思维背景下人类原发创生性的发挥，更是太虚深玄的响应。

二、气运生化与具象

《素问·天元纪大论》开篇即言："天有五行御五位，以生寒、暑、燥、湿、风；人有五脏化五气，以生喜、怒、悲、忧、恐。"《庄子·知北游》提出"通天下一气"，认为人之生为气之聚，万物都是气的变化，这是古代科学哲学的一元论，也是认识世界的自然观。物生谓之化，物极谓之变，天真之气，无所不周，器象虽殊，参应一也。"一"即混沌，在人为道，一气生有，气聚成形，形气相感而化生万物。论天地者万物之上下，上者，南乾天七地二为少阳之数，少阴之位；下者，北坤地六天一为太阴之数，太阳之位。论左右者阴阳之路，左者，东离天三地八少阴之数，少阳之位；右者，西坎地四天九太阳之数，太阴之位。天有六气御下，地有五运奉上，当岁者为上，主司天，承岁者为下，主司地。不当岁者，二气居右北行转之，二气居左南行转之。金、木、水、火运而北守正常左为右，右为左，则右守者南行，左守者北行而反。中立五极为中宫。以水火为阴阳征兆，以金木为生成终始。土运主中央而辅四旁，为运转生化之枢机。气有多少，形有盛衰，上下相召，中以调节而彰显损益。天之阴阳者，三阴三阳上奉，地有阴、阳、木、火、土、金、水，生、长、化、收、藏以应。天以阳生阴长，地以阳杀阴藏，五运之治各有太过不及，有余而往，不足随之；不足而往，有余从之，知迎而随，气可与期，应天为天符，承岁为岁直，天地上下阴阳以时空转换气运承制调平为三合之治。论时间，天以六为节，地以五为制，周天气者六期为一备，终地纪者五岁为一周，五六相合而七百二十气，为一纪凡三十岁，一千四百四十气，凡六十岁而为一周。五日谓之候，三候谓之气，六气谓之时，四时谓之岁。时空气之多少、盛衰、燮理、迎随可理解为天道，至数真要，善言始者，必会于终；善言近者，必知其远；至数极而道不惑，所谓博极医源必当深入学习史前期的哲理，本篇《天元纪大论》积考《太始天元册》以宏立论。

混沌一气，无生有，有生万事万物，此"无"与"有"不再是形而上的哲理逻辑符号，万有万物均为形而下的器象。在生命的有机体的物质层面，依照太虚"气犹麻散，微见而隐"，比喻气为流动着的微小难见的物质与人体各器官的功能皆属具象。譬如营卫之气，营行脉中运化血行，营气由吸纳天阳清气与食入水谷之气合化于中焦，取汁变化而赤为血。卫气出于下焦肾元，荣于皮肤腠理、抵御外邪入侵主于卫外。如"非典"与甲型H1N1流感之病毒强悍由外及里，肺体清虚状如橐龠而主呼吸又通调水道，于金运司天，金曰从革，浊毒伤肺，演化胸腔积瘀血水而肺叶萎缩干涸。此病理解剖所见恰合金元名家刘完素《素问玄机原病式》玄府气液理论，肺热叶焦由玄府为毒邪损伤而成。《灵枢·决气》曰："上焦开发，宣五谷味，熏肤充身，泽毛，若雾露之溉，是谓气。"脏腑之气、经络之气、宗气、元气诸气阐释病机，气变化为精、津、液均为具象，具象思维与理性逻辑思维可以互融互动。遵循《太极图说》知其白而守其黑的正负逻辑，阴与阳、动与静、邪与正、顺与逆、显与隐都是相互关联的，按照顺逆交替变化，物极而反，消长对称，正反相抵规律，统摄万事万物发展变化的总趋势和全过程，具象思维可以整合整体论与还原论，朝向辩证统一迈进。

三、太虚原象与神明之道的创生性

《素问·天元纪大论》记述鬼臾区积考《太始天元册》文曰："太虚寥廓，肇基化元，万物资始，五运终天，布气真灵，总统坤元，九星悬朗，七曜周旋。曰阴曰阳，曰柔曰刚，幽显既位，寒暑弛张，生生化化，品物咸章。"这段经文展示了中华文明优秀的传统，是象思维背景下中国人的智慧。其一，寥廓的宇宙苍穹是太虚原象，谓玄之境，真气之所充，神明之宫府，道通为一，道生智，玄生神。其二，肇，始也；基，本也。真气精微，无远不至故谓之生化之本始；五运终天统摄原象，天地阴阳时空转化；布气真灵者，真为元气、态，也是充满着象的流动与转化的动态。庄子宗气、经络脏脏之气当属具象；灵者，心灵之气，《齐物论》曰："天地与我共生，而万物与我为神气、勇气、胆识等，是太虚之气，气齐生有，故禀气含灵者。"正如《易经》所曰"至哉坤元，万物资生，乃顺承天"。其三，九星上古之时也，返璞归真，中古道德微衰，标星藏曜以为七。曰阴曰阳，阴阳者天道也；曰柔曰刚，柔刚者地道也；幽显既位，言人神各得其序，各守所居，无相干犯，阴阳不失其序，物得其宜，天地之道且然。综合而论，天、地、人神一体，原象具象共俱。南北朝时，文人追求思想的出路而玄学大炽，中华大地呈现出第二次的百家争鸣。周兴嗣编著的《千字文》开篇即言："天地玄黄，宇宙洪荒，日月盈昃，辰宿列张。"作为国学的基础读本，意蕴天文若太虚幽玄之原象。近世天体的观测，太空航天技术的进步，人类对暗知识、暗物质、暗能量的探索，朝向未来的开发利用，将会以人类的神气胆识不断揭示幽深玄远的太虚。《素问·天元纪大论》曰"故物生谓之化，物极谓之变，阴阳不测谓之神，神用无方谓之圣"；又曰"夫变化之为用，在天为玄，在人为道，在地为化，化生五味，道生智，玄生神"。此论阴阳不测谓之神，玄生神系负阴抱阳冲气以为和的太极图，阴鱼阳眼，阳鱼阴眼，冲气即一元和合为气，天地阴阳流转变化，则生万有万物为之化，正反相抵而物极为之变，阳化气而阴成形，阴阳动转复归于混沌一气，阴阳未分未有而不测，色幽玄者正合老子《道德经》所论"玄之又玄，众妙之门"。故以太极象图形论述在天为玄，在人为道，在地为化，并将神与天地风、热、火、湿、燥、寒六气与木、火、土、金、水五运相关联。

中医尊称为国医，重视观象，观天地之象，万物生灵之象，人体健康疾病之象。治未病与辨证论治重在识证，证候以象素为先，以证统病，无论何病、何型、何期，均以证候之象为主体，以气阴阳五行为关联，一元和合气交变为精、为血、为脏腑经络营卫，混沌为一即道、即自然混沌，并非混乱、无序、无用。当今大数据技术时代激活数据学运用于古今上千种各家医案及每位医生个体化完整诊治的病例，经梳理发掘成活的数据，循证理、法、方、药，诠释辨证论治。

象思维是富于原创的思维形式。本真之我及其生命是非对象化的一元，保持原发创生态，就是与"大象无形"之"原象"及"道"一体相通之状。天、地、人一体贯通超越了视听所观的具象，原象是大象无形的"无"作为终极之所，混沌未开，虚灵至极。儒家的"仁"、道家的"道"、禅宗的"自性"都是体悟的结晶，其基本特征就在于超越概念思维的言说。只有"体"，才能入于道内，而与道通。整体观的"观"是范畴，"观其复""观其妙"，不是道外之观，而是入于道内的领悟。如"一日三省吾身"以"近仁"即是体悟，则可回归"本真之我"和"生命的本真"。本真之我与道一体相通，"悬置"概念思维后，这种相通且无是大智慧的开启，跃升到生命本真的高境界。老子曰："千里之行，始于足下。"高境界是从平常"世间觉"的感悟中开显出来的。道之象的原象既是大视野和高境界，也只能从实际生活实践中的具象、意象起步，朝向原象神思过渡。联系学医、业医的过程是从"医者，意也，易也，理也""药者，厚也，毒也，瀹也"的衍生深化，旷日久远的临床积淀，又能自觉体道才有成就苍生大医的愿望。

"原象太极道通为一"所显示的是把握宇宙万事万物本真本然上，不仅启迪了从叔本华、尼采一直到胡塞尔、海德格尔等一批西方思想家，而且还启迪了不少前沿的自然科学家，也或产生了共鸣。重视意象、景象、折射的镜象，以现象学的认知，建立技术人文双轨思维、双轨干预的模式，如丹麦物理学家玻尔、德国物理学家海森堡、美国物理学家卡普拉等，他们无论是从哲学角度考察宇宙，还是从自然科学角度观察宇宙，本真本然的宇宙都不是现成的而是非实体性的。因此，观察宇宙不仅要用概念思维而且要超越概念思维并借助象思维，原象即"无"，即"一"，即阴阳不测谓之神，神主五运木、火、土、金、水，六气寒、热、暑、湿、燥、风，禀气流转变化整体观，"道"为生发万事万物之源，则一以贯之。所谓太极、无极、朴而纯素均是原发创生性的不同表述。面对世界文明的多元化，中华传统文明的继承，善言天者必验于人，善言古者必验于今，善言人者必验于己。探索医源之道，应是从医者"任我"之作为，误漏之处冀望同道赐教。

（收稿日期：2019-08-15）

《中医杂志》2020年1月第61卷第1期

参 考 文 献

[1] 王冰. 黄帝内经素问[M]. 北京：人民卫生出版社，1963：370.
[2] 王维嘉. 暗知识：机器认知如何颠覆商业和社会[M]. 北京：中信出版社，2019：20-32.

第十四节 读《素问·气交变大论》领悟 学科始源是创新的动力

《素问·气交变大论》的主题是五运太过不及、德化政令变异与疾病灾祸发生的关联。所谓常名缘布化于太虚，人身参应，身心、舌脉、脏腑、经络之象可以诊察论病，以老庄之学名可名、非常名，此常名当以感性、理性、悟性观象论病，尤以本真生命太虚原象体悟病之形诊机制。本论开篇即言明道："《上经》曰：夫道者，上知天文，下知地理，中知人事，可以长久，此之谓也。"人与天地共生而万物与我合一，健康、疾病与天道自然一体的整体观和自然社会的影响密切相关。

一、岁运太过不及所致证候病机

天有五运列五行。人体生理病理与天时地利人和相关，顺自然者为常则健康，岁运太过不及逆自然而复则病，阴阳往复顺为明道，逆为失道。爰以木运为例，引述此文。岁木太过，脾土受邪，风气流行，木克土而土气卑屈，病见飧泄食减，体重烦冤，肠鸣腹胀满，上应岁星，甚则忽忽善怒，眩冒巅疾，化气不政，生气独治，云物飞动，草木不宁，甚而摇落，反胁痛而吐甚，冲阳绝者死不治。若岁木不及，金克木反乘而至，燥气大行，生气失应，草木晚荣，肃杀而甚，则刚木辟著，柔萎苍干，民病中清（胆为中清之府即胆病），胠胁痛，少腹痛，肠鸣溏泻，凉雨时至，上应太白星，其谷仓。上临阳明（中宫土位），生气失政，草木再荣，化气乃急，上应太白、镇星，其主苍早。综合引述五运之变、四时之应，阐释了天地阴阳留守、大小、离附远近，福祸过失均以象之察而见，明示生理病机并与神识相关，《黄帝内经》云"高而远则小，下而近则大。故大则喜怒迩，小则祸福远"；并曰"时至有盛衰，凌犯有逆顺，留守有多少，形见有善恶，宿属有胜负（天上星宿之象），征应有吉凶"[1]。此为象之常也，象见高下，其象一也。"一"即混沌，即自然。顺应自然者灾变不相加，胜复盛衰不相多，往来大小不相过，出入升降以为常态，神机气运以维护生命。中医学优势在临床，辨证论治的核心是证候，明确五运太过不及生克制侮的总体病机，细察舌身诸象，以脏腑经络之象作为证候主体依据，明道医病则万举万当。

论天时以木不及与金不及为例。生态环境变异对人体健康的影响：木不及时，春有鸣条律畅之化，则秋有雾露清凉之政；春有惨凄残贼之胜，则夏有炎暑燔烁之复；前者于秋为金克木，后者为火气胜之夏是木生火，皆由木气不及之时发生故其眚东，其藏肝，其病内舍胠胁，外在关节。若天时以金不及时，夏有光显郁蒸之令，则冬有严凝整肃之应；夏有炎烁燔燎之变，则秋有冰雹霜雪之复；前者于夏为火克金，后者为水气胜之复金生水，皆由金气不及之时发生故其眚西，其藏肺，其病内舍膺胁肩背，外在皮毛。《黄帝内经》云

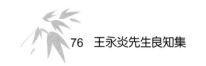

"夫五运之政，犹权衡也，高者抑之，下者举之，化者应之，变者复之，此生长化收藏之理，气之常也，失常则天地四塞矣"[1]。天地阴阳动静往复，五气之变而四时应之，以神明为纲纪而寒暑彰其兆。

二、认知《素问·气交变大论》，通达宣明之道

承天而行为顺，道法自然秉象而思，自无不应，必无妄动为常。若卒然而动者，气之交变，应常不应卒；慎思明辨而宣明大道，究于无极者，命曰《素问·气交变大论》。以木运为例，天三生木地八成之，东方甲乙木主肝胆，东方为离（☲），离中虚，上下为阳，中间为阴，是阳多阴少，阳中寓阴，火中有水，少阴之数少阳之位，木曰曲直主疏泄，肝藏血，胆为中清之府。五官为目，五体为筋，五季为春，五气为风而气所胜以燥胜风，五志为怒而志所胜悲胜怒，五色为青五化主生，五味为酸而味所胜辛胜酸，五时《黄帝内经》为平旦，其德为和，其令宣发，其政舒启，其变摧拉，其眚日损，岁运太过不及为病，治当损有余而补不足，燮理阴阳求得阴平阳秘。气之动变，固不常在，而德化政令灾变不同其候，是以察其动也，有德有化，有政有令，有变有灾而物由之，而人应之。论物祛敦阜填卑监，论世事礼归于仁，礼之用和为贵，均在调制承平的哲理之中。《黄帝内经》曰"德化者气之祥，政令者气之章，变易者复之纪，灾眚者伤之始，气相胜者和，不相胜者病，重感于邪则甚也"[1]。宣明大道是太极而至极，至极而无极，道通为"一"，无朴纯素，无己无功，不杂不污而同天地之化，所以善言天者必应于人，善言古者必验于今，善言气者必彰于物，善言化、言变者，通神明之理。认知理解《素问·气交变大论》重大命题，继承贤哲深邃思想，敞开仁德胸怀，善于吸纳古今中外的文明，于浩瀚宇宙苍穹的时空，步入数字化新纪元，以原发创生性本真之我，创新中医药学科内涵。

三、继往圣开来学，创新为第一要务

回首张仲景《伤寒论》序言所述"阴阳大论"即是《素问》运气七篇，缘于积考《太始天元册》五运六气学说重视易象太虚、明道天纲，阐明天地人神整体动态流转之气是生命的本源。追溯医史，自图腾上古砭石护理，进而《胎胪药录》《伊尹汤液经》疗伤治病，农耕文明初期，中原黄河流域观测绘制的河图洛书与负阴抱阳的太极图，以符号系统表述科学医学理论在先，文字撰述医籍文献在后。而《太始天元册》早于战国时期的《灵枢》《素问》，高保衡、林亿《重广补注黄帝内经素问》序中记载"负阴而抱阳""伊尹调五味以致君，箕子陈五行以佐世，其致一也"。王冰在所撰序中指出"天地之象分，阴阳之候列……诚可谓至道之宗，奉生之始矣"。符号系统"一"即混沌，无朴纯素，大象无形而太虚原象，五运终天布化真灵，是以"象"与"象思维"为主体，以五行学说为关联，"太和"为气之总名，一气化生而为精，气聚形立而生神。重视学科始源即《大医精诚》中的"博极医源"之源头，也是中医学深邃的哲理，它决定着学科理念与研究方向，是学科框架更新的潜在动力。

20世纪全世界对传染病和感染性疾病的防控与治疗曾取得重大成就。我国政府对于传染病防控十分重视。举例1974年夏季内蒙古锡林郭勒盟暴发一种人马牛羊均受传染的以高

热、头痛、抽搐为主症的疫病，其时病因不明。届时国务院下令卫生部紧急组织多学科的防疫救护医疗队。防疫队中有中西医专家、兽医专家、昆虫学家、病理学家一行 45 人，北京协和医院传染病学专家王诗恒教授作队长，我是队伍中最年轻的中医师，缘于 20 世纪 60 年代做助教时在北京地坛传染病医院带领学生实习，参与了猩红热、白喉、麻疹并发肺炎、乙型脑炎、脑膜炎的防治，有防控急性传染病的历练。飞抵疫区后，队长明确要求对疫原体传播途径展开调研；对我的要求一是救治患者，另则是在病原体与传播途径未明确前，以中草药制剂作为疫点人群的预防。任务明确后，分析病历发现多数属于气营两燔，治用清营汤，每日 4 次服用，每次 200mL。若见毒热蒙蔽心神而昏迷者，化服安宫牛黄丸 2 丸，隔 2h 再服 1 丸，再隔 4h 再服 1 丸，嗣后日服 2 次，每次 1 丸。蒙医对传染病的预防治疗善用散剂，选用防风通圣散，此方寓有解表散邪、通里攻下、解毒活血、益气养血等功效，共有 17 味药制成散剂，每次服 6g，日 2 次。进入疫区 1 周后，查明既往乙脑流行止于河北张家口坝上，内蒙古人群从未有流行或者散发该病，故免疫力差，当年暑夏炎酷燔烁又多雨，草原水泡子孑孓孳生蚊虫是传染媒介，乙脑病毒肆虐导致流行且人禽均有发病。对此次内蒙古乙脑流行采用喷药灭蚊、隔离疫点，中医蒙医发挥了重要作用，至 9 月上旬疫情完全控制。当人群感染瘟疫之气，急予疏调出入升降气机运化，是预防给药之重点，能发挥扶正提高免疫力的作用。亦是百姓所称"有病无病，防风通圣"预防疾病的价值。对比此前，我参加过的防疫救灾医疗队，这次有幸得到王诗恒教授的指导是深刻的教育，也是启迪创新的门径。2009 年全球流行甲型 H1N1 流感，在国家党政机关工委和北京市政府的指导下，中医专家迅速组建专家工作组，经调研乃流感病毒 H1N1 RNA 基因变异呈暴发流行肆虐，以青少年患病为主，专家组认真调查症状表现，患者高热不恶寒，头痛、咽喉痛、频繁咳嗽，并细察舌脉，分析病机当属毒热袭肺的风温肺热病，非其时疫病晚发，以肺体清虚状如橐龠，肺主气司呼吸，肺为华盖，心肺同居于胸膈之上，若呼吸急促心悸短气，按玄府气液理论，瘀毒烁伤而呈现胸腔积液，肺叶干涸枯萎则属太阴毒热之瘟疫，迫及生命之危象。因此初期卫气同病必当速予银翘散合麻杏石甘汤合方拟出金花清感方煎汤，专家组迅速奔走于中药店铺与医院中药房制作袋装汤剂，发放中小学校、机关及企业事业单位，有效地遏制住甲型 H1N1 流感在北京的蔓延。同年 5 月下旬由北京朝阳医院以金花清感标准汤剂做循证医学临床试验，其疗效观察报告发表在美国《内科学年鉴》杂志上，WHO 总干事对中医金花清感标准汤剂防治甲型 H1N1 流感的疗效给予认可，并推荐各国有条件的参照应用[2]。这是一项国之用、民之需，具有共识疗效并有一定国际影响力的科技成果。医学是人学，仁心仁术源于仁德的创新能力，独立思考的创造性源自文化的自觉，顺自然合规律性，求真储善、造福民生以创新为第一要务而嘉惠医林。

（收稿日期：2019-10-26）

《北京中医药大学学报》2020 年 1 月第 43 卷第 1 期

参 考 文 献

[1] 田代华. 黄帝内经[M]. 北京：人民卫生出版社，2005：139-145.

[2] WANG C，CAO B，LIU QQ，et al. Oseltamivir compared with the Chinese traditional therapy maxingshigan-yinqiaosan in the treatment of H1N1 influenza：a randomized trial[J]. Ann Intern Med，2011，16：155（4）：217-225.

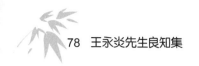

第十五节　易理医理相通　气运学说之渊薮

——读《素问·六元正纪大论》的感悟

中医药学寓有深邃的哲理，是打开中华民族优秀传统文明的一把钥匙。其学科具有科学与人文双重属性，象数易气神为主体本体，气阴阳五行学说为关系本体。罹 5000 年始于《连山易》《归藏易》至《周易》《易经》《易传》，形成古贤哲的宇宙观、生命观与方法论的易学体系。"我主人随"的中国哲学间性论经历晚周战国与南北朝两次百家争鸣之后，宋明理学各学派的创新研究成就进一步推动了华夏文明的互鉴互动，汉、满、蒙、回、藏多民族和谐共荣体现了仁德和合无朴纯素重教化的丰功伟绩。中医中药在国学、国策的指引下为民族繁衍发挥了重大作用，是全球唯一全面系统传承从未断裂的医药学，其本草学、方剂学、四诊法、针灸四项发明奉献于人类社会。

一、诠释通天之纪，从地之理，象数易一体

复读《素问·六元正纪大论》明示"六化六变，胜复淫治""夫五运之化，或从五气……和其运，调其化，使上下合德，无相夺伦，天地升降，不失其宜，五运宣行，勿乖其政，调之正味，从逆奈何？"。直面人生健康、疾病、苍生司命的重大问题，古贤哲认知此天地之纲纪、变化之渊源的至理。中国大成智慧象数易整体观，"观"是范畴，体现天地阴阳时空的以言明象、援物取象，象以筑境、境以扬神，动态易变为常，精气神和合维护人生格局良好状态[1]。以天而论天有六气，六气对应人之六经具有时空相应，依阳气盛衰强弱分为太阳、阳明、少阳、太阴、少阴、厥阴，相合一年二十四节气：从前一年大寒至春分，厥阴风木之气；从春分至小满，少阴君火之气；从小满至大暑，少阳相火之气；从大暑至秋分，太阴湿土之气；从秋分至小雪，阳明燥金之气；从小雪至大寒，太阳寒水之气。天之六气与人身六经对应：手阳明大肠经与足阳明胃经对应，手太阳小肠经与足太阳膀胱经对应，手少阳三焦经与足少阳胆经对应。前者阳经走体表、经络、六腑，后者阴经走里、经络、五脏，手之三阴经与足之三阴经表里、经络与脏腑同理天人六气相通。笔者联系天籁之五音"宫、商、角、徵、羽"又分"太""少"两类，从历史范畴看待科技文明的进化时空内涵扩增更新，天之六气包含风燥缺氧而高原习服，反之山峦叠翠自然氧舱而宜居养生。高碳排放污染天空浊滞，复加高温酷热冰川融化海水，冰火双重激荡致使飓风频发水患为灾，六气剧变而天地阴阳升降失宜，上下无相夺伦，时令不正，疫疠妄行，新冠肺炎流行连续两年至今阴霾未散。华夏民族的天籁五音当是大音无声、大象无形的太虚原象的创生性思维。盛唐时用"合、四、乙、天、工"五项表达世事，首推"合"，和合德政生生不息；"四"乃上下左右四方涵化寥廓幽玄之宇宙；"乙"即干支纪年又四季二十四节气表述时空；"天"蕴清浊，吸纳清洁阳气，宗气转枢维护生命健康；"工"即制作工具，象数落实到"器"，器之先进减轻劳动负荷，转为丰富情感求真立大美。概述前贤认知天地纲纪、变化渊薮，原创思维的认知理解渐次从生产力进步到情感心灵境界的擢升。

天地纲纪以地论之，"夫五运之化，或从五气"，欲通天之纪，从地之理。五运宣行与

五脏相关联。东方甲乙木居左，肝主疏泄，藏血，木生火而金克木；南方丙丁火居上，心主神明通血脉，藏君火，火生土而水克火；西方庚辛金居右，肺司呼吸，储宗气，金生水而火克金；北方壬癸水居下主肾命，藏精又寓相火，水生木而水克火；中央戊己土居中，脾主运化，升降之枢纽，水火互济之中介，土生金而木克土；另神、魂、魄、意、志也分列于五脏（实为五"藏"而不泻）。惟苍生司命维护健康防治疾病，需明五运主从生克、顺逆胜复变化之理，气同谓之从，气异谓之逆，相生为相得，克制为不相得，把握气运顺逆易变法则，六化六变胜复调平，不违忤天地之气，以致清静守常、阴阳平秘、生存良好的状态。五运六气之学以干支纪年，六十年为花甲周期记述气象、物候、天文、地理、历律与病候疫病等经历过程，系宽尺度粗线条，总以先立其年以明其气，金木水火土运行之数，寒暑燥湿风火临御之化，民病证候变化生死攸关之表述。当今已编撰中国历代疫病流行年表成册，考察疫情可提供参考。以史为鉴，依托技术哲学思维当是经验重建所必需。

二、"丑未之纪"例举新冠感染核心病机

以2021年辛丑纪年为例证，研讨新冠感染的病机指导防控。辛丑之政太阴湿土司天，太阳寒水在泉，中见少羽水运，岁水不及，气化运行后天脾土居中，万物生长化成。但下加在泉的太阳寒水属"同岁会"，运化较平。岁会指天气日行时刻之纪，巳酉丑岁气会周，终而复始。经文曰"言天者求之本，言地者求之位，言人者求之气交""上下之位，气交之中，人之居也"。岁会尚存天气于人身相关的体位。若论"天地之动静，神明为之纪，阴阳之升降，寒暑彰其兆"，五运各主岁尔。《素问·五运行大论》曰"天地阴阳者，不以数推以象之谓也"；又曰"夫候之所始，道之所生，不可不通也"。奉此观象议证辨病，治法方药，预防调摄均和于象术之理，明晰含气运病机以承制调平为期许。

回首前一轮次辛丑岁即1961年，我读大学时寒假返校，恰逢太阴湿土纪年，二之气春分小满之间乙型病毒性肝炎流行，届时学校将患病学生食宿隔离，我所在1956级120名学生31名染病乙型病毒性肝炎，病候以胸胁痞闷胀痛、食欲不振、体倦乏力为主，舌诊见白腻或淡黄腻，脉弦滑者多。据经文记有"其病温疠大行，远近咸若"。回首东亚诸国，尤以日本流行，被称为国民病，后常态化10余年。当今新冠感染全球流行约两年阴霾未散，欧洲数国多次反复，又发现几种变异毒株，美国全年多方位流行，死亡者已超过70万。中华大地政令德化，全民众志成城以切断传播途径为重要措施，2020年于小满至大暑三之气时北京新发地市场聚集性疫情，市政府、小区高度重视，市民紧密配合创北京经验，后推广多地区取得了物质、精神、体制机制优势平衡的丰富抗疫常态化的成就。2021年于四之气与五之气从大暑至小雪，运化较平稳，全年阴专其政，阳气退避，疫情多点散发，坚守常态化措施有效。面对终之气从小雪至大寒，"寒大举，湿大化，霜乃积，阴乃凝，水坚冰，阳光不治……寒湿推于气交而为疾也"。如遇极寒气候出现，必当严加防控新冠感染的病毒变异毒株侵扰传播流行。论其治当同寒者以热化，用热远热，勿折其郁气，以通气机开阖转枢为要领，食宜同法。

气运学说有常易变，应关注年与年岁气交接的状况，强调"时有常位，而气无必也"。读《素问·刺法论》，有升降失常"不迁正""不退位"及伏邪"三年化疫"之说。就丑未岁而论，若少阳"升天不前"，此运气失常以年初气温的骤升骤降为主要特点。"又或

遇太阴未迁正者,即少阳未升天也,水运以至者。升天不前,即寒雾反布,凛冽如冬,水复涸,冰再结,暄暖乍作,冷复布之,寒暄不时"。从辛丑当年看,自1月上旬气温回暖,近2个月没有出现严重的骤升骤降的状况,已基本排除了"少阳升天不前"的局面。再者太阳寒水在泉,是否见厥阴"降而不下"?"是故丑未之岁,厥阴降地,主室地晶,胜而不前。又或遇少阴未退位,即厥阴未降下,金运以至中……木欲降下,金承之,降而不下"。其原因是被燥金阻滞,表现为气象偏燥,物候来迟。近数年来,高温酷热人身"伏燥",燥重为寒,化气为湿,复气为火,气运病机复杂化,医者细察必当谨守病机及时防治。

三、通达易理,强化中医基础理论研究

中医药学具有科学人文双重属性,非纯粹科学,更不完全属于数理实验科学范围。医者,易也,理也,瀹也。易学之理和合仁德,整体观念阴阳、动静、刚柔、坚脆、邪正、白黑、顺逆、胜负既对立又关联,亦此亦彼,同步消长的辩证统一的系统符号是中国人的大成智慧。道与术和,其原创象思维,象数易气神指导临床辨证论治具有原创优势,共识疗效的经验需要纳入技术哲学经验转化重建,重始源重塑宋明理学各学派哲理精粹,文明互鉴融入当代科技文明的高概念、大数据、大卫生的理念技术,强化中医基础研究。应重视中医学思想史的学术深化研究,纯思必素系统反思而向思能旨,"旨"在提高悟性是守正创新的源头,目标是更新理念推动学科向多元化、多维度、多模式的理论构建的创新。中医中药作为非线性、复杂系统的研究对象,融入中国人文哲学丰厚的底蕴是学科的长处,复读中医学思想史的沿革具有鲜明的现实意义。易是最古老的概念,《易经》是中国最早的哲学文本[2],研讨最基本的天人之间或间性问题。从《易经》可以判断,一切世事是不断变化的,这是古贤哲对现实的基本预设。除了变化不易,一切皆易,才是现实世界的本源和认知的先验基础。易者,生生不已之谓,表现了万物生死相继的永恒过程。显然易理与人的健康疾病、苍生司命相关,易理与医理相通是医为人学天人合德、大德曰生的生生不息的根基。这是人类最早研究间性现象,并从中得到智慧付诸实践的间性论的重要文献。其易学概念话语系统太极、阴阳、象数、时位、生克、通塞等,以及观天取象、以言明象独特的方法形成中国思维模式和路径。《易经》的基本范畴是阴阳和太极。"易以道阴阳","一阴一阳之谓道",道是哲理而非物器,道是对立又关联的相生相克相反相成的间性整体,对立统一的关系本体导致易变,易变周而复始,万物生生不已,时位节序的环境条件,化生先于实体。阴阳对立关联又无分的混沌元成谓为太极,易变过程有生于无,总之间性决定实体。这就提醒人们不要执着于"有"(事物实例),而忘记了天地生灵万物之间虚无开放的间性。对于"无"的负逻辑的研究是中国哲学与西方实体本体的不通约的内涵,正是老庄无朴纯素与孔孟仁德中和中国哲学正负逻辑和合一具备大虚原象创生性的思维。

东学西学早期有农耕文明与工业文明之分野,不同质、不通约,但对人类生存进化均有奉献。至21世纪文明互鉴互补互动已成为历史演进的大趋势。文化通识的中国哲学曾经历了两次百家争鸣,自身也存在融合进化的问题。晚周战国时儒道墨法等百家之学对医药学的萌发进步以内难经典阐释理法为主导;以医圣张仲景伤寒金匮创辨证论治为代表,渐次形成中医药学科体系，此为民生保健民族繁荣筑成后世传承之根基。第二次百家争鸣于南北朝战乱时代，知识界为谋求思想出路之门径，各有发挥自创新说，其中明医辈出，医经医说及方书本草研究多有传承创新作品，后至宋代中医药学科体系日臻完善，其理论基础仍在宋明理学的国学影响下发展。北宋周敦颐先生著有《太极图说》[3]："无极而太极，太极动而生阳，动极而静，静生阴，静极复动，一动一静，互为其根，分阴分阳，两仪立焉。"又："阳变阴合，而生水火木金土，五行顺布，四时行焉，五行一阴阳也，阴阳一太极也，太极本无极也。五行之生也，各一其性。"简约百余文字阐释太极阴阳五行理学之纲要、世事之本源。论人生修养，倡导中正仁义而主静，主静即无欲，无欲则静虚动直，静虚则明，明则通，动直则公，公则博，明通公博唤醒生命的力量。顺自然而生、求真至善是人类美育的追求。同时代的邵雍先生以《易经》诠释象数之两仪四象八卦、宇宙发生演化及世事易变的规律，著有《皇极经世书》，"太极一也，不动，生二，二则神也，神生数，数生象，象生器"，对形立神生、幽玄常变的发挥有重要影响。张载著《正蒙》论宇宙发生重"气"说，气禀清浊、气化升降，气是原始的混沌的质料。一切个体事物的形成，气有具体的意义。太极所谓"道"就是气，中和之气，中涵浮沉升降、动静相感之性，是生细蕴、相荡、胜复、屈伸之始，太和为气之总名，气聚则离明得施而有形，气散则太虚原象而无形，太虚即太和不能无气，万物不能不散为太虚。古贤哲由于觉解宇宙之性，因而懂得"生无所得，死无所丧"。张载著《西铭》提出万物一体，物我合一。"学者须先识仁。仁者，浑然与物同体，义、礼、智、信皆仁也。识得此理，以诚敬存之而已"。后至程朱理学、陆王心学，对国学哲理均有创新学说，指引农工生产、文化教育、国医国药的发展，充实中华民族的传统文明。金元四大家刘完素、张从政、李东垣、朱丹溪于发挥临床医学优势的同时，汇总提炼、重建经验而更新创造主火论、脾胃论、格致余论等学说。细读刘完素所著《素问玄机原病式》，诠释气运病机，对"非典"的胸腔血水与新冠感染的黏液布于胸腔的玄府气液理论必有深刻的理解。"格物致知"系探究理学的手段，朱丹溪著《格致余论》为其弟子承其学，反映了其书的要旨在于考证推论、探究医理。

回首近 300 年的历史变迁，列强侵华，丧权辱国导致中华传统文明日趋式微，西学东渐唯科学主义进入，出现了摆脱传统、追逐西化、淡化国学的状况。中医学人需要系统反思隐忍唯科学主义带来的伤痛，更重要的是恪守中医药学的原创思维与华夏文明的国学原理，力主复兴重振国学国故，重塑被悬置的原象思维。时代的苦难会带来学术原创发展的良好契机，中医学人历来具有兼容并蓄的学风。晚清王清任习武业医，著《医林改错》，研求解剖形态欲补短板；张锡纯著《医学衷中参西录》，联合中西用药，讲求实效而力求我主人随。唐容川抵制否定中医、废弃旧医、教育系统漏列中医案，第一个提出"中西汇通"观点，并著《中西医汇通医经精义》倡导以我之长益彼之短，中医精于阴阳气化，而西医详于形态结构，应折中求是。其间恽铁樵、丁甘仁孟河学派著名医家于沪上行医。恽铁樵著有《群经见智录》，"揆度奇恒，道在于一"，传承了中华传统文明，"道在于一"使吾身脏腑之气与天地运行之气合而为一，即顺四时阴阳变化之序，拓展了中医阴阳五行、天人相应的整体思维特征。恽铁樵先生堪称国学的捍卫者，惟于国学指引科玄斗争中坚守中国哲学原理、我主人随发展中医药的先驱。自 1930 年起，罹百余年中医药存废五次论争，吾辈师长含辛茹苦，历经艰苦卓绝的斗争，以临床原发优势共识疗效取信民众，兴办学校、学派讲学，家传师授培育后继人才，为谋生存求发展呕心沥血，厥功至伟。至今中国思想界科学与玄学的论战仍在继续。以历史范畴看待"玄学大帜"，当今已呈现幽玄向显明转化的新时期，通过航天深海观测，暗知识、黑洞观察数据的搜集分析和非线性数据的拓展研发，均体现着"玄之又玄，众妙之门"的正负逻辑的思考与践行，将带来中国哲学的原创，引发各学科多元化的学术研究。中医药学在"中西医并重"国策的指导下，终于摘掉了非主流医学的帽子，复原提升的话语权来之不易，中医药学界备受鼓舞，共筑人类卫生健康的共同体。

（收稿日期：2021-11-09）

《北京中医药大学学报》2021 年 11 月第 44 卷第 11 期

参 考 文 献

[1] 王冰. 黄帝内经素问[M]. 北京：人民卫生出版社，1963：397-457.

[2] 方松华. 求道：在古今中西之间[M]. 北京：商务印书馆，2019：18-20.

[3] 冯友兰. 中国哲学简史[M]. 北京：北京大学出版社，1996：229-238.

第十六节　读《素问·五常政大论》诠释人生格局的自然化

　　"天人合德"是儒家提倡的仁德尚和、合顺自然的理念，是构建人生格局的至高境界[1]。中华格致学，格物、正事，心致良知，追求生生不息、和而不同的终极理想，既"澄明"又"祛蔽"。克服委屈自卑的不及与得意忘形的太过，法天地阴阳，动静有序，以平气为大道。这正是《素问·五常政大论》的主题思想。其论五运、地理、六气六化类相制胜，议病辨证治疗之理。天地人神贯通一体，观象运数，立象尽意，象以筑境、境以扬神。近世回归原象思维，宇宙苍穹，生灵万物与我"并"生；天纲明道，顺应自然，法象天地时空；物我合一，无朴纯素，万物生长化收藏，人类则生长壮老已。人内在自然化重在悟性养成。人处在物质、精神、人群三维动态流转的自然与社会复杂系统中，以静虚动直、阴平阳秘、承制调平为常态。面对现实社会呈现的阳有余而阴不足，过动殇而静缺乏，神机损伤在前而多种心身慢病继后。《素问》多论及"守静笃"而"护正气"，如"恬淡虚无，真气从之，精神内守，病安从来""正气存内，邪不可干"，护正气重在守静。宋代程颐晚年提出以"敬"代"静"的观点，认为"涵养须用敬，进学则在致知"[2]。以"敬"代"静"，人心净化，一切向善、求真而立美。知行合一，让内心光明打破生命桎梏，确立人生格局，获得人生行为智慧。"静虚动直，静虚则明，明则通，动直则公，公则溥，明通公溥"是内在自然化的实现，重塑人生气象，增强心神定力，欲立人而立，达仁而成就义利事功。

一、五运六气天地阴阳属性与类相纲纪

　　《素问·五常政大论》开篇即曰："太虚寥廓，五运回薄，衰盛不同，损益相从。"平气

何如？不及奈何？太过何谓？经以天地之道、万物纲纪予以诠释五运不及平气太过之纲纪（表 3-1）。

表 3-1 五运不及平气太过之纲纪

五运	不及	平气	太过
木	委和之纪（委屈少用）	敷和之纪（万物生荣）	发生之纪（宣发以荣）
火	伏明之纪（屈伏不申）	升明之纪（其性炎上）	赫曦之纪（显赫盛明）
土	卑监之纪（万物生化，卑少犹监）	备化之纪（资生群品）	敦阜之纪（厚高土余）
金	从革之纪（从顺革易，张物力弱）	审平之纪（气清平肃）	坚成之纪（气爽风劲，成之庶物）
水	涸流之纪（水少干涸）	静顺之纪（清洁顺物）	流衍之纪（衍行溢出）

据《灵枢·阴阳二十五人》记述以木形、火形、土形、金形、水形之次分各五，形神、气质、阴阳、胜复各守其类，合为二十五种人格特征，虽有差异，然均以平气、中和为健康之要领，病候治疗主以承制调平。经云："气有余于上者，导而下之；气不足于上者，推而休之；其稽留不至者，因而迎之。必明于经隧，乃能持之。寒与热争者，导而行之；其宛陈血不结者，则而予之。必先明知二十五人，则血气之所在，左右上下，刺约毕也。"本篇以木运、金运敷和与审平；万物生荣，木纪与气清平，金纪和合以平，勿令克伐；火运、水运升明与静顺；其性炎上，火纪与清洁顺物，水纪互融平抑为顺。土运备化之纪，资生群品，主中央而辅木金水火，中和为天休德。五运人伦、自然生态、社会人群类相关联。五运法象天地阴阳，以平顺中和为常态。晚周先秦的自然生态顺自然求平气，人群社会重仁德、尚和合、施政令德化，遵人伦教化的属性，令天人合德的宇宙观、人生观处于世事（表 3-2）。万物合一，类相关联，切合当今高概念时代科学人文、生产生活广泛关联性的理念。从历史范畴看待科技文明的始源，天地人三才贯通，精气神一体，负阴抱阳，冲气以为和的真元之气，气聚成形，形立神生，又一气化生为精。气有聚散，气不能不聚，亦不能不散，气散而为太虚，太虚寥廓，宇宙苍穹，回归本真之我的原发创生性，以明天道纲纪，指引人生格局的真谛。

二、诠释阴阳之气高下太少之理，治求平气

河图洛书（图 3-3）以定方位：乾南坤北，离东坎西，方图确认空间，代表地道规律，指宇宙中具体的个体，适用于中华大地的空间。起源于黄河流域的河图洛书，是先民精心观测天文地理、物候、气候、民风、人伦，观象运数绘制的最始源、最古朴的图谱，反映阴阳、高下、左右、中央的空间定位。其图面南背北，北方壬癸水为黄河流行到宁夏平坦的河段，居于北高，取象运数则天一生水，地六成之。如黄河之水天上来，上善若水，水资化源而河套最富饶，成之数六，地有田亩、城垣、林木、草原、山脉、湖泽；南方丙丁火居于南下，取象运数地二生火，天七成之；西方庚辛金，西方居右，取象运数地四生金，天九成之；东方甲乙木，东方居左，取象运数天三生木，地八成之；中央戊己土，居高下左右之中，备化厚土以辅四旁。观察中原地形西高北高，东下南下。今百川满凑，东之沧海，则东南西北高下可知，一为地形高下寒热不同，阴阳之气多少有异。东南方阳也，阳

表 3-2　五运人伦自然社会类相关联

纲纪	人伦属性				自然生态															人类社会					
	属性	功用	候	病	季节	主令	其脏	官窍	生化	谷	果	色	味	音	类	养	物	畜	虫	政令	德化	气禀	易化	畏	成数
木纪敷和	随	曲直	温和	里急支满	春	风	肝	目	生荣	麻	李	苍	酸	角	木	筋	中坚	犬	毛	发散	周行	端丽	宣平	清	八，地八成之
火纪升明	速	燔灼	炎暑	瘛	夏	热	心	舌	蕃茂	麦	杏	赤	苦	徵	火	血	脉	马	羽	明曜	正阳	高	均衡	寒	七，天七成之
备化土纪	顺	高下	溽蒸	痞满	长夏	湿	脾	口	丰满	稞	枣	黄	甘	宫	土	肉	肤	牛	倮	安静体厚	德流四政	中和天休	齐修	风	五，天五成之
审平之纪	刚	散落	清切	咳喘	秋	燥	肺	鼻	坚敛	谷稻	桃	白	辛	商	金	皮毛	外坚	鸡	介	劲肃	不争无犯	莹明清洁	宣明洁白	热	九，天九成之
静顺之纪	下	沃衍	凝肃凝雨	厥逆	冬	寒	肾	二阴	凝坚	豆	栗	黑	咸	羽	水	骨髓	濡	彘	鳞	流演	藏治善下	清净明	咸整德全	湿	六，地六成之

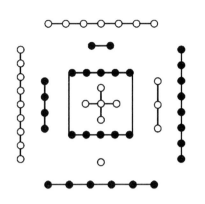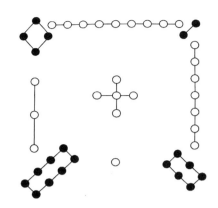

图 3-3 河图洛书

者其精降于下，西北方阴也，阴者其精奉于上。东方宜升，西方肃降，高下水火互济，气有温良，高者气寒，下者气热；东以左升西以右降，升降出入以通明则气立神机为常态。经云："气寒气凉，治以寒凉，行水渍之。气温气热，治以温热，强其内守。必同其气，可使平也，假者反之。"西方、北方人皮肤腠理密，人皆食热，故宜散宜寒。东方、南方人皮肤疏，腠理开，人皆食冷，宜收宜温。散，谓温浴，使中外条达；收，谓温中，不解表也。寒方以寒，热方以热，温方以温，凉方以凉，遣药制方是为正法，也是同气也。平，调平也。若西方、北方有冷病，假热方、温方以除之；东方、南方有热疾，需凉方、寒方以疗，反上正法以取之。《素问·五常政大论》曰"根于中者，命曰神机，神去则机息，根于外者，命曰气立，气止则化绝""气始而生化，气散而有形，气布而蕃育，气终而象变，其致一也"。非出入则无以生长壮老已，非升降则无以生长化收藏，乃"物我合一"自然之理。

太阳、少阳、阳明、太阴、少阴、厥阴司天在泉，天气制之而气有所从；地气制之，非天不生，地不长也。六气阴阳高下病症司天类相与治疗药食性味在泉。经曰："治病者，必明天道地理，阴阳更胜，气之先后，人之寿夭，生化之期，乃可以知人之形气矣。"天气制之，气有所从，为六气司天；岁立有所生，地制形，地气制己胜，五味所资，治用药食，为六气在泉。观象议病，把握阴阳盛衰之病机，提取证候要素，降维升阶。病位以高下，病因有外感内伤，病性概括为虚实。三维病候总以阴阳、寒热、盛衰而调之。上取下取，内取外取，病在中旁取；能毒者以厚药，不胜毒药者以薄药；"治热以寒，温而行之；治寒以热，凉而行之；消之削之，补之泻之，久新同法"。必先岁气，无伐天和，生而勿杀，长而勿罚，化而勿制，收而勿害，藏而勿抑，生长化收藏的内在自然化是谓平气（表 3-3）。

三、"常政"是人生格局自然化的方向

《说文解字》曰"政者，正也"[3]，即正中和合。"常政"与人生格局内在自然化密切相关。当今复习《素问·五常政大论》是守正传承中华格致学的内涵，有益于优化医学人文环境，提高医务工作者心灵智慧服务民生。联系 2019 年武汉暴发新冠感染，还有 2020 年 6 月中旬北京新发地疫情突发创造的"北京经验"，鲜明地体现了中国特色社会主义新时代的社会制度、物质、精神综合平衡的优势；在党和国家政令德化的指引下，全民全局阻

表 3-3　六气阴阳高下病症司天与治疗药食性味在泉

六气	司天病症相类								在泉	在泉药食性味				
少阴司天	火气下临	肺气上从	白起金用	草木眚	火见燔焫，革金且耗，大暑以行	咳嚏鼽衄鼻窒疡，疮疡寒热胕肿	风行于地，尘沙飞扬	心痛胃脘痛，膈不通，其主暴速	少阳在泉	寒毒不生	其味辛	其治苦酸	其谷	苍丹
阳明司天	燥气下临	肝气上从	苍起木用	土乃眚	凄沧数至，木伐草萎	胁痛目赤，掉振鼓栗，筋痿不能久立	暴热至，土乃暑	小便变，寒热如疟，甚则心痛	阳阴在泉	湿毒不生	其味酸其气湿	其治辛苦甘	其谷	丹素
太阳司天	寒气下临	心气上从	火用丹起	金乃眚	寒清时举，胜则水冰	心热烦，嗌干善渴，鼽嚏，喜悲数欠	热气妄行，寒乃复，霜不时降	筋脉不利，甚则胕肿，身后痈	太阳在泉	热毒不生	其味苦	其治淡咸	其谷	黅秬
厥阴司天	风气下临	脾气上从	黄起土用	水乃眚	风行太虚，云物摇动	体重肌肉萎，食减口爽	火纵其暴，地乃暑	大热消烁，赤沃下	厥阴在泉	清毒不生	其味甘	其治酸苦	其谷	苍赤
少阴司天	热气下临	肺气上从	白起金用	草木眚	大暑流行，金烁石流	嗌络焦槁，疡疹痈疡	地乃燔焫，瘗沧数至	胁痛善太息	少阴在泉	寒毒不生	其味辛	其治辛苦甘	其谷	白丹
太阴司天	湿气下临	肾气上从	黑起水变	火乃眚	埃冒云雨	胸中不利，反腰椎痛，动转不便，厥逆	地乃藏阴，大寒且至	心下否痛，少腹痛，时害于食	太阴在泉	燥毒不生	其味咸其气热	其治甘咸	其谷	黅秬

击战疫病的重大成果，全国医务工作者恪守职责战疫情，自觉挺立在第一线，顽强拼搏，勇于实践的崇高风尚，就是传承古贤哲人伦道德、自然生态、社会责任的"常政"的优质文明。我们必须不忘始源、我主人随的继承精神，育人传代，面向未来。

宋明新儒家以生命至尚，强调先知大者而识仁，仁德爱人是维护生命力量的源泉。"大者"，太虚寥廓，大象无形，是本真之我的原象，是进入仁德无朴纯素的精神之象，也是回归原创思维自强不息、动态流转整体之象。认知"大者"是宇宙观，其决定着世界观与人生观。人生格局的确立，以内在自然化为指导方向，传承中华格致学，格物即正事，欲事立，事上炼，事功成。业医者必须以"事上炼"重视诊疗实践，维护形与神的和谐，生理与心理的平衡，落实养生治未病的理念，更新完善观象议病、辨证施治体系。格物致知与致知格物相辅相成，致良知，明明德提高心灵修养，坚持守正中和、天理明心，讲仁德诚敬的社会主流意识，大道大德，天下为公，无朴纯素，顺应自然，儒道互补，培育家国情怀。

古往今来，人伦道德、自然生态、社会秩序三维的人生格局在变易之中，有进化亦有诋毁，有维护也有破坏。现实存在着过度享受自然的现象，贪婪躁扰、狂妄得意、悲观自虐的人生桎梏，需要内心光明、求真至善打破这种格局。重塑人心，志向高远，确立心聚定力的人生格局，获得人生行为智慧。明代陆象山、王守仁提倡的心学秉承孟子"养浩然之气"的思想。首先觉解万物合一的道理，然后他所做的一切是将此理放在心中，真诚地、聚精会神地遵循此理，维护生命即是天地之"仁"。程颐、朱熹"理学"言理是永恒的，各类事物都各自有各自的理，只要有此类事物的成员，此类之理便在此类成员之中。"心即理"与"性即理"两派虽有分歧，然均能体现人性的真实。从西方哲学史看，柏拉图的实在论与康德的理念论，其辩争的核心是自然规律的形而上学的主题。马克思主义的哲学美学是人在生产劳动中创造的，自然的人化是美的根源。内在自然化体现在人的品格气质上，道德风尚是能力、魄力、魅力与作风、学风、文风的总和。

21世纪科技界对于信息守恒定律的逐步认知，提出了以历史范畴重视科技文明的始源。首先是古今医案，是混沌的非线性的大数据，将运用激活数据学梳理研发，对辨证论治体系框架的构建更新产生重大的影响。"墨子号"量子卫星的成功发射证实了单光量子不可分割，量子态勿需重复与复制，为"观其脉证，知犯何逆，随证治之"辨证论治总则的研究拓宽了时空，为诠释中医理论基础打开了一扇窗。其次是重始源必须补好国学课，如"太极一也，不动，生二，二则神也，神生数，数生象，象生器"。又道生智而玄生神，玄即通天的大脑。玄者，寥廓幽暗博大的宇宙。暗知识、暗物质、暗能量的发掘，信息与人工智能的两化融合。回归原创国学的象思维需要求知、求理，而关键是求悟，培育想象力与好奇心的创新活力。最后恪守"常德不离"，既"澄明"又"祛蔽"的正负逻辑的运用，是人生格局良好状态的保障。胸怀仁德、包容开放、自觉吸纳古今中外一切科技文明成果去迎接科技文明突变期的到来，面向未来，艰苦奋斗，走向光明。即所谓善言古者必验于今，善言天者必应于人。

（收稿日期：2020-10-13）

《北京中医药大学学报》2021年4月第44卷第4期

参 考 文 献

[1] 张岱年. 中国哲学大纲：中国哲学问题史[M]. 北京：商务印书馆，2017：286-298.

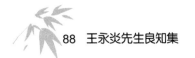

[2] 黎靖德. 朱子语类（一）[M]. 王星贤，点校.北京：中华书局，1986：5.

[3] 许慎. 说文解字（上册）[M]. 北京：九州出版社，2001：177.

第十七节　把握气运　寻踪国学哲理　诠释辨证论治

——读《素问·至真要大论》的感悟

　　人类走进大科学数字化文明的新纪元，随着物质、能量、信息守恒定律的深化研究，开始了重塑科技文明的始源。中医学人回归复兴国学原理，把握天地阴阳时空的符号系统，传承中华科技文明的大成智慧，充实、完善、更新中医学治未病、辨证论治体系，显示以象与象数易为主体本体、融合阴阳五行精气神一体的关系本体的优势，不忘根本，包容开放，以仁德情怀吸纳古今中外一切科技文明成就，朝向基础理论的守正创新，直面现代难治病共识疗效的提高，为人类健康服务而嘉惠医林。

一、正纲明道，生灵万象相关联

　　正纲者，天地阴阳时空之纲纪，正中和合，以审平、均平、调平"气运"阴阳、维护生命为要务；明道者系天道自然一体，道即"一"、即无、即象，即混沌、即自然，道明则通，生灵万物相关联，崇尚物我合一、天人合德、生生不息之理。正纲明道是国学哲理融入国医辨证论治的理论根基，至真至要。观象议病辨证，观天地阴阳之象、万物生灵之象、健康疾病之象；象思维在中医药学体现物象—意象—原象整体流转的范式，也是感性—理性—悟性思维与系统反思流程的表述。人体健康生活与疾病诊疗涉及天象、地象、气象、物候生灵之象、藏象、病象、色象、脉象，还有情绪心理反应折射出的镜象等。"象"在《黄帝内经》中约出现 34 次。读《素问·至真要大论》以取类比象为主要方法，将本天之气司天、气候、物候、病候类属关联（表 3-4），本地之气在泉、民病证候与治用药物性味类属关联（表 3-5），以气运整体动态为原则，以体道悟理为境界，把自然生态与阴阳象、五行象、藏象、病候梳理整合，构建疾病诊断防治的本底，也是取象比类具象思维的过程。象与气一体，气有聚散，气聚成形而形立神生，气散为太虚复归混沌，而"有无相生"是"道"之本象，构建起"形-象-道"的本体论结构。象是知识，其本质是信息态的存在。象思维系统是多元化多层次的复杂信息系统，有形而上之道，亦有形而下之术，道与术整合，象数意融通对诠释中医临床医学的治未病与辨证论治具有现实意义。

表 3-4　本天之气司天与物候、病候类属关联

司天	气化	司气	间气	所胜	物候	病候
厥阴	风	苍化	动化	风淫所胜	太虚埃昏，云物以扰、寒生春气，流水不冰	民病胃脘当心而痛，上支两胁，膈咽不通，饮食不下，舌本强，食则呕，冷泄腹胀，溏泄瘕水闭，蛰虫不去，病本于脾。冲阳绝，死不治

续表

司天	气化	司气	间气	所胜	物候	病候
少阴	热	灼化 （居气）		热淫所胜	佛热至，火行其 政，大雨且至	民病胸中烦热，嗌干，右胠满，皮肤痛，唾 血，鼻鼽嚏呕，寒热喘咳，心痛肺膜，病 本于肺。尺泽绝，死不治
太阴	湿	黅化	柔化	湿淫所胜	沉阴且布，雨变枯 槁	胕肿骨痛阴痹，腰脊头项痛，时眩，大便难， 饥不欲食，咳唾有血，心如悬，病本于肾。 太溪绝，死不治
少阳	火	丹化	明化	火淫所胜	温气流行，金政不 平	民病头痛，发热恶寒而疟，热上皮肤痛，色 变黄赤，传而为水，身面胕肿，腹满仰息， 泄注赤白，疮疡咳唾血，衄衄，烦心胸中 热，病本于肺。天府绝，死不治
阳明	燥	素化	清	燥淫所胜	木乃晚荣，草乃晚 生	民病左胠胁痛，感而疟，大凉革候，咳，腹 中鸣，注泄鹜溏，名木敛，心胁暴痛，不 可反侧，嗌干面尘腰痛，病本于肝。太冲 绝，死不治
太阳	寒	玄化	藏化	寒淫所胜	寒气反至，水且 冰，运火炎烈， 雨暴乃雹	民病厥心痛，呕血血泄鼽衄，善悲时眩仆， 胸腹满，手热肘挛腋肿，心澹澹大动，胸 胁胃脘不安，面赤目黄，善噫嗌干，甚则 色焰，渴而欲饮，病本于心。神门绝，死 不治

表 3-5　本地之气在泉与民病证候、治用药物性味类属关联

在泉	所化五味	所胜	物候	治疗药物性味
厥阴	酸化	风淫所胜	地气不明，平野味，草早秀	辛凉佐以苦，以甘缓之，以辛散之酸泻之
少阴	苦化	热淫所胜	焰浮川泽，阴处反明	咸寒佐以甘苦，以酸收之，以苦发之酸收之
太阴	甘化	湿淫所胜	至阴之交，草早荣，黄反黑	苦热佐以酸淡，以苦燥之，以淡泄之
少阳	苦化	火淫所胜	焰明郊野，寒热更至	咸冷佐以苦辛，以酸收之，以苦发之
阳明	辛化	燥淫所胜	霜雾清瞑	苦温佐以甘辛，以苦下之，以辛润之
太阳	咸化	寒淫所胜	凝肃惨栗	甘热佐以苦辛，以咸泻之，以苦坚之

二、大成智慧的原发创生性

举凡具有既关联又对立、亦此亦彼属性的一切事物，如阴与阳、动与静、邪与正、黑与白、顺与逆、显与隐等均是彼此消长对称，正负相抵，具有变化流转而辨证、交替、互根、统一的规律。它展示了中华科技文明古代贤哲"负阴抱阳，冲气以为和"的太极阴阳符号系统，体现出中国人的大成智慧具有守正创新的生命力。《素问·至真要大论》记述了邪正胜复之相荡、天地气运之变化、病候主客顺逆之从属、遣药组方奇偶补泻之区分、六气病势标本之辨，阐明了症证病治整体动态流转的过程及理法方药以平为期的要领。

本篇论及六气胜复与邪气反胜的症证病状治法。《素问·六微旨大论》曰："寒湿相遘，燥热相临，风火相值……气有胜复，胜复之作，有德有化，有用有变，变则邪气居之……

夫物之生从于化，物之极由乎变，变化之相薄，成败之所由也""治诸胜复，寒者热之，热者寒之，温者清之，清者温之，散者收之，抑者散之，燥者润之，急者缓之，坚者耎之，脆者坚之，衰者补之，强者泻之，各安其气，必清必静，则病气衰去，归其所宗，此治之大体也"。象数胜复均予中和，以平为期。本篇曰"百病之起，有生于本者，有生于标者，有生于中气者，有取本而得者，有取标而得者，有取中气而得者，有取标本而得者，有逆取而得者，有从取而得者。逆，正顺也；若顺，逆也。故曰：知标与本，用之不殆""夫标本之道，要而博，小而大，可以言一而知百病之害；言标与本，易而勿损，察本与标，气可令调，明知胜复，为万民式，天之道毕矣"。经云："诸寒之而热者取之阴，热之而寒者取之阳，所谓求其属也。"阐释用寒凉药剂治热而热不退反热者，当属肾阴虚发热，滋肾阴则可；用温热药剂祛寒而寒不除反寒者，当属心阳虚，温心阳则宜。此益火之源以消阴翳，壮水之主以制阳光，水火既济，阴阳易化之哲理存焉。把握气运，重视中药基源、药性、法象等多种因素，必别阴阳以遣药组方。方制君臣佐使，主病之谓君，佐君之谓臣，应臣之谓使。药性寒热温凉平、五味阴阳之用，辛甘发散为阳，酸苦涌泄为阴，咸味涌泄为阴，淡味渗泄为阳，六者或收或散，或缓或急，或燥或润，或耎或坚，以所利而行之，调其气使其平也。缘"气有高下，病有远近，证有中外，治有轻重，适其至所为故也……君一臣二，奇之制也；君二臣四，偶之制也；君二臣三，奇之制也；君二臣六，偶之制也……近者奇之，远者偶之，汗者不以奇，下者不以偶，补上治上制以缓，补下治下制以急，急则气味厚，缓则气味薄，适其至所，此之谓也"。又药之"有毒无毒，所治为主，适大小为制也……君一臣二，制之小也；君一臣三佐五，制之中也；君一臣三佐九，制之大也"。"逆者正治，从者反治"。综观慢病多用复方大制，然久病逢隐喻病因心身反应而急者，又可大小奇偶混同而治，总以和调阴阳为要务。

三、取象类分与归纳综合贯通核心病机

综观国学尚和合而通于一，合而分又分而合，依格物正事类分、按致知归纳综合是中华科技文明的方法学。本篇曰："审察病机，无失气宜。"病机分为十九条，验之临床，归纳为"太极一也，不动，生二，二则神也，神生数，数生象，象生器"，标识道与术、物与我、知与行一体。故其大要"谨守病机，各司其属，有者求之，无者求之，盛者责之，虚者责之，必先五胜，疏其血气，令其调达，而致和平"。若联系中风之病机，近世多以风、火、痰、瘀、气虚、阴虚致血脉痹阻、气血逆乱犯脑为主线，与病机十九条中"诸风掉眩"密切相关，涉及"诸禁鼓慄，如丧神守，皆属于火""诸逆冲上，皆属于火""诸燥狂越，皆属于火""诸痉项强皆属于湿"。昏仆卒中系风火窜逆，湿重成痰致瘀，偏瘫而拘挛发痉。论其病因，当以正气自虚、阴虚风旋及隐喻气郁而致病。近世论卒中，均以内风为主，尚存外风引动内风一说，虽已少见，然暴风骤寒侵袭还须细察。起病急如矢中的，始发态 72h 之内多见痰热腑实之病机，急投承气辈（自拟星蒌承气汤）；若见臭秽之大便，为腑气通者，神昏偏枯好转，尚可待进一步识证施治；惟其病象脉症笃重者，则死不治。为降低重危始发的死亡率必须深入研讨病机。

20 世纪 70 年代，思考"毒损脑络"：毒者由痰火血瘀凝聚而生，败坏形质、增生异物，导致络损髓伤；治疗给药途径须开发复方静脉注射液；组方君一黄芩，臣二栀子、板蓝根，

佐三胆酸、猪去氧胆酸、珍珠母，以水牛角为使药，共 7 味药；以解毒为主，名清开灵注射液，于 1980 年获批上市。北京中医药大学脑病研究院学术团队先后组织京、津、粤、冀、鲁、豫等协作医院开展清开灵上市后安全性、有效性临床试验，同时引入诊断计量学与心理测量学，创制证候诊断量表与疗效评估量表，通过 14 880 例次多时点临床数据分析与 3 代量表修订，应用于临床试验检验，作为标准化的辨证与疗效的卫生技术评估工具，其方法技术被 5 个学科 12 个病种采纳。依始发态、急性期、恢复期、后遗症期时段，提取证候要素予以顺位分析。始发期为毒、风、火、痰、瘀的顺位，降维升阶，重在病因、病位、病机三维，如阳闭以毒火痰瘀蒙蔽清窍，是三维四阶的应证组合。毒损脑络为中风急性期的核心病机，运用清开灵、苦碟子注射液解毒通络，并用复方星蒌承气汤鼻饲治疗的方案，临床试验取得疗效，历 12 年后公开发表，又经过 23 年的临床验证。

关于"毒损脑络"核心病机是否立得住？一靠经验，即共识疗效的积淀，需要锤炼的过程。二是国学哲理的支持，中国格致学讲格物即正事，欲事立必事上炼而后才能达到事功成。关键是事上炼，科技假说能否"立"起来，必须不间断地思考、修订，逐步地完善。三是把握好有限的范畴，"毒损脑络"有形质的败坏与异物的增生，功能磁共振影像资料、大体与镜下直视病理形态资料均可呈现中风后脑水肿—脑软化—脑髓消的全过程。还要了解中风前先兆症的预警系尚未酿毒，复中多发的血管性痴呆是余毒未净。影像检查与病理观察应是中医四诊法望诊的延伸。脑病学术团队虽有 35 年的研究经验，对于痰、火、血、瘀凝聚，酿生毒邪，致络损髓消的研究尚需再度深化，把握住有限性并防止偏累。"毒损脑络"与"血脉痹阻"的病机是相互关联而整体动态流转的前因后果又返果为因的关系。守正创新是在传承的基础上展开的。老师辈曾治疗三脑室、桥脑、桥小脑良性肿瘤，提出痰瘀聚毒，败坏形质，增生异物，治用解毒、涤痰、破瘀方药，经年余悉心诊疗而病痊；又嘱细读金元刘完素《素问玄机原病式》的玄府气液理论。读后深受启迪，指导中风急症病机研究，领悟到明医明道之理。

四、寻踪国学原理，迎接数字化新纪元

中华医药学的原创优势在临床医学，治未病、辨证论治是医之瑰宝，疗伤治病、防控灾疫，总以共识疗效维护生命为至深至真的总目标。东汉张仲景撰《伤寒杂病论》，历代注家数百，效验医案以千计。即使遭大疫亦未见大量人口迁徙，如辽金南宋时期，人口总数在 5000 万以上，民族国家之繁荣昌盛有中华医药的伟大功绩。张仲师尊称医圣，遵循国学哲理，汇总经验积淀，形成辨证论治体系。其书序明言撰用《素问》《灵枢》《黄帝八十一难经》《阴阳大论》为重要参考。寻踪《阴阳大论》计有九篇，唐代启玄子王冰《重广补注黄帝内经素问》计有运气七篇，宋代补入《刺法论》与《本病论遗篇》但未加注解。其序云："冰弱龄慕道，夙好养生，幸遇真经，式为龟镜。"以黄帝之书"言大道也……其文简，其意博，其理奥，其趣深，天地之象分，阴阳之候列"。《阴阳大论》九篇中多处记载稽考《太始天元册》，该书虽佚，但博极医源，就史前期河图洛书、负阴抱阳冲气以为和的太极图，诠释阴阳时空易化、观象议病辨证之道，为后学尊崇。中医药学是国学的重要组成部分，学习践行国学原理、弘扬中华医药的原创思维和原创优势是中医学人的职责，仲师提

出"观其脉症，知犯何逆，随证治之"，乃辨证论治准则，堪称"匹夫而为百世师，一言而为天下法"。中医中药代有传人，培育悟性至关重要。

以仁德胸怀，包容开放，紧跟科技文明的新趋势。2004 年在爱尔兰首都都柏林举行的"第 17 届国际广义相对论和万有引力大会"上，英国著名物理学家史蒂芬·霍金提出了信息守恒定律，对科技界正在产生重大的、深远的影响，对中世纪以牛顿为代表的数理实验现代科学范式——只有可重复能复制才是科学提出了挑战。大科学、高概念、大数据时代的到来，混沌的非线性的海量数据给予激活数据学的梳理、发掘将为科技文明的进步发挥积极的作用。数字化文明的新纪元，前瞻性、高起点融汇国学原理，期待着中华传统农耕文明与西方工业文明的整合互动，中西医并重的国策落到实处，朝向具有中国特色的统一的医药学的构建应用，为人类大健康、大卫生做出新奉献。

（收稿日期：2021-03-16）

《北京中医药大学学报》2021 年 8 月第 44 卷第 8 期

第十八节　从五运六气学说认识疫病流行的经验积累

——读《素问》遗篇《刺法论》《本病论》有感

中医药学是中华国学的组成部分，治学要义离不开哲学，也离不开经验，将天地人神融汇在物质、精神、社会人群三维结构的复杂巨系统中，以象、数、易、气、神五位一体的整体观动态变化流转看待自然与社会的一切事物。以象为开端，观天地阴阳之象、观万物生灵之象、观健康疾病之象，国学中的五运六气学说即是观象议病的经验积累。五运六气学说是精华？是糟粕？是西学东渐后的 300 年论争的焦点之一，尤其关联到疫病流行更是扑朔迷离，就是中医学人问津者亦日趋稀少，几近绝学的边缘。

仲景《伤寒论》序中所称阴阳大论即五运六气学说应是九篇。唐代王冰《重广补注黄帝内经素问》时，卷七十二《刺法论》与卷七十三《本病论》虽列在目录中，届时为遗篇，宋代将其补入但未加注解。复习遗篇，联系原有运气七篇，对认识理解时疫的流行是不可或缺的。五运六气之学并非古奥，天列水火木金土五行于时空间称五运，地蕴风寒暑湿燥火为六气。古人创立天干地支，以干支计年，六十年一轮次称一花甲子。前贤以史为鉴，探索天地人神、稼禾万物等周期性变化，积累经验，寻求规律。

一、《素问》遗篇关于时疫的理论阐述于当今社会仍具借鉴价值

《素问·刺法论》提出："五疫之至，皆相染易，无问大小，病状相似。"又论三年化疫。天运化易，刚柔失守，上下无合，如地下甲子，丁酉失守其位，未得中司即气不当位，下不与壬奉合者，亦名失位，非名合德，故柔不附刚，即地运不合，三年变疠（疫）。《素问·本病论》又及三年化疫之说："下丁酉未得迁正者，即地下丙申少阳未得退位者，见丁壬不合德者也，即丁柔干失刚，亦木运小虚也，有小胜小复阳明如至即不复也，后三年化疠，名曰木疫，状如风疫。"据《素问·本病论》提出天元九窒：天蓬、天冲、天英、天芮、地晶、

地玄、地苍、地彤、地阜，窒者天地阴阳气交顺逆失守，天地谓上下、左右、中央，生理于出入升降，病机病势于往来胜复多维前后，总以气交变异，四时失序，春暖夏热秋凉冬寒反常，故称气交失易位。气交之变为天地机，当明道观象、运数、易变。《素问·本病论》云："五运太过，而先天而至者，即交不前，但欲升而不得其升，中运抑之，但欲降而不得其降，中运抑之。于是有升之不前，降之不下者，有降之不下，升而至天者，有升降俱不前，作如此之分别，即气交之变，变之有异，常各各不同。"足知时令不正，灾疫有征。又《素问·气交变大论》记载："夫五运之政，犹权衡也。高者抑之，下者举之，化者应之，变者复之，此生长化成收藏之理，气之常也，失常则天地四塞矣（四时无所运行）。故曰：天地之动静，神明为之纪，阴阳之往复，寒暑彰其兆。"然而"夫气之动变，固不常在，而德化政令灾变不同其候也"。若木疫生，其德敷和，其化生荣，其政舒启，其令风，其变振发，其灾散落。九窒气交之说与当今自然社会之高概念特征完全符合。

阴阳大论、五运六气学说源于《黄帝内经》之前，《黄帝内经》提及《太始天元册》中黄帝与鬼臾区问对医理，《本病论》提到《玄珠密语》一书，其中论述了时令不正，后三年化成灾疫内容。《玄珠密语》虽佚，但从《本病论》可知，古代医者早于《黄帝内经》成书若干年前，已经对疫病流行展开防治，注重观象，象数易推衍，观察人体反应状态，从而制订治法方药，其经验积累，溯源循经，尚可借鉴。

二、以史为鉴，担当治疫防疫之重任

自秦汉以降，勿论世代盛衰，每逢疫灾，华夏医生均挺立于瘟疫前沿，临危赴难救民于水火，力挽国运之倾倒。史可为鉴，古代中医治疫之理念、防疫之举措博大精深。虽有历代频发大疫荼毒百姓，然尚未致人口骤降。民族迁徙，可歌可泣悲壮忠烈业绩代代传颂。今人直面疫情卓越奋战，义诊黎民，举国抗击，取得令全球景仰的战绩，厥功至伟。

（一）守正创新，总结已有经验，更新规范流程

1974 年，干支纪年为甲寅，内蒙古锡林郭勒盟于七月下旬人马牛羊感染疫毒，症见抽搐昏迷，已有死亡病例，国家及时组织中医、西医、兽医、昆虫学、病理学、病毒学、药理药物学等专家建成的医疗队，由北京协和医院传染病学科带头人王诗恒教授任综合医疗队队长。王教授在听取盟卫生局疫情报告后，在病原体、中间宿主、传播途径尚未查清之前，嘱我征询并与当地老蒙医合作，制订预防性中药，要求一定要"快"。连夜会同蒙医老先生分析证候病机，拟定防风通圣散作预防核心方剂，该方系表里营卫气血三焦通治，由解表、攻里、活血、益气四组 17 味药物组成，碾成粗末，煮散为汤，每次 200mL 内服。疫区各旗（县）放牧人群很快均已能服用预防性中药。约 1 周后查明疫原为乙型脑炎病毒，宿主是按蚊，传播途径系按蚊叮咬。是年为甲寅年，《圣济总录》曰："少阳相火司天，厥阴风木在泉，中见太宫土运……木生火，地气迁，风胜乃摇，寒乃去，候乃大温，草木早荣，寒来不杀，温病乃起，其病气怫于上，血溢目赤，咳逆头痛，血崩胁满，肤腠中疮。"于暑夏酷热多雨，草原水泡子大量孑孓孳生，以按蚊传染为灾疫，"怫于上"出现高热头痛，抽搐昏迷，诊断为流行性乙型脑炎。欲攻毒疫必当先强身，扶助正气而平秘阴阳，增强人体免疫功能，仅月余，疫情得以控制。未病者先预防，动作要"快"，此对我一生教育深刻。

时逢 2009 年，干支纪年为己丑，《圣济总录》曰："太阴湿土司天，太阳寒水在泉，中见少宫土运，岁土不及。主位太征火，客气少阴火，中见土运，大火正，物承化，民乃和，其病温厉盛行。"是年 4 月流感来袭，旋即北京市中医药管理局在主管副市长领导下成立防控专家组，财政部即刻成立传染病防控中医药专项，经费及时到位。中医专家搜集症状、分析病机，认定温毒袭表，系风温肺热，处方银翘散，北京市内中医医院、门诊部、中药店迅速行动，煎煮汤药，疏解散邪、清肺卫热，发挥了重要的预防甲型流感的作用。至 5 月后以金花清感标准汤剂治疫的循证医学临床疗效观察报告发表，引起 WHO 的重视并向国际推荐，是首次综合集成防治流感且具有国际影响力的成果。

本次己亥岁末、庚子年春新冠感染的大流行是寒燥转寒湿的大疫，数百年来未遇，其证候要素提取毒、寒、湿、燥在先而后成瘀化热，病见寒热错综、湿燥夹杂、以湿最重。首先说本次疫病与 2003 年"非典"疫情证候要素顺位相比有明显区别。2003 年 7 月"非典"结束后，分析全部论文发现证候要素顺位是毒、火、热、湿、瘀、虚，以火热为重，归属瘟疫；本次归属寒疫，先寒燥继转为寒湿。"非典"病逝者尸检证实：肺叶干涸萎陷，中医称肺热叶焦，胸腔积大量血水恰合玄府气液理论；新冠感染病逝者肺体与胸腔积有大量黏液，中医称饮邪浊痰由秽浊之湿气交失常而成。从运气论分析，2003 癸未年，太阴湿土司天，太阳寒水在泉，中见少征火运，岁火不及。主位少征火，客气少阴火，中见火运，君火自居其位，不司气化，是谓灼化，大火正，物承化民乃和，其病温疠盛行，远近咸若，湿蒸相搏，雨乃时降。据运气学的经验，当居火疫瘟疠。2019 年此次寒湿疫概由时令不正与"三年化疠"相关。3 年前 2017 丁酉年，如《本病论》记述："下丁酉未得迁正者，即地下丙申少阳未得退位者，见丁壬不合德也……即丁柔干失刚，亦木运小虚也，有小胜小复阳明如至即不复也，后三年化疠，名曰木疫。"又《刺法论》曰："丁酉失守其位，未得中司，即气不当位……即地运不合，三年变疠。"丁酉年是阳明燥金司天，秋冬气候是燥象显著，影响 3 年后的"伏燥"，尤其湖北、江西、安徽省南部凸显，至己亥年多雨湿盛，于暖冬之后，骤然阴雨暴寒，致使寒湿疫流行。依河图与己亥中见土运未得中司，湿胜困脾而厥阴风木司天，主位少羽水，客气少阳火，岁土不及至涉肺金，叩金失肃降，并与木失疏泄，气机升降出入窒碍，以肺金病为主。当今疫情遍及全球也与气候、物候变异相关，或干旱酷热或频发飓风成灾，天象图有巨大变化对生灵万物习性造成侵扰。人类需要从科技文明新视域，纳入历史范畴看待"时令不正，疫病妄行"，从生态学、社会学等多元化、多学科寻求新冠感染全球大流行的缘由，更新理念至关重要。

（二）对新冠感染防治规范的经验总结

中华人民共和国成立 70 年来中医药在防控疫病流行方面，取得了骄人成就。从 1950 年血吸虫防控大队的建制及成立血防站的经验，延续数十年应对病毒性肝炎、流脑、乙脑及多次流感暴发的防控经验，逐步形成了中医诊疗规范。其一，包括在病原体传播途径未明确时，及时观象议定预防方药，及时服用，未病先防，增强人体免疫功能，动作一定要"快"，稍有迟疑，复加忽视隔离，瞬时有酿成大疫之虞。其二，迅速观察、搜集、梳理症状学资料，专家团队分析证候病机，制订核心处方，合理细致使用中药注射液，紧急应对，刻不容缓，而后纳入官方推广方案。其三，重视权变，仔细观察疫病传变，寻求规律，或核心基础方加减化裁，或观其脉症另立新方，应对寒热、湿燥、上下、胜复之异化。其四，疫病获痊，注意康复，防止菌毒复阳，病情复燃。其五，总结管理体制机制的经验，改进完善防控体系建设。譬如 1954 年与 1956 年，石家庄与北京流行乙型脑炎，以蒲辅周前辈带领的中医专家组，察象议病，证候分析得出前者火盛，后者湿重，易方应时，防控疫情取得显效，为我辈学人示范。2003 癸未年之瘟疠大疫，广州、北京为重疫区，村镇社区隔离、火车乘务员宣传、定点医院中西医团结合作，痰热清注射液、血必净注射液等中药制剂及时获批，临床应用抗疫治病效果显著。进一步病理解剖，见肺热叶焦、胸腔积大量血水，证实毒火疫的诊断，符合金元名家玄府气液理论，进而丰富明末至清代温病学的内涵。

　　本次新冠感染先有伏燥由寒燥疫转为寒湿疫，主病在肺，涉及流感、炎症反应、呼吸窘迫综合征，临床全过程寒热错综、湿燥夹杂。有两大临床症状为本次疫情的特征：一是中期寒湿郁肺向重症转化的过程中，见憋闷、气短，若过渡到气短不足以息当是中医药干预的紧要契机，但见气促则肋间肌、膈肌、腹肌动作大且持久，由呼吸肌疲劳状态引发的呼吸困难。进入到危重期，血氧骤降，就出现呼吸窘迫。本病既有炎症反应，又有呼吸窘迫综合征。二是中医观察到的舌象，舌质暗淡，舌苔白厚腻，显示出来湿重，很多患者未见高热，甚或不发热，警示此种湿为秽浊毒邪的寒湿。缘运气中宫土运，岁土不足，胜复异变而升降不前，病至庚辛金位，同时涉及甲乙木位，胸中气机枢转不利。主病在肺，体清虚，主宣开肃降，状如囊龠，终末端是大量的肺泡，肺泡上布有细络，细络以静脉为主，气机升降出入障碍，玄府痹阻必致血瘀，血氧交换失常，静脉缺氧，就要反哺动脉的氧气，出现动静脉短路，形成呼吸窘迫。后期全身缺氧必伤及心肾而成厥脱。对于逝者病理解剖，肺与胸腔积满大量黏液，当是秽浊湿邪转化的痰饮，可作寒湿疫确诊的佐证。关于治疫处方遣药，身居一线的中医师多有创新，发挥了临床优势。对于毒、戾疫病的传播传变要纳入人群-自然社会的复杂巨系统考虑，中医更重视人体的反应状态，邪与正既是对立的，又是关联的。要符合邪与正对称消长，辨证交替的运动规律平秘阴阳。我和薛伯寿学长复习了蒲辅周先生运用十神汤治寒疫的经验，警示用药不宜辛凉、苦寒，宣闭解毒，以解毒为第一要义，应当以解毒、除湿、活络作为大法。

　　本次寒疫近 300 年亦属少见，中医药工作者面临新认知、新考验。《疫证集说》记载："盖治疫，就温寒两面而言，却是温疫多而寒疫少。"自明末、清代及近现代，医家尊奉温病学派，以温邪上受首先犯肺、卫气营血为证治纲领，抗疫治病多获良效。可谓温学是中医药学的伟大创造，高等中医教育专设有温病学科。本次寒燥、寒湿大疫的阻击战，中医药学人早期介入，全过程参与，应予认真总结，充实中医疫病学的规范内涵，切实抓紧抓好这次守正创新的良好机遇。

三、观象明道，深化国学原理，指导临床实践

　　以历史范畴看待当今科技文明的进步，一则是"可上九天揽月，可下五洋捉鳖"的航天登月与深海探查，面对暗物质、暗能量、暗知识的发现与研发，为人类的生产生活造福；另一则是"绿水青山枉自多，华佗无奈小虫何"，虽有基因分析，然病毒变异而疫苗跟不上防疫，治疫中医不能丢，需要中西医并重。华夏医药天地人相参，象数易一体的原创思维，观象明道、尚一尚同的哲学思想是国学的精髓，指导着国医国药治疫疗伤的实践。无论自然与社会升降、高下、祸福，以观象为常，象见阴阳系统，其应"一"也。一即道，大一

无外，太虚原象始于混沌，一即无中生有，化成生灵万物；小一无内，可至基因分析又复归混沌。明乎道者，气交有变，是为天地机，升降失常，灾有微甚，各各不同。《素问·气交变大论》记载"时至有盛衰，凌犯有逆顺，留守有多少，形见有善恶，宿属有胜复，徵应有吉凶""有喜有怒，有忧有丧，有泽有燥，此象之常也，必谨察也"。概括"宣明大道，通于无穷，究于无极也""善言天者必应于人；善言古者必验于今；善言气者必彰于物；善言应者，同天地之化，善言化言变者，通神明之理"。阐释人道顺天道，天地人神，格物致知，以物质创造工具、改进生活的实践带给人类心灵之美，提高文明境界；又致知格物，发挥人类科技的创作活力，以认知心理、和谐团结推动事业的发展进步。中华格致学问引领国学的进步，是中医药学深邃哲理的基石。

（收稿日期：2020-03-25）

《北京中医药大学学报》2020 年 6 月第 43 卷第 6 期

第四章　读宋明理学重良知学养

第一节　高概念时代的象思维

21 世纪信息网络的发达与基因组学应用于医学基础和临床研究，为中医药学学术方向的发展变革拓宽了时空。第一是由信息时代向高概念时代的转变已经开始且逐渐深化。高概念的特征首先是科学与人文的融合，一方面是现今西学概念思维是主客二元、对象化的思维，尽管能抽象出事物的本质性规定，然而绝不可能揭示"天、道、自然"动态整体宇宙及具体事物的本真；另一方面是科学与人文的疏离，技术向前进了，而医生离患者远了，在医疗体制改革进入深水期的今天，人文关怀少了，医患本应是道德共同体，和谐共相应对疾苦，而今天医患矛盾还时有发生。第二是 20 世纪还原论盛行所带来的弊端，研究者尚缺少深入的思考与检讨，学者包括中医界学者们对整体观辨证辨病的优势也存有淡化的倾向，对于弘扬元气一元、形神一体、取象运数、道通为一的一元论的原创思维亟待深入研讨。笔者从未否定过还原分析成果对人类精神与物质文明的进步所做的贡献。然而从人类学历史本体论视角看，忽略关系本体的关联性显然是缺陷。目前多基因组学网络有可能提供整体设计下的还原分析，依整、分、合原理而提高效应。第三是正确认识系统性与描述性研究。毋庸置疑对人和生命有机体应做系统性研究，将人的健康与疾病置于天地之间去认识，对生理与心理关联统一，调心身治未病，对机体器官组织、细胞、基因做宏观与微观的整合研究都十分重要。本文拟在高概念背景下与描述性研究相关的"象思维"做初步探讨。

中国先贤的经典一直以悟性的"象思维"为主体，对应概念思维各有长短，可以互补，却不能替代。联系中医临床面对患者的容颜、步态、神识、言语等的观察以"筑象"，进而通过症象、舌象、脉象的诊察，辨证，以象为素，以素为候，以候为证，据证言病。此过程的开端是"象"，是流转动态整体的"象"。从哲学视角看是"象以筑境"而"境以蓄意"，医生识证、立法、处方使理法方药完整统一则是意象思维。如诊疗措施得当获效治病即是"境以扬神"的表现，也是据证言病做出病证诊断后，以病证结合方证相应阐发复方药物蕴有的调节祛邪扶正的效应。真正领会"象""境""意""神"，象思维的途径、通道。然后把诊疗全过程的描述以病历脉案表述。显然这是悟性象思维的通道，是从象与境出发体现动态的整体观。

一源三流的儒释道，国学把握的"道"，包含孔孟仁学中和之道，致良知、明明德；佛学禅宗讲识心见性，本心即宇宙的心；道学讲道通为一，道即无为璞，无名无为无功无己。"象思维"把握"道"的宇宙观，是诉诸悟性，是在象的流动与转化中去体悟。人一旦与道通不仅能进入精神自由安顺的境界，还可能原发创生出智慧，以提出新命题的创新见解。先秦哲人惠施[1]以至大无外谓之大一，至小无内谓之小一，至大至小非指实物，只涉及抽象概念，而"大曰逝，逝曰远，远曰返"的流转亦可理解为宇宙的异变。公孙龙[2]以"指"表示抽象的共相，"指"与"旨"相通，"旨"字相当于概念，所以"指非指"的辨析和论理并非游离于整体象思维之外，而服从于庄子象思维的寓旨，不同于西方概念思维的"所指"即二元论，对有限物所作的规定性的把握。可见《庄子》的立场对于事物有限性加以规定性把握是给予批判和超越的。最终归结为"道通为一"。

东学的整体思维，中华文明传统之道，是值得珍视的思想。西方的科学家和思想家法国的梅洛-庞蒂（1908~1961年）、丹麦物理学家玻尔（1885~1962年）、德国哲学家海德格尔（1889~1976年）等都自觉或不自觉地从各自不同的研究领域，走入"道通为一"的境界。承认非实体性也即"道"的存在，而且这个"道"才是更加纯素本真的存在，如果能站在"道通为一"的高度，世间一切差别和对立，可融于大道而被化解和超越。回顾"五四"新文化运动，举起民主、科学的旗帜其进步意义无可置疑。然则对民族优秀的传统文化的批判，这种整体悟性的"象思维"的大视野被丢弃到忘却的角落。在中国人淡忘之时却成了西方思想家启迪创新的重要资质。譬如海德格尔提出的天地人神四位一体论，是动态的整体直观之思，源于悟性的"象思维"[3]。他在《物》这篇文章里，以壶为例。壶的虚空具有容纳作用或"承受和保持"作用。但是，这种容纳还不构成壶存在的本质。壶的存在之本质，乃在于把壶倾倒时使容纳的东西倒出来的这种动态。海德格尔将壶倾倒出来的东西，称为馈赠。正是在"倾倒""馈赠"的联想或"象的流动与转化"中，海氏把壶的"存在"之本质展现为天、地、人、神四位一体的统一。他写道：在赠品之水中有泉，在泉中有岩石，在岩石中有大地的浑然蛰伏。这大地又承受着天空的雨露。在泉水中，天空与大地"联姻"。在酒中也有这种"联姻"。酒由葡萄的果实酿成。果实由大地的滋养与天空的阳光所育成。在水之赠品中，在酒之赠品中，总是栖留着天空与大地。但是，倾注之赠品乃是壶之壶性。故在壶之本质中，总是栖留着天空与大地。倾注的赠品乃是人的饮料。它解人之渴……但是壶之赠品时而用于敬神献祭，如若倾注是为了敬神，那它就不是止渴的东西了。它满足盛大庆典的欢庆……作为祭酒的倾注之赠品乃是真正的赠品。在奉献祭酒的馈赠中，倾注的壶才作为馈赠的赠品而成其本质。奉献的祭酒乃是"倾注"一词的本义[4]。至于酒，不仅是人的饮品，而且是祭祀神灵的祭品。在泉水、岩石、葡萄、饮品、祭品诸象的流动与转化中作为壶性或其本质的"存在"，绝不是概念思维意义下的实体性范畴，而是非实体性、非对象性、非现成性的趋向。中国哲学"道""无"非实体性范畴，其以动态的"惚兮恍兮"为特征。

"道"与"道通为一"的思想，不仅是一种动态整体的思想，而且是整体直观之思想。直观的"观"包括眼见之观与超越于眼见的体悟之观，或称内视之观。必须强调整体直观也是动态的，即作为象的流动与转化的象思维。象有众多层次，其最终的原象乃是老子所说的"大象无形"或"无物之象"。中医学太虚原象，太虚绝非真空，是一元正气，是气化的动力即为原象[5]。象思维在流动、转化、超越中回归到原象境界，从而具有原发的创生性。

象思维多是描述性研究，描述性也常见于哲学、美学、心理学、社会学的研究领域。晚近叙事医学的提出，平行病历的记述是描述性研究的展现，而象思维必将具有重要的影响。医学是人学，自然哲学引领下的健康新理念，主要突出"以人为本"，注重人文关怀、人的道德和人的社会适应性。当今提出零级预防与治未病维护身心健康，重要的是情绪感情的调适。随着时代的演变，人们价值观的变异，社会的浮躁，人们不切实际和过分追求享乐朝向"极端"的倾向，必将导致焦虑、烦畏、抑郁心理的失衡，及至心理生理的健康成为民族软实力提高的目标导向。对于病的人情绪、情感、认识、理解的观察，不是目测即可知的"象"，需要医学、心理学、社会医学等学科访察调研，亦即内视所得整体动态的"象"，运用量表、常模等对心理障碍的尺度做出分析。笔者想强调叙事医学是 21 世纪医学发展的大事件，然而平行病历的实施推广是艰难的，希望医界学长同道的支持。目前的循证医学的叙事化，把患者精神状态的改善列入共识疗效之中。对医学教育把叙事医学纳入教学计划，以积极的态度推广辐射，有力地将医学人文关怀落到实处。

　　还有一个问题就是东方的整体动态的象思维与西方概念逻辑思维融通结合和怎么寻找结合点？中国明朝末期儒家徐光启针对当时传教士传西学到中土而提出"会通以超胜"，就是"象思维与逻辑概念思维的会通"。当"象思维"在象之联想与体悟中进入"无"之精神境界，或进入与动态整体宇宙一体相通之精神境界，从而获得最大想象空间和最大想象自由度时，精神状态随之进入最具原创时段，亦可说进入"从零开始"时，确实可以发现和提出新问题。而致力于创新需要顽强的意志力，王选院士为发明最新排版印刷技术，能几十年放弃一切休息日就是楷模。在逻辑概念思维居于主流的时候，象思维不仅是没有消失，而且在开放新概念和创造性运用逻辑概念思维解决具体问题上，仍然隐于其中起重要作用。显而易见从形而上到形而下，需要接受和运用逻辑概念思维具体分析处理问题，在求解具体科学问题中继续发挥创新作用。经验告诉我们从既定原则或概念出发，很难进入创新境界。相反，只有超越熟知，超越或闲置既定的原则和概念，能够进入从零开始的精神境域，才能有最大想象空间和自由独立的氛围。关于"象思维"与逻辑概念思维整合链接的见解，于 21 世纪我曾提出证候要素，降维升阶，病证结合，方证相应[6]，在中医临床基础医学研究中，"象思维"与逻辑概念思维整合。北京中医药大学贾春华教授[7]与上海中医药大学刘平教授[8]也有研究。欣闻刘平教授领衔的"上海市高校中医内科学 E——研究院"，付梓出版的《病证效结合　中医药研究思路与实践》中提出"病"和"证"是中西两种医学辨识生命体的核心内容，是不同思维方式认识生命、健康与疾病的知识形态，"病""证"结合实际上是两种医学思维方法的交汇。综合上述，诠释"象思维"重视与逻辑概念思维的整合是创新的重要环节。

（收稿日期：2016-06-01）

《中国中西医结合杂志》2016 年 8 月第 36 卷第 8 期

参 考 文 献

[1] 公孙龙. 公孙龙子[M]. 北京：中华书局，1991.

[2] 郭象注，成玄英疏. 庄子注疏[M]. 北京：中华书局，2011：265，571.

[3] 王树人. 庄子、海德格尔与"象思维"[J]. 江苏行政学院学报，2006（3）：5-11.

[4] 孙周兴. 海德格尔选集[M]. 上海：上海三联书店，1996.

[5] 范逸品，王永炎，张志斌. "原象"在中医学的应用初探[J]. 上海中医药大学学报，2014，28（5）：25-28.

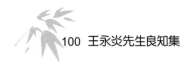

[6] 王永炎. 完善中医辨证方法体系的建议[J]. 中医杂志，2004，45（10）：729-731.

[7] 贾春华，王永炎，黄启福，等. 基于命题逻辑的伤寒论方证论治系统构建[J]. 北京中医药大学学报，2007，30（6）：369-373.

[8] 刘平. "病—证—效"结合研究的思考与探索[J]. 上海中医药大学学报，2007，21（1）：4-7.

第二节　新时代中医药学科技文明的研究方向

中医药学是国学的重要组成部分，其中四诊法、本草学、方剂学、针灸是古代科技文明的伟大创造。当今的中医政策是中西医并重，传承精华、守正创新。中医学是中华文明的瑰宝，蕴育有国学的精髓和深邃的哲理，是世界唯一全面系统继承从未断裂的医药学。何以为瑰宝？深邃的哲理对人类大科学、大健康有什么意义？我们中医学人必须认真思考，及时做系统的反思，予以回答。

21世纪叙事医学提出和推广，循证医学方法向多元化、多学科寻找充分证据，大科学、高概念、大数据时代，信息守恒定律提出，并融入科技文明的历史范畴[1]。数字化文明新纪元直面挑战16世纪发轫的牛顿的科学定义与数理实验，动摇了只有演绎、分析、还原、数据可重复、对象可复制才是科学的概念。现实的巨大工程存在许多无法证实的不确定性数据，它们是非线性混沌的，但不是混乱的、无序的、无用的。国学宗师章太炎先生说过"中医之贡献，医案最著"。古今名医医案可以视为大数据，现今通过网络、块数据、生物链圈以激活数据学，梳理、发掘、衍化为"活"的大数据，诠释辨证论治，理、法、方、药将会有新发现，充实了学科内涵。信息守恒、单光量子不可分割、量子态无须重复与复制，为中医学理论所谓"黑箱"研究拓宽了时空，启示我们必须以历史观重视医学始源的研究。

一、天人合德、儒道互补是医学的根基

医学是人学。儒家"仁"学讲仁义、仁心、仁术、以人为本。天人合一的宇宙观，仁德乃大德，以天为至高至尚，呼唤人类维护和平而大同小康[2]。"践行公德"，人生活在物质世界、精神世界与人群社会三维结构中，医生为社会人群服务，仁德是生命的力量，以家国情怀于疫病战乱时刻，敢担当、敬业尽责。"不舍私德"，新儒学派提出"义利事功"，作为社会成员的医生，不仅仅是疗伤治病的决策者，还应成为患者的朋友，建立医患道德共同体，努力完成事功而天道酬勤。道学倡导无朴纯素，无私欲而不污不杂，丰富了儒家仁学内涵，儒道互补奠定了医学人文的根基[3]。老庄之学讲"天地与我并生，万物与我为一"，让自然成为自然，生灵万物禀受真元之气而生长化收藏，人人求真储善，崇尚心灵美而生长壮老矣，仁者寿死而不亡亡寿，天命即体悟人生之道[4]。

二、对立事物辩证、交替、统一的大成智慧

举凡具有对立属性的阴与阳、邪与正、黑与白、顺与逆、显与隐等均是相互关联、亦

此亦彼、消长对称、变化流转而辩证、交替、统一的韵律。它展示出中华文明古代贤哲"负阴抱阳，冲气以为和"的太极阴阳的符号系统[5]。阳化气，阳动极必静；阴成形，阴静极复动，当事物走到极端而非自然适应，必流动折转到与之对立的另一端。冲气以为和，以冲气激动阴鱼阳眼或阳鱼阴眼始动，动后阴阳相和而成混沌，混沌是至极、太极、无极之象。混沌即"无"、即"天"、即"一"、即道、即自然，天道自然一体。无极混沌，"无"与"有"均是逻辑符号，有生于无，万有万物而成物质精神世界。道生一，一生二，二生三，三生万物。道生一，一生二，二数神，形立神生，道生智，以胚胎发生学，脏腑官窍成形后才育有脑髓脑回，其智缘于大脑。玄生神，神不可测即幽远[6]，幽即暗知识，远即高深如天空海底探测，是天、地、人、神一体。暗知识是不可表达、不可感知的，当今脑科学的发展及理化生物学、探测仪器的进步，将暗转明是人类的发明创造。一阴一阳，之谓道，衍生五行，水火木金、上下左右，中央为土，三五形成规律。二五成精，乾道生男，坤道生女，五运终天，布化真灵，始于混沌复归混沌，人道顺天道[6]。道者，形而上之理，术者，形而下之技艺。在明明德，守住仁心、仁术，业医者必当道与术和合并举，医学离不开哲学，也离不开经验，中医学有感性、理性、悟性，必须兼备，而悟性是体于道内的智慧。观象议病、气立神机与出入升降密切相关，有是气则必有理，认知理解病机至关重要，取象立意，随证治之，辩证论治的临证思辨中体现中医药学的优势。对于太极阴阳的符号系统，英国历史学家汤因比曾说过"在不同社会、不同的观察者用来表示静止状态这一宇宙韵律的各种符号当中，阴阳是最贴切的。因为它们不是通过心理学、机械学或数学的某种隐喻方式，而是直接表现出了交替韵律"；并说"在我这部书里，我要用一种什么符号表示历史的规律呢？我选来选去，我选择了中国的'阴阳'……其中一个主要观念是阴阳的辩证交替，无论阴还是阳只要发展到极端就会变成另一端，从而自动地恢复自然的平衡，因为另一端发展到自然所能容忍最大限度，就会最终回到这种交替模式。当然这不是在一个平面上而是螺旋式上升。否极泰来是大成智慧的表征之一"[7]。

三、生生不息、和而不同体现国学之美

生生不息是中华文明的特质。太虚寥廓大公，大象无形，大一无外，小一无内，大一寓有小一，小一孕育大一。本真之我而非我是谁的一元论，回归象思维的原发创生性[8]。目前倡导的守正创新，就是要重视中华科技文明的始源。河图洛书是优秀的中原黄河流域的文明成果，尚一尚同的哲学维系着从未断裂的生生不息的中华民族[9]。假如站在宁夏银川，面南背北，北方王癸水，天一生水，地六成之，以黄河之水天上来，上善若水唯富河套，历来称为塞外江南。地有田禾、林木、山脉、草原、沙漠、敖包围场而为地六成之。如此上下为水火，一阴一阳中土为过渡之合；左右为木金，一阴一阳中土为过渡之合；土运中宫，阳五阴十，天地阴阳而五运终天布化真灵，演生物质精神社会。道通为一，象、数、易、气、神一体[10]。中原文明不仅是过去的，而是承接过去、今天、未来的历史流程。儒家入世哲学，敢担当、重人伦的社会主流意识是守正创新的动力，道学知常变重，易学的原发创生是提高求知欲、想象力、好奇心创新的素质。以出世精神做入世事业，"情博施于民而济众""从心所欲而不逾矩"，无私欲则无为又无不为，显隐自如，遵依家国情怀的使命感，服务民生嘉惠医林，体现国学之美。

"和而不同"是终极理想，礼之用和为贵，礼归于仁[11]。人世间事物都有差异，礼者除礼仪、祭礼而重在调节，"礼"将相异而和，让人人都献出一点爱，和睦相处，团队成员自觉维护团结、和谐、开放、创新才有生命力。从历史范畴看待科技文明更加重视整合，相异与相同的链接，以和合为重要趋势。在医药学生命科学领域包括整体论与还原论的辩证统一；演绎与归纳方法学的联用；具象思维与逻辑概念思维模式的整合；描述性研究与系统性研究的整合；叙事医学与循证医学的整合。中医学以证候为核心以证统病，病证结合、同病异治与异病同治的整合；证候与复方系统性研究的整合。

四、充分开放跟紧科技文明的新趋向

21 世纪在爱尔兰首都都柏林举行的"第 17 届国际广义相对论和万有引力大会"上，史蒂芬·霍金宣布了他对黑洞的最新研究结果。信息应该守恒，黑洞并非对其周遭的一切"完全吞噬"，事实上，被吸入黑洞深处物质的某些信息，可能会在某个时刻释放出来。信息守恒，黑洞不仅是一颗死星，不能忽略它本身的力学性质、量子性质和热性质，一些被黑洞吞没的物质，随着时间推移，慢慢地从黑洞中"流淌"出来，因而改变了黑洞是一种纯粹的破坏力量的认知。最新研究表明，黑洞在星系形成过程中可能扮演了重要角色[12]。2013 年中国科学院武汉物理与数学研究所张保成、蔡庆宇、詹明生与清华大学尤力先生合作完成的"信息守恒是基本定律：揭示霍金辐射中丢失的信息"论文获得美国引力研究基金会年度论文比赛第一名[13]。信息守恒定律将成为科学界最为重要的定律，也许比物质-能量守恒定律的意义更为深远。联想到我们以历史范畴对待、发掘中国古代贤哲的原创思维符号系统，于大科学、大健康具有重要的现实意义。

中医药事业，学术勿论时代，世事盛衰一直在发展过程当中，中国疫病历代年表显示，医师挺立在瘟疫前沿，救民于水火，推动着中医学的进步[14]。南北朝之后的北宋，我国医事、药事体制已臻完善，西学东渐时期开始办医院、编药典，发展医学教育。中医学人善于吸纳外来文明，民国时期恽铁樵、张锡纯等提出衷中参西，谋求中西医汇通，疗伤治病提高疗效，秉持开放、包容而坚持与时俱进。近百年"中医存废"五次论争激发了中医药工作者图生存、谋发展强韧的生命力。2015 年诺贝尔生理学或医学奖获得者屠呦呦教授对青蒿素的发明，是受晋代葛洪《肘后备急方》所记"青蒿一握，以水二升渍，绞取汁，尽服之"的截疟记载的启发。还原分析带来当今物质、精神文明的进步，在迎接数字文明新纪元到来的新时期，更应把握科技文明的新趋势，前瞻性、高起点融汇国学原理，创新中医药学，为人类大健康、大卫生做出新奉献。

中医药学具有科学与人文的双重属性。象为主体本体，气、阴阳五行为关系本体，以象为始，象-素-候-证，病证结合、方证相应的关联，证候复方系统符合高概念特征，融汇农耕文明、哲理、科技成就与工业文明、创新奋斗精神，朝向物质、能量、信息守恒定律，充实学科内涵，构建辨证论治新体系。历史发展进程要求重视科技文明始源。直面混沌，道通为一，唯物史观与唯心史观结合去认知、理解"道生智""玄生神""神不可测"，大科学、大数据时代已启动对暗物质、暗能量的深化研究与应用；脑科学计划的实施，对混沌、不确定性、不可感知表达的暗知识的研究，引发科学界的青睐[15]。

由于近百年西学东渐的影响，有学者提出传统中医学理论是"黑箱"理论[16]。"黑箱"

打不开、看不透，研究中不涉及系统内部结构和相互关系，仅从其输入输出的特点了解该系统规律。今天已经进入到大科学、高概念时代，对于如何打开中医学理论"黑箱"将是值得研讨的问题。譬如东汉张仲景著《伤寒杂病论》建立的辨证论治方法系统，以"观其脉症，知犯何逆，随证治之"仅 12 个字概括了辨证论治的总则。"观其脉症"即观象，具体为四诊法，广而言之当是观天地阴阳、生灵万物、健康疾病之象作为输入的信息；"知犯何逆"，即症状学的演绎、归纳、分析证候学病机，运用具象思维与逻辑概念思维结合模式，揭示由象-素-候-证的递进易变而成为内实外虚、多维界面、动态时空的证候[17]及其关联统一的思辨程序。它体现了中医学的自然观，在形而上哲理的层面，再复以原象创生思维，将象、数、易、气、神合为一体必然归属国学系统内涵并符合大科学、高概念的系统内部的关联性，亦就是近世所称的中医学理论"黑箱"。"随证治之"，是针对证候为中心的组方遣药或选用腧穴，组方刺灸等，涉及本草学与方剂学的配伍潜能的发挥，增效减毒或减毒增效，总以燮理阴阳、承制调平为准。可见输出信息也是一个复杂系统，涉及其与生态系统内部紧密相连。回首在还原论被捧上神坛的时期，由于中医学无西医的形态学、组织学、细胞学，诊断无影像结构、大生化、血气及基因筛查等，无生物学模式的数理实验的证据，被认为是看不透、打不开的黑箱。中医学人主张高度开放、格物致知，格物去做有益于健康的事业，致知包容古今中外的一切科技文明成就而提高心灵境界。朝向中西医并重，构建中华民族特色的统一的医药学而努力工作。

（收稿日期：2020-02-11）

《中国中西医结合杂志》2020 年 9 月第 40 卷第 9 期

参 考 文 献

[1] 杨硕，崔蒙，李海燕. 大数据时代的中医意象世界与中医虚拟世界[J]. 中医杂志，2014，55（14）：1176-1179.

[2] 王子旭，王永炎，杨秋莉，等. 叙事医学：医学人文复兴之实践[J]. 现代中医临床，2018，25（2）：1-3.

[3] 王永炎，王志飞. 循证中医药的发展方向——朝向真与善的坦途[J]. 中国中药杂志，2019，44（14）：2893-2895.

[4] 孟蝶. 庄子生态思想探析[J]. 江苏工程职业技术学院学报，2018，18（2）：52-56.

[5] 史向前. 老子气论及其对《内经》医学的影响[J]. 锦州医学院学报（社会科学版），2004（4）：31-33.

[6] 田代华. 黄帝内经素问[M]. 北京：人民卫生出版社，2005：128，134.

[7] 许嘉璐. 中华文化的前途和使命[M]. 北京：中华书局，2017：35.

[8] 王永炎，黄璐琦，张华敏，等. 从《素问·天元纪大论篇》谈对象、气、神的认知[J]. 中医杂志，2020，61（1）：2-5.

[9] 纪鑫毓，张华敏，王永炎. 河图数理与中医思维[J]. 中国中医基础医学杂志，2019，25（12）：1673-1675.

[10] 王攸欣. 道通为一，逍遥以游——《庄子》要义申论[J]. 中国文化研究，2011（1）：122-132.

[11] 刘永生，司红十，左信. 社会主义核心价值观的传统文化渊源[J]. 新西部（理论版），2015（8）：11，20.

[12] 蔡荣根，曹利明，杨涛. 轮椅上的宇宙——霍金的学术贡献及影响[J]. 科技导报，2018，36（7）：14-19.

[13] 中国科学院武汉物理与数学研究所. 中科院武汉物数所"黑洞信息丢失问题"研究获美国引力基金会论文比赛第一名[EB/OL]. http：//nsfc. gov. cn /publish /portal0 /tab440 /info56651. htm. 2013-05-24/2019-12-13

[14] 岳冬辉. 中医疫病病因学理论探析[J]. 中华中医药杂志，2012，27（12）：3044-3047.

[15] 张华敏，王永炎. 高概念大数据时代中医理论研究的机遇[J]. 中国中医基础医学杂志，2015，21（1）：4-6.

[16] 顾萍. 黑箱理论在中医学中的应用[J]. 南京中医药大学学报（社会科学版），2001，2（2）：66-68.

[17] 张志斌，王永炎. 辨证方法新体系的建立[J]. 北京中医药大学学报，2005，28（1）：1-3.

第三节 高概念特征与中医学

医学是人学，是一门科学定律与人文准则整合的学问。进入后现代，无分中医与西医，也无分传统与现代，医学的本质是研究人的生命，医疗的功能是帮助患病的人解除痛苦和延缓死亡。医学不仅要服从科学定律，还必须遵循人文准则。发达国家正在从信息时代迈向概念时代，这将带来思维模式的全新改变，高概念思维及大数据时代的到来，无疑会促进现代生命科学的理论和技术与中医药学交叉渗透，从而有助于中医药研究的突破[1]。

一、科学与人文是医学的两大支柱，科学与人文融合是高概念时代的核心特征

科技的快速进步，医学领域中产生了大量医疗、科研、管理等数据，大数据技术的更新使得数理化学、生物学等多学科数据得以整合。人工智能的快速发展，使得 IT 专家们期许通过人工智能把全球所有医生的智慧集中成为超级医生，就像"阿尔法狗"一样超脑正在形成。同时可以看到，科学家们顶礼膜拜的科技进步却滋生了傲慢、无情与冷漠，医生们淡忘了聆听患者的苦痛而导致的焦虑、烦畏是难以量化的。凭借生化影像指标诊病、治疗，从而缺失的是心理抚慰和人文关怀。就科学技术本身而言，求真、储善、立美推动人类社会的发展是不可忘却的科学精神。人类需要思想思想的思想是反思的思想，思想思想要讲方法学，即想什么？如何想？主客二元的还原论、试错的方法留下了充分宝贵的证伪时空。后现代的到来，中医学要回归原创之思。气与神均为中国哲学的智慧，就中医而言，气、神有后天物质性谷气和先天真元之气。血气者人之神，形立而神，亦有精神性。气立、气势、气魄、合力风骨是生命的力量，"得神者昌、失神者亡"是人一切思维活动的内驱力。气与神是先秦早熟早慧的哲学，可用于政治、军事、文艺、工学、农学等学科。论证某一事物需要运用逻辑概念思维，它与中国哲学的象思维的具象思维可以相向互动通用。但原象思维的创新、创生则不是主客二元还原论所能及的。就中医学的《素问》《灵枢》之学理，如没有儒、道互补，象思维的诠解，自然谈不上原创优势了。

中国改革开放近 40 年，经济建设取得巨大成就，人们的生活水平明显改善，但同时也要看到所带来的自然环境的污染、资源的损耗。给人类的警示就是在现实生活中应敬畏、保护自然而绝不能破坏摧毁自然。人类需要自然，让现实消融在自然中，而自然的自主协调并非一定需要人类，人类应该从自然的人化向人的自然化改变。自然化的人顺自然合规律性，利民生合目的性，才能真正构建和谐宽容的自然环境。至于社会环境，越来越多的人体会到人们价值观的异化、学风文风作风追逐利益而低俗、青年人家庭观念的淡化等，总之"仁德孝悌"的缺失已成为伦理道德的社会问题。当今的医疗卫生体制的改革进入深

水区，其意图转变 20 世纪 80 年代中期 80%以上的公立医院推向市场的弊端，重新回归公益性质，从根本上克服买方、卖方的利益冲突所带来的医患关系紧张的现状。医患关系理应是道德共同体，病患将生命相托，医生以仁德为怀，应尽力减轻患者的痛苦。显然过去 20 年政策取向的失误有责任，而软实力的匮乏也必须通过教育亟待提高。为落实《"健康中国 2030"规划纲要》，抓住科学与人文两大支柱，发挥中医学的特色优势，为国民健康服务。

二、高概念时代注重实体本体论与关系本体论的整合，重视关联性的研究

医学离不开经验，而经验来源于实践。经验是可贵的，但不一定都切合公理，也难以用数学表达。医学在自然哲学引领下，一切以人为对象的研究成果都可以支撑医学的发展。近百年数理化学生物学的成果，尤其是多基因网络、基因剪断、大数据技术融入医学中推动了医疗技术的进步。然而这些学科成果相加并不等于医学。西医学的分科越来越多、越来越细，依靠生化指标、影像报告等诊断治疗，淡化、简化了医学的本质是研究生命，人体是可以分解的，但生命是不可还原的，疾病是可以定义的，但痛苦是不能量化的。因此，注重整体观、实体本体与关系本体的整合，重视关联性的研究是高概念的第二个特征。

中医学的精髓在临床实践医学，以疗效体现学科的生命力及影响力。其理论一则是临床治验的收集、梳理与总结擢升为辨证论治理法方药的诊疗体系，诸如八纲、六经、脏腑、卫气营血等辨证方法；另一则是缘起中国哲学的阴阳五行学说。阴阳家邹衍主张力求对自然事物只用自然力作出积极的实事求是的解释。《易传》提出"阴阳之道"，喻指阴阳相互作用产生宇宙的一切现象。人类世界和自然世界是相互关联的，人是天的一部分，从人与天之间的联系出发是阴阳家形而上学的根据。阴阳者天地之道，两仪、四象、八卦、六十四卦，卦辞、爻辞所记之象和于天地术数。《尚书·洪范》述五行为五种动态互相作用之力。其属性"水曰润下，火曰炎上，木曰曲直，金曰从革，土爱稼穑"。汉代董仲舒将五行顺序定为"木—火—土—金—水"，而"比相生间相胜"。中医学运用阴阳盛衰消长、互生互动、对立统一与五行生克制侮等抽象概念阐释人体脏腑、经络、感官等功能及相关联的完整系统，同时解释人处天地之间，与自然、社会相关联的生理、心理、病理状态及养生、方药、诊疗的理论依据。譬如木郁克土导致肝胃不和；金水相生是肾阴滋养肺燥；肝属木喜条达疏泄，人处世事郁闷易怒情绪不稳定的心理失衡当疏理肝气，又金克木大直若曲，曲则全，枉则直，若听委婉悲情的音乐，以悲为善音，可有利于疏解肝气，使愤郁得到抚慰。从中可以体会到中医理论既有物质性又有精神性，应以唯物史观与唯心史观相结合去体会、去认识、去运用，而不是唯唯物的。因此，中医理论基础与临床实践的本质是整体的、关联的、辩证的，也是变化的、更新的、发展的，具有一种宏观的独特的体系，展示给人们的是体现医学的人学的整体观与辨证论治的两大特征。生命是一个复杂系统，天人同构原理，需要运用复杂巨系统观点与创新的方法论，用现代语境诠释人体系统的伦理支柱，以实践求真，以真储善，以美立命，回归到医学是科学与人文整合的学科。

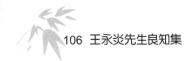

三、高概念时代注重原创思维，兼收并蓄

高概念的另一特征是坚守本民族优秀文化传统，兼取不同地域、不同民族文化养分而善于消化吸收。针对"原创之思"被遮蔽而缺失的现实，当前国家倡导创新创业，原创需要求知、求理而关键是求悟，对于培训和提高悟性则呼唤人们对原创性象思维的重视。象思维是一种能显示整体鲜活生命力和激发力的原象及精神之象，因为人类本性所表现的就是活生生的有机整体性和由此生发的层出不穷的创造性，也体现在真善美自我意识的创生性。象思维的兴起也与外部世界的变异相关联。19 世纪中叶，从叔本华、尼采到柏格森、胡塞尔、海德格尔等对西方形而上学的概念思维陷入了不能自拔的异化，把科学标准当作衡量一切的标准，而传统科学观念，在理论上能否达到概念化、公式化，其绝对化就等于把凡是不能概念化、公式化的事物就排除在真善美之外了。概念公式化是一种还原分析不可缺少的抽象力量，遵循公理、数学、实验破解与把握科学问题是所必需的，但其抽象化本身就包括简化和僵化，所以单纯靠这种思维方式，不可能把握事物活生生的有机变化的整体。就中医学而论，天人合德、一元正气、形神一体的原创思维，即"道通为一"，又"万物负阴抱阳，冲气以为和""无极而太极"之道象就是动态流变整体之象。

20 世纪，西学传入，西医占主流位置，不少中医执业者未能坚守自身规律。尤其在医疗行为中，不论病情需要与否一概中药加西药，凡遇感染一律清热解毒药加抗生素。对于整体动态流转的证候，识证立法遣方用药淡化了。回归原创的象思维对国医、国药理论的促进是一项重要的内容。象思维有原象、意象、具象、表象不同的层次。具象与表象可与理性概念思维相通互动，诠释以象为素、以素为候、以候为证、据证言病、病证结合、方证相应的辨证论治方法体系[2]，它包括医者视、听、嗅、味感官接受的患者疾苦之象，也包括情绪心理失衡的表象。关于意象通于易，是医者思辨识证求理的重要环节。原象的体认，则是通过"体""观""悟"认知原象的运数取象。

关于医疗是以科学为中心，还是以病为中心的问题，美国内科医生丽塔·卡蓉提出的叙事医学、尊重疾病的故事，首先是聆听患者的痛苦，在场关注，以同理心体验患者的痛苦并与病患归属为一体，重视心理抚慰，书写平行病历，通过交流提高团队的医学人文素质。叙事医学开始对中国医务界发生着影响，亟待学习与推广，落脚到诊疗活动中去。叙事医学回答了医学从哪里来，是如何走到今天的，医学的对象是人，不能忘却救死扶伤的目标。医学是人学亦是仁学，上塑孔孟荀子，降至王守仁新儒家的明明德，孙思邈的《大医精诚》永远是医德的规范。人的生命具有自组织、自适应、自稳态、自康复的功能，是向内向上向前的目标动力系统，重视扶正祛邪、调节自我免疫力，论治病虽有祛邪、补益之法，最重视的是调节。所谓"礼归于仁"，"礼"不仅是礼节而孕育对事物的调节。对于健康和疾病，一切医疗活动都要维护人体的稳态，有损于稳态的过度的诊疗都要反对。朝向真实世界的循证医学在大数据技术的到来时刻既有机遇也有挑战。有学者提出循证医学叙事化，叙事医学循证化，其理念很好，但要解决如何"化"的方法技术。人体是复杂巨系统，健康与疾病在本质上是个体化的，个人是否健康，辨识整体自稳态的状况，若阴阳盛衰失衡则治当承制调平，若稳态能自我调节，长期维系则无须干预。当今医疗行为利益驱动导致过度干预现象亟待彻底矫正。医疗服务不具有这种假设，是崇高的伦理道德，求医者以性命相托，前提假设是医生能如自己一样看待他的生命，这是以人为本颠扑不破的准则。

四、高概念时代为创建统一的新医药学提供了理论与技术的支撑

中医学又称国学，为何理论体系与临床诊疗罹 3000 年完整延续而葆其青春，是当今唯一保留下来具有国际学术影响力的古代传统医学。原因何在？其一，国医、国药的学理是以国学为指导的，是国学内涵的一个重要组成部分。既有晚周儒道互补的哲学，又吸纳异族佛学的养分经历 700 多年的中国化，构成了儒释道为主体的一源三流的国学。论本源，重视学术的始源是早于文字的河图洛书与太极图。国学是中华民族优秀的具有特质的早熟早慧的、未曾断裂的文化。中医药学作为传统文化的组成部分，必当完整地传承至今，经久不衰。其二，中医药学衷于"中"，"一元和合""尚一""尚同"的哲学是中国人的智慧，回归象思维、太虚原象、天人合德、取象运数、形神共俱，"天、道、自然"一体的时空动态流的整体观、治未病、辨证论治的原创思维和原创优势，为中华民族的繁衍生存的贡献至哉伟哉。查遍史书，华夏大地 2000 年来屡遭疫病灾害、战争等磨难，人口总量在 5000 万以上，都是中医学做出的巨大贡献。其三，中医学人兼收国学本质的同时，善于学习、容纳异族他国的文化养分与医学成果为我所用。近百余年西学东渐，西医进入中国，早期张锡纯、恽铁樵等前辈主张衷中参西，我主人随地学习西医的解剖学。当前，中国面对农耕文明向工业文明转型，并进入信息科学第二次量子革新的后现代，"墨子号"量子卫星的发射成功，使中国科技界从信息时代的追随者擢升为领跑者之一。目前合成生物学等新兴交叉学科的形成将为整合医学开辟新的途径。回首 20 世纪 50 年代毛主席提出的创建统一的新医药学的论断，从学理到实践未来的发展都具有了现实的可能性。国学儒家讲"致中和"，道家曰"守中"，儒家经典有《中论》，"中"是天下人们最大的根本，"和"是天下人们共行的普遍规则。道法自然顺其自然为中，中即保持自然本性。中国哲学"尚一""尚同"的整体观与动态关联阴阳消长、相生相克的平衡。正如太极图与河图所系的中医理论基础体系，在象思维的背景下重视形而上学"道"的体悟、心悟、开悟，又从形而下是"艺""器"即治未病、辨证论治临床诊疗系统的技能与技术。"道"可统"艺"而"艺"可臻"道"，体现传统文化的实践意义，并且能使感性与理性，原象与巨象融合互动。

北京大学哲学系教授楼宇烈先生做客中国中医药报社"北沙滩讲坛"的演讲时谈到"一个民族要真正走向现代化，必须根植于自己的传统、自己的文化"；楼先生认为"中医的根本精神跟中国的文化是完全一致的，而且最充分、最全面地实践了中国文化的理念，中医能唤醒中国人的文化认同，重塑国人文化自信，中国文化复兴有赖于中医的复兴"[3]。

（收稿日期：2018-01-16）

《环球中医药》2018 年 5 月第 11 卷第 5 期

参 考 文 献

[1] 张华敏，王永炎. 高概念大数据时代中医理论研究的机遇[J]. 中国中医基础医学杂志，2015，21（1）：4-6.

[2] 贾春华，王永炎，黄启福，等. 从逻辑的观点看——"以象为素，以素为候，以候为证"[J]. 北京中医药大学学报，2006（1）：5-7.

[3] 黄蓓. 中国文化复兴有赖于中医复兴[EB/OL]. http：//www. cntcm. com. cn /2017-04 /28 /content_29403. htm 2017-04-28/2017-09-17.

第四节　后现代中医药学科学性的研讨

后现代的中国由农耕文明向工业文明转型，由传统秩序向现代社会转型，呈现出思维模式回归原创的象思维与逻辑概念思维的互动，传统儒释道国学与人工智能、互联网络的并存。缘于此，必须是开放式的结构，以实现学术传播与理论创新结合，尤其注重表达中华民族特有的原创思维优势，围绕生命科学与人文医学领域的新趋势、新问题，以我为主，我主人随，坚守国学特质，兼取异质文化的养分，力主东学西学、中医西医的融通整合，顺自然，利民生，为人类健康、尽享天年做有意义的工作。

近日国家倡导继承传统文化作为发展建设的基石。中华民族的文化是"天、道、自然一体""尚同""尚一"，认同多、包容多与代表"一"的多，认同整体性与共同性，使"一"与"多"和谐统一。当今中国是走向全面小康的中国，面对民族的伟大复兴，一定要有文化自信，是一种不能盲目的复古，也不能偏执搬洋的自信，而是面对各种异质文化能给我们自己定力与清醒的自信。

如何看待中医药学的科学性？中国哲学的"天、道、自然"的整体性，象思维的原象、具象，贯穿在天地之间人的"治未病"与辨证论治中，重视临床医学实践，总结擢升理论，又指导临床诊疗。其理念的本质是整体的、具体的、辩证的，也是变化的、更新的、发展的。国医、国药有自身历史发展的轨迹，其历史进程是曲折的，其间充满了矛盾、对立和斗争，也充满了融合、互动和协调，充满了非实体化、非对象化的原象、具象思维与实体化、主客二化逻辑概念思维的冲突与相向通用，这种对立面的"转化"和整一。

中国传统文化自先秦的儒道互补即具有早熟与未曾断裂的特征，就是近百年还原论统领科学主义的时期，形而上学的负性逻辑"韬光养晦"对改革开放争取到发展的机遇也不失为英明的策略。就学而成学即学科门类成立而言，国人有科技四大发明，英国人里维瑟也曾写出过一部中国科学发展史，抗议说中国没有科学是不对的。中国有天文、乐律、历法、算数一组属于理论性的科学传统，另一组为医、卜、星相实用性的经验科学传统[1]。近 300 年"西学东渐"走向"全盘西化"，套搬西方科学主义的标准，认为中国有"学"而未成科学，否定国医、国药的科学性。更有甚者，20 世纪 20 年代国民政府竟视不足万人的西医成为主流，秉持中国卫生管理部门枉然要废止拥有数十万中医药人才队伍的所谓"旧医"的提案。经全国民众贤达及我中医前辈强烈反对而中止，故定 3 月 17 日为"国医节"。时至今日，科技部与国务院学位委员会的学科目录将"中医学与中药学"列为医学门类一级学科。2016 年 12 月 25 日，全国人民代表大会通过《中华人民共和国中医药法》，并于 2017 年 7 月 1 日正式实施。依通常的学科标准，即高等教育有教席，医、教、研、产有团队和机构，拥有各分支学科的学术刊物，加上国家政策支持，科学家首肯，广大民众拥戴的中医药学的学科体系业已完成。

如此还有人提出中医有用但不科学，因不具备科学主义的诸因素；也有人提出西医同样不科学，因为医生离不开经验。21 世纪初叶进入到后现代，人工智能的正负面影响都呈现给人们，社会价值观变异，有必要研讨人类生理心理与健康的需求于变化的环境中如何认知中医药学的科学性，这是本文的目的。

一、科学与人文的融合

医学是人学，无分中西。中医药学具有科学与人文的双重属性，其原因是国医国药的理论体系缘起国学阴阳五行，天人合德"尚一"之道，又离不开临床经验的积淀，体现于整体观与辨证论治，根植于中华民族的沃土上，具有深厚的人文含量。当今的问题是医学科技进步了，而人文伦理淡化异化了，中医亦然。人们欲望的膨胀，价值观的扭曲，追求享受、践蹈破坏自然，甚而礼崩乐坏，医患矛盾的根源是利益冲突演变成买方卖方的关系。还有科技成果，如人工智能、互联网有利有弊，其负效应会带来人们体能智能的退化，已显现出手机碎片化的知识替代了阅读的危害。我们从来不否认数理化学的成果推动了医学技术的进步，赞许 20 世纪人类防治传染病和感染性疾病所取得的重大成就，器官移植拯救人的生命的业绩等。诚然，在深化医疗改革的今天，不得不承认诊疗技术进步了而医生离患者越来越疏远了。日益凸显的伦理、法律与社会问题激发了医学界与社会各界对医学人文社会科学的广泛关注。当今医学人文学的概念已为学界所接受，实质上医学人文学就是一种人文的医学，其基础包括哲学、文学、历史、艺术、政治、经济、人类学和神学等，这些人文学科在医学中具有正当合理的价值，是医务工作者服务患者，谨慎和正确决策中必备的基本素质，也体现医护的人格教养。21 世纪叙事医学的诞生是为了保证在任何语言环境、任何地点，医务工作者与患者相遇时可以全面地认识、理解和尊重他们的苦痛，具有关注、聆听、归属的叙事技巧，为医疗卫生带来真正的公平公正。目前在深化医疗体制改革中，医者与患者本应是"尚一"的道德共同体，但事实非但如此且矛盾一度尖锐，甚至频频发生。笔者申明，其根源是 1986 年将 80%以上的公立医院推向市场商业化政策取向的错误，责任不在医生、患者，当然也与文化教育软实力的不足、缺失相关。

中医药学，前称"国医国药"，具有敦实深厚的国学积淀，尤其是融入儒家"仁"学思想内涵，"仁者爱人""克己复礼""礼归于仁""人之受命于天也，取仁于天而仁也"。这里的"仁"蕴意公正、自由与力量："礼"除礼节祭礼之外释为调节、和合与协调；"天"的定位当是整体的大自然。孔子、孟子、荀子将"仁"与"天"并举，仁具有本体本真的意义，宋明以后的新儒家朱熹用"心之德，爱之理"释"仁"，将《易传》中"生生之谓易""天地之大德曰生"与"仁"学结合，肯定了自然本体，将伦理提升到宇宙观的高境界。王阳明所著《传习录》云："夫人者，天地之心，天地万物本吾一体者也，生民之困苦荼毒，孰非疾痛之切于吾身者乎？不知吾身之疾痛，无是非之心者也。"乃言天地人皆为"一"气化生，体现整体流变，相融相关，应秉承大医精诚，明明德，致良知崇高的医德。

《素问·疏五过论》与《素问·徵四失论》明示医者的过失作为戒律，自当警觉慎行为生民疗疾愈病。其理念敬顺自然之德气，德气为道之用，生之主，必当敬顺之。《素问·上古天真论》曰："所以能年皆度百岁而动作不衰者，以其德全不危也。"又《素问·生气通天论》曰："夫自古通天者，生之本……此之谓也。"这里的"德"为生命的内驱力，"德"行善为真；"生"为生生之谓易，易数之变化流转；"本"系本体本真之我，以纯素为朴："道"即一阴一阳，道生"一"，"一"与"多"和谐一致往返流变，又道既无名无己无功，

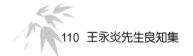

有生于无而生万物，天地人整体动态流转，展示科学求真，人文求善，以美立命的真谛。

当西学传入，西医占主流位置时，中医学人有失对自身规律坚守者，不论病情需要与否一概中药加西药，凡遇感染一律清热解毒加抗生素，对整体动态流转的证候，识证立法遣方用药淡化了，多用中成药而少了辨证论治用汤剂。至于坚持科学人文双重属性，尤其读过《十三经注疏》者已是凤毛麟角，可知人文哲学对中医学人已是渐行渐远有断代的危局之感。为此笔者于 21 世纪建议设置临床与基础优秀中医人才培育，倡导"读经典、做临床、参明师、悟妙道"，求知求理求悟，写策论，强化国学知识，传承国医理念，培养一代后备的学科领军人才。

二、象思维与概念思维的互动

象思维是在传承研究中国传统文化的内涵和特征中提出来的。它具有非实体性特质，即决定了非对象性、非现成性、非构成性，而具有原发创生性和动态流转整体直观性。它是中华民族文化思想最高理念"道""太极""无""一""自性"的表达。它将象分属原象、具象、表象、意象不同的层次，体认原象存在"体""观""悟"深化诠释的进程，是几千年中国人的思维模式的主流。近 300 年来西学东渐随科技的进步，概念思维、逻辑思维推动了人类的现代化发展，功不可没，而对象化、线性化亦出现了主客二元论与还原论的简化、僵化，从而压抑了象思维，由于疏于研究，变得生疏乃至被忘却了。从学理上讲，象思维是非概念思维，而两者非相互排斥，绝不是水火不容的关系。只有原象的象思维需中止概念思维，但当解决事物的过程，包括工程科技问题时象思维尤其是具象与概念思维是互动的。论及中医药学的藏象学说、证候体系、方剂潜能等都有象思维与概念链接的研究；关于气、精、神，经络学说的按图索骥，生时为气的通路，死后则无处可寻；还有许多心理、禀赋的研究等，都离不开太虚原象的思维。

（一）象思维文化复兴的内驱力

近代教育基本西化，在思维方式上有崇尚概念思维而贬低非概念思维的倾向。因西方中心论的影响，几乎完全忽视或回避了作为非概念思维的象思维之研究。进入后现代，尤其提倡创新，象思维被提出来不是偶然的，在中国经历传统文化断裂之后又重新反思和试图复兴是必然发生的事。它确是来自改革内部的动因，"内因"是决定性的，提示事物发展的"内在矛盾"，这种眼光可称得上纯粹的、哲学的，也是超越的，深入到事物的内部，采取辩证的态度，把握了事物的内在的发展，抓住事物内在关系，也就抓住了事物的本质。本质是通过现象显现出来的，透过现象看本质，现象是"本质"的，本质也是"现象"的，本质在现象中，现象也在本质中。

原象是象思维的高理念、高境界，是老子所说大象无形之象，是精神之象，是回归心性开悟之象，是"无"道通为"一"之象。象思维之原象不是西方形而上学之"实体"，而是太虚之象。其原象并非真空，而蕴有中和之气，乃是"有生于无"的"有"，从而是原发创生之象，生生不已动态整体之象，有如当今天体观测的黑洞拥有巨大的质量和能量，洞内无可见光，类似非线性物质运动，其爆炸能创生出新星系。象思维是一种能显示整体鲜活生命力和激发力的原象与精神之象，因为人类本性所表现的就是活生生的有机整体性和由此生发的层出不穷的创造性，有如核裂变的太阳一样，每时每刻都是新的，象思维在把握整体时，总是在整体之中而与整体一体相通。对于真善美的自我意识也体现在这种整体性和创造性之中[2]。

象思维的兴起也与外部世界的变异相关联。19 世纪中叶，从叔本华、尼采始，到柏格森、胡塞尔、海德格尔等对西方形而上学的概念思维蹈入了不能自拔的异化，把科学标准当成衡量一切的标准，而传统科学的观念，在理论上能否达到概念化、公式化？将其绝对化就等于把凡是不能概念化、公式化的事物排除在真善美之外了。应当承认，概念公式化是一种还原分析不可少的抽象力量，它是人类破解、把握科学问题所必需的，但其抽象化本身就包括简化和僵化，因此单纯靠这种思维方式，不可能把握事物活生生的有机变化的整体。联系"国是"民族文化的世界大同，和平共处，合作共赢，见贤思齐，改革开放，到共商共建共享的"一带一路"的倡议都蕴育着整体性、包容性、"尚一"、"尚同"的象思维。就中医药学而论，天人合德、一元正气、形神一体的原创思维中"道生一""万物负阴抱阳，冲气以为和""无极而太极"的道象就是动态整体之象。

（二）回归本真之我，守护生命之根

"我"的真义一直是哲学史上的难题。"我是谁?"已把我作主客二元的对象化了。只有象思维超越主客二元的对象化，才能使人回归"本真之我"。我和我的生命在"天地与我并生，万物与我为一"的大视野中去看待，乃是非对象的、非现成的而且处于生生不已的创生状态。这种状态就与大象无形之"原象"和"道"一体相通，且充满了象的流转变化，这是任何对象化的概念思维无法把握的动态整体的本然本真。从根本上说，"道"只可体而不可言，"体"才能入于道内，与道相通。整体直观的"观"，"观其妙，观其复"，不是道外之观而是入于道内的领悟。

笛卡尔的"我思故我在"的命题，可以说"本真之我"的存在，也在于"我象思我存在"，它不仅具有生命活力，而且最具原创性。原象与具象有层次的区别。中医学的临床诊疗程序首先是"观象"，通过医者的视、听、嗅、味、触，视舌象，候脉象及征象、病象、药材法象等，从"象"开端以"象"为主识证治病。笔者曾提出以象为素、以素为候、以候为证、据证言病、病证结合、方证相应的建议。这里的象是形象、表象和具象，然而医者的境界能复"观"其象，具有"我象思我存在"理念，则能判断吉凶顺逆的预后，守护生命之根。

象思维的非对象化，关心的是人整体活生生的人性。人生在世，从人自身求得自由快乐和幸福，勿忘我而不能为"物"所累做"物"牺牲品。身外之物的一切都是对象化所创造的，应丰富自我的生活，但要适度，"度"即"中庸"。先秦孔子、西方亚里士多德对人类社会状态皆提倡"中庸"，然而当今现实，大多数人都是在"过犹不及"中忽促度过有限的一生。人居于天地之间，人能居中而生生将是一种"天长地久"的状态，只有懂得中庸之道，人的生活消融在大自然中，才能中和庸常地过日子，且天天都是好日子，淡雅清静地过好每一天。

（三）天人合德的宇宙观

"天人合德"为人们熟知而并非真知，在思维方式上要有正确的立场。"天"与"人"

必须合德，"蚑行喙息，莫贵于人，孔窍肢体，皆通于天"（《淮南子·天文训》）；"为生不能为人，为人者天也"，又说"人生于天而取化于天""以类合之，天人一也"（董仲舒《春秋繁露》）。人取化于天，"天"定位于宇宙自然，人生需要仰仗大自然，维护大自然即是敬畏人生，人秉持谦卑态度生存于大自然中，在生活上是隔离还是亲近，在行为上是人类中心主义还是人对自然的伦理道德，这就是天人合德的立场。德即仁即朴，仁德是一种生生不息的力量，顺自然的规律性与泛众爱的目的性的和合。朴为纯素，不杂而纯，不污而素。"天"与"人"合一的"一"即道通为一显示象思维的"整体直观"。"观"是范畴，直观不仅是眼睛看，更重要的是心悟。《易传》曰："常事曰视，非常曰观。"老子所用之观"道可道，非常道"虽然不可言说，却可以"观"。寻找象思维的机制，根本前提是人与自然和谐，实际上"自然权"是更根本更重要的"人权"。

西方社会长期强调人类如何征服自然的业绩，如视理性至上和科学万能的科学主义和技术主义，现实的"互联网络"与"虚拟世界"正负效应均已出现，正在深刻地改变着世界，不加以合理的引导控制则必是人与自然界的疏远与隔离。不能忘记人类需要大自然，而大自然的自身协调并不一定需要人类。

既往的唯物主义可以说是站在客观决定论的立场，唯心主义则是站在主观决定论的立场上。两种哲学都有朴素与复杂的不同表现形式，会有从朴素到复杂辩证的演变，已经表明都有各自的真理，又有各自的局限性。要克服局限性靠主客二元自身解决不了，需要有哲学的新视角。

主客二元的思维模式下，最前沿的自然科学的实验结果，也具有主客一体的意义。胡塞尔回到"意向性"，回到"先验的自我"，正是对意识活动本源即"本真之我"所做的深入的研究。象思维虽然不分主客，但作为整体思维分大小，即小宇宙小整体与大宇宙大整体。老子讲"道大、地大、天大、人亦自然"是四大连贯相通，进入象思维，在动态整体平衡中去创造创生，去克服概念思维的简化、僵化。"天地与我并生，而万物与我为一"，"并生""为一"的"尚同"哲学，是对象思维平衡和谐的"体认""体验""体会""体悟"，而这个"体"对小宇宙的个体的全心身健康起作用，是已经虚灵化的原象，这种整体思维具有全息性，是一道百通。如中国现今的老龄化，政府应怎么办？人老了在衣食无虞的境界中，寂寞和孤独引发的烦闷和恐惧是最大的痛苦，需要的不仅是疗疾治病，重要的是心理的抚慰、亲情的关怀。由于人生观、价值观的变异，家族体制的淡化，亟待弘扬传统文化，支持与发展国学与国医当属必然。

三、学科方向的变革与创新

随着"以人为本"健康理念的形成，中医药的学科方向必须变革，以适应大环境的变迁，服务大卫生的需求，这是当代中医药学人的历史责任。学科方向在中国哲学引领下实施医学健康行动。将人放在天地之间来看人的健康和疾病，科学与人文互补互动，象、意、形融通，精、气、神一体。弘扬原创思维与原创优势，重在临床优势病种，以整体观、辨证论治为主体的诊疗体系框架的完善，获得共识性循证与叙事医学的疗效，基础理论概念的诠释与深化研究，治未病理念与方法的普及推广，研究思路由"还原分析"朝向"系统化研究"转变的探索，强化建立规范的中医药行业国内外通行的标准，不断提升中医药学的国际学术影响力。

对于学科的属性必须有清晰明了的认识，一是以大科学为指导，充分开放多学科参与中医学术研究，二是重视基础理论研究，回归原创之思，整理哲学原理对中医的指导作用。中医学理论不是唯唯物的而是以唯象为主体的，是非线性不确定性的，应强调人类本体学实体本体与关系本体整合，注重能量与信息的时空转换，以谋求在复杂系统科学领域里开展中医中药科学问题与方法学的研究，既有唯物史观又有唯心史观的观察，显然中医学的现象理论与后现代大科学的宇宙观相吻合。

社会已进入到高概念大数据的后现代。高概念首先体现在科学技术与人文哲学的互补互动，取向是人类追求的真善美；二是要研究提高系统的相关性，要敢于突破原有学科的边界，提倡整合；三是对不同民族、地域的优秀文化中的科学概念进行诠释吸纳与推广。大数据是针对复杂系统多学科多元化研究的海量数据，包括非线性、不确定性数据的综合集成技术。可见高概念大数据技术为中医药学学科理论框架与临床实践指南的更新完善创造了良好的机遇。回首 20 世纪医学发展的轨迹是以主客二元论与还原论为中心展开的纯生物性理论与技术的研究，代价是人文医学的失落，忽略了"人"作为主体的苦痛的感受与心理，强调了理化生物学指标作为判断疾病的标准。进入后现代，"以人为本"的医学价值观将引导科学与人文的整合；整体论与还原论的整合；象思维与概念思维的整合；系统性研究与描述性研究的整合；循证医学与叙事医学的整合。朝向西学东渐与东学西渐汇通，中医西医和合共进，为实现统一的新医药学而努力。

晚近十数年间笔者体认、体验到医学方向的变化，社会人文医学、医学心理学、医学伦理学逐步深化对病的人的"以人为本"的关怀并渗透到诊疗过程。与此同时，人类学主体一元论与动态流转的整体论的兴启，天人合一、知行合一、物我一体、精气神一体、象意形融通的国学国医的理念会逐步回归人们思想的路径，在我国从农耕文明向工业文明的转型期，多学科介入人类健康的研究，诸如具有整体性意义的多基因组学网络对人类复杂性巨系统的研究，新趋势指明中西医学有可能朝着整合方向迈进。

中医药学历来以临床医学为核心，辨证论治具有原创优势并与个体化医学相吻合。中医学人对方剂的研究，组建了多学科的研究团队，不仅有中西医药专家，还广泛吸收了化学、物理学、数学计算、信息与天文专家参加与指导。中医方剂有中药配伍组合的物质基础又体现治疗效应，是中医理论的载体。笔者提出，方剂的潜能蕴藏在整合之中，不同饮片、不同组分、不同化合物的不同配伍具有不同的效应，诠释多组分与多靶点的相关性，针对全息的病证，融合对抗、补充、调节于一体，发挥增效减毒与减毒增效的和谐效应。整合效应包括药效物质与生物效应的整合；药物实体与表征信息的整合；药物功效与人体功能的整合，通过实验认识到"网络"可以看作整体与系统的构建基础和关键技术。如"网络药理学"在宏观与微观的基因组、转录组、蛋白质组、代谢组、表型等不同层次有基因调控网络、蛋白质互相作用网络、信息传导网络、代谢网络、表型网络等各种生物网络。网络作为复杂系统分析的关键，代表了一种符合中医药整体特色的研究新理念与新方法，我国学者无分中西展开的复方网络药理学研究与国际基本同步，中医方药研究有望跻身当代科技前沿，为源头创新提供强有力的支撑。我国首次成功防控人禽甲型 H1N1 流感综合集成创新过程中，中医药依据明清温病卫气营血辨证论治，研发出金花清感方，2009 年运用标准汤剂在预防和治疗中均获得显著效果，论文发表在美国《内科学年鉴》上，全球若干媒体报道，WHO 建议推广中医药防治人禽甲型流感的经验，提高了中医药学的国际影响力。

目前医学发展的总趋势是实施个体化医学、预防医学、预测医学、转化医学和参与医学，恰恰为中医药学发挥原创优势提供了良好机遇。中医诊疗从整体出发，对同一种病，因遗传背景、禀赋体质等差异，出现证候不同而治疗方药剂量也不同。还有医学模式中生理心理与自然、社会环境的变化相适应，以体现个体化医学，显然象思维整体动态流转的理念和辨证论治的体系将在个体化医学发展的时空中发挥主导作用。未病先防、既病防变的思想和各种中医保健方法的推介，则可践履预防医学。中医以五运六气学说为代表，取象运数以易理积极辨识体质健康状态及演变趋势，适应各种气候、物候、环境的变化，将重点放在病前的早期监测，尽力做到调心身怡情养性。转化医学要作为重点变革之一，凸显中医中药的优势同时要参与到全球卫生信息化系统中去。中医讲转化医学是以"本真之我"为主体，从临床实践中凝聚科学问题再做基础研究与新复方的开发研究，当是基础科研成果转向临床应用，进而提高维护健康与防治疾病水平的过程。因此转化医学的研究模式必须是多学科联合体的密切合作，医院向院前社区乡镇转化；成熟技术向产业研发转化；科技成果向效益民生转化；面向基层医教研产向人才培养转化，总之其"模式"要具有普适价值。当今的中医学与西医学能以互补互动向趋同方向发展，能为构建统一的新医药学奠基吗？有学者认为中西医之间从具体研究对象、研究方法及两者医学的基础理论都有不可通约性。先说具体对象，中西医学依自然哲学原理应是"人"及人的"存在"的一切对象。只是产生西方工业文明基础上的西医学在一段历史中将对象侧重在患者的"病"，追求的是生物学指标，重技术重实证，必须可重复可复制。在还原论盛行的 20 世纪，对医学进步有一定积极意义。笔者作为中医学人对西医学学理上出现的问题不言自明。中医学作为整体系统医学有明确的内在标准，如"气脉常道""积精全神""阴平阳秘"等。具体干预方法，如饮食有节、恬淡虚无、法于阴阳、和于术数等为实践证实有效的身心调摄的理念和方法。倡导每个人主动参加到对自身健康的认知和维护健康的全过程中去，做到"正气存内，邪不可干"。无须讳言，我们在推动转化医学与运用网络医学作为调整改革的重点时，面对多因素、多变量、多组织器官复杂性现代难治病，在诊疗过程中体悟到还原论与系统论，中医学与西医学基础整合的可能性是存在的。

面对中医药学谋发展的大好机遇，为转变弱势学科我和学长们尽力了，成效不大有史鉴证，我们垂垂老矣心已憔悴，力亦不足，冀望后学努力于中华民族伟大复兴过程中，传承具有特质的传统文化，重振中医药学科，嘉惠医林服务民生。

（收稿日期：2017-07-02）

《北京中医药大学学报》2017 年 10 月第 40 卷第 10 期

参 考 文 献

[1]冯友兰. 中国哲学简史[M]. 北京：北京大学出版社，2000：23.
[2]王树人. 回归原创之思："象思维"视野下的中国智慧[M]. 南京：江苏人民出版社，2012：17-34.

第五章　大成智慧美学美育与健康

第一节　人生哲学的思考

——一位北京中医药大学毕业生的感悟

人老了，常常追忆往事。人的一生最难的事是如何认识自己。走过的路有许多教训值得总结。思考的过程由远而近，始于懵懵懂懂似乎模糊不清自然在犹疑之间。随着时空的变迁，师长学长的关怀助力，自觉自信的生命力量的强化，总体来说是越活越明白了。穿透薄明的晨曦在阳光之下有必要把自我"教训"的理解分析写出点文字，留给中医后辈们参考。

晚年大病一场不能和学生一起查病房、出门诊了。康复期间读哲学、美学的一些书，开始对人生的历程做反思，为了思想我们先要明了我们能够思想什么?首先要思想我们的思想。学哲学的目的是使人能够成为"仁"。儒学是社会组织的哲学，重名教、敢担当，于生活主张游方之内的入世哲学;道家是自然朝内的哲学，重易学、知常变，于生活主张游方之外的出世哲学。入世与出世既彼此对立，又互相补充，两者演绎着一种力的平衡，中国哲学，既入世又出世，以出世的精神做入世的事业。民族的传统文化即唯学，积极获取知识;又唯道，提高心灵的智慧。儒道互补的反思的思想，"格物"为完成事业;"致知"为提高道德境界。我们的目的是要知道存在外界和我们本性的"理"。用敬而"致知"，何谓用敬即敬畏谦卑;何以用敬，若不用敬可能是一智之习，而不能达到醒悟的目标，要记住我们所做的事业能展现我们的觉悟。

1981年党和国家实施以经济建设为中心，干部路线选拔年轻人"四化"的政策，我被提拔到领导岗位，任东直门医院副院长兼医务处主任。当时有陕北老区出身的史锐书记的关爱支持，有从北京协和医院调来的梁启铎院长的教导培养，自己尊重组织，认真工作，走的是顺路，也积累了一些医院管理经验。缘起当时的北京中医学院经一年半的调研找不定院长，于1983年12月我被任命为北京中医学院院长，仓促接任后很不适应。曾于翌年春天主动申请参加卫生部委托上海第一医学院的培训班，学习不足两个月又被调回主持工作。后于1985年10月带团出访美国期间，改任为第一副院长，宣布改任文件时我本人和中医司司长均在美国出差，届时还在研讨学校教学改革方案。改任事件突如其来，有幸师长们的教诲，王玉川老师告诉我"世事复杂，非一时能清楚，学会谨言慎行，必是塞翁失马"。参师任继学结伴出差京、津、沪、鄂、豫、陕检查评估"七五"攻关课题完成的情况，多次促膝相谈至夜半，讲述天大、地大、道大、人亦大四大皆空，只要忠于自己的事业，勿论成败返回原点作学人。新任命的院长就是我教过的学生，他上任对我们有分工而弃身搁置 10 年。病中康复阶段读《中庸》认识到：事物的运行必须在恰当的地位、恰当的限度、恰当的时间，把这种恰当称作"正""中"，中的意义是不太过又无不及。1995 年改任相隔 10 年后的校党代会上，我已做好落选的思想准备，选举结果出乎意料，竟以高票当选。党员代表充分肯定我作为学会、科协、学科评议组召集人对中医药学科建设与学位授权等项工作的业绩。人生在下极限，依靠师长敬待学长，坚守敬畏谦卑的学人风范，创造性继承创新性发展，为团队修身，为事业出力，做出了一些基础建设的规范。《易传》讲"天地之大德曰生""生生之谓易"，又"一阴一阳之谓道，继之者善也，成之者性也"。中国哲学的现实主义和理想主义的对立统一，一个人可以既入世又出世。

1997 年当选中国工程院院士和中国科协常委。卫生部长令我复职出任北京中医药大学校长，于当年 3 月第二次任北京中医药大学的校长，似乎返回到人生的上极限。学长和友人告诫我"有权勿滥用，得意忘形"。谦诚慎为不求大红唯愿长青，还嘱咐我与党委书记友好合作，必须是哥俩好形成合力，管好科教与学科建设。有贤哲引路，友人帮助坚持担当、纯素、无己无功，无为而治，守住有限的职权，向师生干部群众学习，任劳任怨地做好本职工作。1998 年 10 月科技部召开 17 个部委会议组织启动中药现代化项目，会上我对开发天然植物药物一类即化合物类组成中药的导向提出异议，发言强调中医辨证用复方，多维评价，共识疗效是标准。提出大品种概念，即高科技含量、高知名度、高销售额的品种，并建议组织二次科研开发计划，补齐安全性缺如的指标，从根本上扭转中成药研发使用先天不足后天失养的状况。提出中药注射剂是我国原创的成果，为中医治急重症所必需。在"非典"肆虐广东、北京时期，经专家审评通过，痰热清、血必净注射液获得批准文号，于"非典"流行后期起到一定的疗效。

1998 年年底我被调入中国中医研究院，同年当选中国工程院医药卫生学部常委，亲历中医院士之"难为"，必须站出来讲政策，强调中医不能丢，中西医并重，我在任期间都有新院士入选。我背负着一种责任，联想读中学时对鲁迅先生的孤独、绝望、悲凉不理解，此在国学传统的优秀文化荒凉时刻，才能懂得鲁迅先生彷徨之后的呐喊，多么高尚的反抗精神。重要的是中医学人必须遵循中医药学自身的规律做好本职工作。譬如养生治未病讲节制饮食，每餐七分饱，饭后百步走是美国人做了实证研究，发表论文而大力提倡的。全民健康运动省市搞奔跑中国的半程马拉松我也赞成，然而推广太极拳动静结合四肢圆弧运动也更需要。糖尿病零预防的措施已经吸收了本土化的一些措施。至于治病与康复更要体现中医原创思维和原创优势，朝向能中不西，先中后西，中西医结合去求索共识治疗现代难治病的疗效，因为疗效是学科的生命力。

2003 年，我当选全国人大常委会委员，对于中医事业最重要的是立法，虽然争取国务院法制办中医药法的立项，然而执法主体，关乎中医事业自主自裁还有争议。再者是中医古籍文献系统整理中华医藏的编纂工程的立项。还有传染病、职业病、食品安全法、药品管理法等执法调研与修订工作，不负中医药界领导、师长、学人的嘱托，积极认真地工作，也提高了参与国事的能力。坚持"任我"的哲学思想，能做到去掉偏向之累，敢说实话、对民族国家有参考有益处的话。当新的形势、新的制度产生了，任其发展顺应自然与社会，赋予每个人真正具有自由发挥、创造的能力就是"任我"。2012 年 6 月我被邀聘为国务院中央文史研究馆馆员。在此似乎我走到人生另一周期的上极限，时时警惕着自己要当心，笃志慎行。2009 年甲型 H1N1 流感全球性流行，我被学长们推到了防控甲流的第一线，全国有约 2 亿人服用中药，综合集成研究出的金花清感汤剂发挥了显著的防治效果是民之需、国之用、有国际影响力的标志成果。然而被某位权威专家指责为中医像是卖膏药的，还在云南昆明给大学生做报告，称中医有用而未成学，中医不在科学之列。的确 20 世纪 80 年代医学未被科学主义者列入科学目录，因为医学是人学，医学离不开经验，也离不开哲学，一切与人的生命相关的学科均与医学关联。而今中医学与中药学已列入国家医学门类的一级学科目录，有教席、团队、事业、企业何以不成学?至今历经百年过程，5 次中医不科学的纷争，尚有异样发声，只能是激发中医学人自信的动力。《论语·子罕》曰："逝者如斯夫，不舍昼夜。"多么深刻的感慨!非理由天启而通，由人的情感的渗透，表达了对存在的领悟和对事功生成的珍惜。我们生活工作在时间中，时间确是情感性的，其存在、顿挫、绵延、消逝均与人的情感关联在一起。若论空间，则与时代的变迁密切相关。中华民族伟大复兴推动着中医药传统文化的发展。年轻一代中医要比吾辈学人的环境好得多。冀望"博施于民而济众""从心所欲而不逾矩"。将合规律性顺自然与合目的性利民生和谐统一。我的一生学医业医，处人世间做医教研，诚不敢唱导航之列，然一直负弩向前。祈求后学既往圣、开未来，转轨中医弱势学科敬业奋斗，向你们鞠躬致敬!

（收稿日期：2018-12-28）

《中医教育》2019 年 9 月第 38 卷第 5 期

第二节　健康·疾病·生命与国学之美

生老病死是人生的历史流程。人在疾病中常常追忆青少年时学业的成绩，壮年职场奋斗的成就、曲折与坎坷，有"缘在"的幸福，融入自然的快乐，也许会有遇到世间人际关系复杂为难事的苦涩。总之，疾病是一种难以回避的具有独特性的人生旅途。正确的疾病观首先是认为医患主体间关系是道德共同体，还涉及社会学、文学与美学。中医药学是国学的组成部分之一，其体现的国学之美是医者的仁德从善、无朴纯素，是患者在疾苦状态下思索人生意义的契机。叙事医学所呈现的医学人文实践之美认为医学是一种回应他人痛苦的努力。叙事医学的诞生是为了保证在任何语言环境和任何地点，医务工作者在与患者相遇时使他们可以全面地认识患者并尊重他们的悲痛，解除疾病带给患者的痛苦，让他们重获尊严。正如社会学家费孝通先生所言"各美其美""美美与共"。虽然中西医学处于不同文化与传统下，医疗卫生的实践不尽相同，但医生都以秉持仁心仁术、纯素无私欲、精心服务于患者为美，患者以接受忍耐苦痛、顺应自然、遵从医嘱、渴望康复为美，医患之美共融体现真善之美。本文拟研讨国学之美对健康、疾病、生命的指导意义，以诠释植根于国学的中医学所体现出的医学人文之美。

一、重读《伤寒论·序》与《大医精诚》提高素养

张仲景被尊奉为医圣，孙思邈世尊为药王，均可谓苍生大医，赐历代医者人文精神，

人道主义，乃提高素养之贤哲。其一，张仲景以犀利语言批判凡医误命，"竞逐荣势，企踵权豪，孜孜汲汲，惟名利是务，崇饰其末，忽弃其本"。医者仁德之美尽失，纵财不义、徒虚名、哗众取宠，重权势则难以人为本而有失医道。其二，深入劝学，多读经典以求"见病知源"，启迪医者悟性。"夫天布五行""人禀五常""玄冥幽微""变化难极"。教导中医学人体于道内而探其致理。稽考东周时期《太始天元册》记述"太虚寥廓大公""五运终天布化真灵"以原发创生性示后辈创新的时空，终结顺归于学理之上而悟深邃哲学之本源。其三，以儒家仁学践履医学理法方术，引用孔子云"生而知之者上，学则亚之。多闻博识，知之次也"，后学自当敞开仁德胸怀包容古今中外之学，厚德载物而生生不息服务民生。复读《大医精诚》可为医德之誓言，"凡大医治病，必当安神定志，无欲无求，先发大慈恻隐之心，誓愿普救含灵之苦"。尊师训导，聆听体察病患苦痛，感同身受，医患主体之间的归属感、同理心造就儒学五常，仁义者不问贵贱贫富，礼智者和合一体，以才智疗疾护命，普同一等，皆如至亲之想。对于医者治学必须博极医源，精勤不倦。医源何在?既非神授，何以得其幽微?道学无朴纯素，以不污不杂而顺自然。中华传统文明源自黄河流域，道通于一而大一无外、小一无内，天道自然一体。其医源幽微以道生智而玄生神，强调体于道而悟于道内的原象思维，大象无形，无中生有，万物生灵的创造性是医药学的哲理。

二、健康、疾病、生命过程中的国学之美

儒学大家之一的荀子提出"天行健，君子以自强不息"，言天是天道自然一体，人活着顺应自然，享受自然，但不可过分利用自然，而要展现社会功能。作为社会成员事奉社会，作为宇宙成员求真探索宇宙奥秘。中国人传承中华民族优秀的科技文明而坚持生生不息的民族特质，当然前提是没有慢性现代难治病的苦难折磨。此论与 WHO 近现代健康的定义基本吻合。

医学是人学，医者面对患者，首先要注入儒家的仁学，体认仁德、仁义、仁心、仁术，这也是社会的主流意识。结合当今医学人文社会现状，从聆听主诉、形神共治、宜忌并重三个方面分述。

其一，聆听主诉。主诉是患者将自身痛苦向医者倾诉的重要途径，至于落实到病历时，主诉与现病史的区分，如何抽提主诉是医者的工作。中医临床观象关联内容很广，望、闻、切诊皆可取象议病。聆听主诉是从现实诊疗背景状况的情形而论。一些医者在门诊时经常打断首诊患者的主诉，患者的疾苦未能尽其倾诉。究其原因，一则是医者工作压力大、时间有限，再者是过分相信实验室和影像等报告结果，只关注患者躯体病变，甚而新入院患者的主诉也常常被打断，患者对不耐烦的医者产生了反感。应当反思希波克拉底誓言，不可做伤害患者的言行。美国丽塔·卡蓉父女两代医者诊疗实践证实，聆听主诉，尊重患者人格，至亲感受疾病的痛苦是叙事医学技巧的首要环节[1]。国学之仁德是人文精神和人道主义相互呼应的根基。科技进步，诊疗手段、设备的更新提高了临床水平，然而医者面对的是患病的"人"。笔者考虑到患者有隐喻的病因和僭忍的伤痛，常在查房后询问患者："您还有什么需要我帮您做的事吗?"作为从事老年医学的中医曾多次于午后坐在病床边听患者讲述世事间复杂矛盾中所忍耐的曲折、坎坷、遭遇和苦痛，还有他们的希望与追求，和他们交流解除折磨的措施。中医讲"郁"乃人生之大忌，隐喻的病因多有郁，郁结而气滞、

痰凝、络脉不畅，甚而虚气留滞均能致病。抚慰的话语可以说：让为难的事过去吧，忘掉它，追求快乐，平淡的日子就是幸福的生活。尊重患者，抚慰就是生命的力量，是提高忍耐痛苦的抗病力。

其二，形神共治。多数罹患现代难治慢病，如心脑血管病的患者求医时，其躯体症状常是医者关注的重点，还有血压、血糖、血脂生化检查的报告，加强血管管理等二级预防都很重要，应予关注，避免病情加重或旧病复发。同时，实践告诉我们，慢病过程中失眠带来的焦虑、烦躁、恐惧等心理情绪的影响，还有社会群体的矛盾，所志不遂都是导致中风复发或再度心肌梗死的重要诱发病因。当前我国糖尿病的发病率居高不下，患者可用的降糖药物有数种，或可服中药，或可注射胰岛素，医生也多是关注血糖水平是否达标，但常常忽略中医对病因病机的分析。《黄帝内经》提出："百病皆生于气也。"气机升降出入，气禀清、静、明。糖尿病不仅与起居饮食相关，社会环境、自然生态、人群价值观异化，带来心理情绪的改变均与糖尿病密切相关。因而，从身心医学视角看医学问题的背后是社会学的问题。21世纪提出糖尿病"零"预防的措施之一就是形神共治兼养。形立神生，从胚胎发生学可知胎儿器官形成之后才有脑髓脑回的成形。古贤哲于东周《太始天元册》记述"太虚寥廓大公""五运终天，布化真灵"。混沌为"无"，为"一"，为"自然"，道通为一，无生有，有形立之真气，也有心灵神气。道生智、玄生神，用唯物史观与唯心史观结合而论，脑科学对生命历程中的暗知识的开放虽尚需实证研究，然而，形神共俱、形神兼养是中医药学的优势特征之一。

其三，宜忌并重。中医药学在历史悠久的传统文明领域与人类学、社会学、民俗学相互交融，既有质朴的原生态，如儒学仁学五常（仁义礼智信），道学无朴纯素，顺应自然，在自然与社会中和睦相处，又需维护社会稳定的法制，而维护人群健康也需要有禁忌。医学禁忌是人在疾病治疗中不能做什么的负逻辑。"知其白，守其黑，为天下式"。白者，有益生命健康；黑者，避免一切伤害。"知白"，顺自然，合规律性，应为人类生活行为所必需；"守黑"，包括禁忌，是一种否定性的规范。知白守黑相关联，正负逻辑辩证统一。始于《黄帝内经》，设专篇《疏五过论》《徵四失论》服禁、五禁为中医禁忌学奠定了基础。其警示医者过失为经禁的首要。喻昌《医门法律》言："医为人之司命，先奉大戒为入门，后乃尽破微细诸惑，始具活人手眼，而成其为大医，何可妄作聪明，草菅人命哉？"多么深刻的律法，感人至深至切。人类消融在大自然中而不能过为地享受自然，破坏生态环境，人禀气清、静、明，营造宁静祥和的社会氛围。宜忌并重展示出中医禁忌学的智慧，体现了以人为本，共同维护生命健康的意义。

三、尽享天年与国学之美

人生最值得珍惜的是生命。"缘在"的本真在时间中为正义的信仰、伟业的成功、维护法治的行动、壮烈的牺牲，于时间性永垂不朽，为今人、后辈景仰、膜拜与学习。对于多数人以平人气象观，一生无疾而自然逝去者极少。各种疾病的困扰折磨，复杂社会矛盾冲撞的为难事都是人生面对的现实，也是疾病重要的始源。人生道路并非坦途，是在顺势与逆势，对立转化，对称消长，有周期转变的过程中生活。顺势中要谦虚谨慎，为他人与社会群体多做好事，信者善以美。逆势中相信反者道之动，否极泰来，而塞翁失马是人生

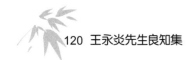

从下极限向上极限发展改变的动力。人类的生产生活的实践活动,求真信者善就是美的本质。自然的人化是马克思主义实践哲学在美学上具体的表达和落实。人的主观意识、精神、心理、情感与客观现实相互作用,让主体间自然成为自然,自然的人化是美的根源,审美能够带给医学抗病与生命享尽天年的力量。

医者在健康、疾病、生命链的末端,如何对待疾苦患者,陪伴他们走向人生的终点,这是一个严肃、苦涩、不可回避的问题。孔孟儒家讲"仁者寿";老庄之学谓"死而不亡者寿";近现代尤其社会屈辱、外侮入侵时期,爱国者有寿则多辱之论,而新儒家认定"义则不寿",强化仁德,秉持中华民族生生不息、艰苦奋斗的民族特质。人生最后的阶段主动地、含辛茹苦地去做未竟的事业,以有限的时间,尽倾心之力,留给国家、社会、后人一份珍贵的业绩,生活上以平淡的日子为幸福,祥和宁静地走完人生的路。

医学乃"人学",具有科学及人文的双重属性。科学求真,人文求美,人们总是追求真善美而以美启真、以美储善、以美立命。这是中医原创的优势,更是中华民族美德的体现。叙事医学实践之美在于它对医学真谛———尊重疾病的故事的诠释,使医者的仁爱之美和医患共融的和谐之美得以彰显。纵观古今中外,人类医学"以人为本",崇尚人与自然及社会环境的和谐之美,促进和维护人类的身心健康和生命活动。

(收稿日期:2020-02-04)

《中医杂志》2020 年 8 月第 61 卷第 16 期

参 考 文 献

[1] CHARON R. Narrative medicine:form,function,and ethics[J]. Ann Intern Med,2001,134(1):83-87.

第三节　中医中药国学之美

我 5 岁于乡村私塾读《三字经》《千字文》国学启蒙之书,一生热爱国学。20 世纪,中医是否科学的论争尚未平息时,自愿来学习中医,学医与执医 60 余年,当过医师、教师,在乡间、工矿等地当全科医生,历经 40 年于老年病学科从事诊务、教学、科研工作,培养了硕士研究生、博士研究生及博士后百余名。于耄耋之年大病之后改弦读中华格致学、史学、美学,尤其着力于史前期河图洛书与负阴抱阳冲气以为和阴阳大论的学习,对国医国药深邃的哲思开展学术研究,虽有 10 年功夫总因心智乏匮,气力不足。尚能有体道之领悟,领悟道之难,必当明心求真,立象尽意,恪守死而不亡者寿,于"不亡"的时间中,欲事立事上炼,则明明德尽心竭力,修身齐家治学以慰"任我"之志向。

《说文解字》曰"美,甘也,从羊从大"[1]。从美的字面上看,羊大为美。美既是物质的感性存在,也是社会意义和内容,与人的活动和群体息息相关。美学与人的生命联系紧密,美感的获得需要从主客二分的思维模式中跳出来,才能对客观事物有美好的主观感受[2]。而中医是中国古人对生命认识的大成,具有天人合一、形神一体的整体观,其理论体系展现了物我同一、诊治过程中医者充分考虑自然环境对病情的影响,超越了主客二分的有限性。可见美学与中医学存在很多共性,都是对人生命和活动认识的大成。中国美学具有虚实合一、天人相关的宇宙观及追求中和境界的特点[3]，是以儒家美学思想为主体，儒释道三种主要思想相互补充、相互融合的有机整体[4]。同样的，中医强调顺应自然、调和阴阳，追求人体与自然界的平和。可见，中医与美学的共同性是对"人"的生命的认识，来自于源远流长的国学文化。本文拟从美的角度探寻中医的文化内涵，从中医角度揭示生命与自然界美的本质。

"天人合德"是天人合一的一种体现，是传统的思维方式[5]，也是中国美学广泛而长久流行的观念[6]。在儒家来看，天是道德观念和原则的本原。《素问·宝命全形论》曰："人以天地之气生，四时之法成。"人与天地之气相通，天地人神贯通为一体，观象运数易化冲气和合筑境扬神，彰显了原创之象思维。而象思维是引导临床治未病辨证论治的优势所在，从而达到共识疗效的医疗总目标。育人传代重在悟性养成，明心言志而寓教于乐体现儒学仁德至尚之美。

"太虚原象"，宇宙苍穹，生灵万物与我"并"生，象以筑境，议病辨证法象天地时空，天纲明道，顺应自然。"太虚"源于《庄子》，《庄子·知北游》曰"是以不过乎昆仑，不游乎太虚"[7]。大一无外而小一无内，始于混沌又复归混沌，混沌为一，即无朴纯素，即无生有，有为万物，万物生长化收藏，而人类则是生长壮老已。故太虚乃深邃哲理的体现，抱元守一，即是遵循自然规律，体现天人合一之美。

"观其脉症，知犯何逆，随证治之"为辨证论治总则，诊治程式起承转合阴阳蕴含其中，体现内在气韵精神，构建人生格局。举凡阴阳、动静、顺逆、黑白、显隐既关联又对立，同步消长、正负相抵，辩证统一，阴阳符号系统表述历史周期转化韵律最贴切，是大成智慧之美。

诊治疾病的过程中，基于象思维的大量比喻应用，使学者传承的过程中充满了意象之美。如《素问·脉要精微论》对望诊的描述"赤欲如白裹朱，不欲如赭"，用"如白裹朱"代表预后良好，而"赭"代表预后不良的色泽；如切诊，《濒湖脉学》整理前人论述，对"滑脉"的描述为"往来前却，流利展转，替替然如珠之应指，漉漉如欲脱"，用形象的文字描述代表了指下感受，让学者通过想象形成直观印象；如《灵枢·经脉》描述十二经是动所生病，其中肾经有"心惕惕如人将捕之"的比喻，活灵活现地将心悸症状患者的主观感受表达出来。再如《温病条辨·下焦》对"湿"的不同状态进行了描述"湿之为物也，在天之阳时为雨露，阴时为霜雪。在山为泉，在川为水，包含于土中者为湿"，从自然界与人体有机统一的角度，给予读者美学的直观感受。

从历史范畴看待科技文明，传统文化有精华亦有糟粕，对精华当传承。重始源当从史前期没有文字的中原黄河流域河图洛书研究、考察、诠释为开端，尤重《素问》五运六气七篇大论中鬼臾区以《太始天元册》论述作答的内容至要，堪称经典。境为象生，时随境转展开无尽头的联想，能为现代时空、人类文明的创新提供条件。此是国学深邃的哲理，中华优秀的国学之美，它不仅是过去的，应是承接过去、今天、未来的历史流程，自觉地与高概念整合，主动去链接网络、模块大数据技术是守正创新的内驱力。

"美"与"审美"源自人类的实践[8]。中医之贡献医案最著，医案系古往今来医家疗伤治病的真实记录，它承载着中医最宝贵的经验。医学是人学，永远离不开哲学，更离不开经验。经验是格物事成，将"事上炼"落到实处；经验又是致知提高医家心灵智慧的境界；经验也是实践美学的成果。美与美感的根源在于内在的自然人化，人在制造使用工具劳动

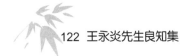

中取得经验并获得理解功能、想象功能等心理要素的确认。

中药有植物、动物、矿物，其基源、种质、生化形式决定着结构、功能、信息、应力的差异。古贤哲制七方十剂，君臣佐使，多用复方配伍而增效减毒是天人合德、和而不同之哲理。本草学与方剂学是中华民族对世界科技文明的重要贡献。《神农本草经》在应用药物时建议"若用毒药治病，先起如黍粟，病去即止"，用"黍粟"来代表初始的小剂量，建议医者治疗时应从小剂量入手，疗效不理想时再逐渐增加剂量，避免过量造成不良反应。此外在组方中，许多书籍也将方剂中发挥最主要作用的药物命名为"君药"，其余按照不同作用和地位分别命名为"臣""佐""使"等，用传统社稷制度的官职来比喻方剂中不同药物所处的地位和作用。清代徐大椿《医学源流论》更是将用药比作用兵"以草木偏性，攻脏腑之偏胜，必能知彼知己，多方以制之，而后无丧身殒命之忧"，将医学草本之性比作兵家攻伐之道。中药方剂之美学，除组方用药外，于剂型之运用亦有独到之处。元代王海藏《汤液本草·东垣用药心法》曰"汤者，荡也，去大病用之；散者，散也，去急病用之；丸者，缓也，舒缓而治之"，简明扼要地论述了汤剂、散剂、丸剂的不同作用，又取其谐音，将剂型之名与功用巧妙结合，同具剂型、效用与音韵之美。中药材、饮片、中成药是在中医理论指导下的临床用药，性味、归经、宜忌等启示原象与具象是多成分整合的复杂系统，展现出多视域折射的镜象。中药基源、药化、药理、制剂、临床研究，在面对高概念大数据的新纪元时代，发展为合成生物学、化学生物学、模块药理学，以及制药装备技术的更新，临床循证评估的科学化、多学科、多元化的研究逐步深化。中医以诚敬厚德精神，吸收容纳一切先进理念与技术，不忘根本，传承中华传统科技文明，体现中药学的法象之美。

国学包括儒、释、道三家之学。儒学讲仁德，礼归于仁，尚和合，以家国情怀社会责任敢担当，是社会的主流意识，体现人类生存生命的力量。自汉武以降，独尊儒术，政治思想的统一对医学发展也产生了深远的影响。儒家仁爱的理念与情怀对从业者医德提出了更高的要求，儒家对易学的高度推崇，对中医朴素唯物主义哲学思维的形成意义重大。礼法的观念也在潜移默化地影响着中医思维，如将脏腑分为"十二官"、对组方"君臣佐使"的排布等。道家则讲求冲和，强调无为，其中委曲求全、为大于细、不争之德、物极必反、慎终如始等负逻辑观念，对中医理论、病机、诊断、治疗、养护均有指导意义[9]。其学说顺自然知常变，知其白而守其黑，正负逻辑兼备而显隐自如，主张现实世界的非常道非常名，以无朴纯素充实儒学内涵而儒道互补。

国学之美有来自生产实践如农耕锄禾、煅冶金属，也有来自生活如品茗饮酒、欣赏戏剧歌舞，还有来自生存健康如抗疫疗伤，体验悟道，其审美不仅是观赏玩味净化心灵，重要的在于格物致知，正事践行，获取生命的内在潜力，提高人类的智慧。佛学由外域天竺输入经历 700 余年本土化。中国寺庙虽有医药学或佛学思想向中医药学渗透，然未能系统发挥。故本文论中医中药国学中的实践美学主要是学习儒道互补的体会。

（收稿日期：2020-06-12）

《中国中医基础医学杂志》2021 年 1 月第 27 卷第 1 期

参 考 文 献

[1] 许慎. 说文解字[M]. 北京：九州出版社，2001：208.

[2] 李泽厚. 美学四讲[M]. 武汉：长江文艺出版社，2019：47-57.

[3] 张法. 中国美学史[M]. 成都：四川人民出版社，2020：11-20.

[4] 张玉能. 中国传统美学的特征与传统审美心理[J]. 江汉论坛，2009，62（3）：95-101.

[5] 敏泽. 中国美学思想史（一）[M]. 北京：中国社会科学出版社，2014：106-157.

[6] 李泽厚. 华夏美学[M]. 武汉：长江文艺出版社，2019：83-95.

[7] 庄子集解[M]. 王先谦，方勇，整理. 上海：上海古籍出版社，2009：223.

[8] 叶朗. 美学原理[M]. 北京：北京大学出版社，2019：12-21.

[9] 师帅，纪鑫毓，胡元会，等.《道德经》对中医诊疗思维形成的影响[J]. 天津中医药，2020，37（10）：1147-1149.

第四节　形神兼养　身心医学之美

人体"形与神俱""形神兼养"是中医药学原创优势之一，贯通预防、治疗、康复、调摄、护理全过程，体现象、数、易、神一体的整体观的国学原理[1]，中华优秀传统文明格物致知与致知格物，维护身心健康。当今的身心医学或心身医学是生理学、心理学、生物学、社会学、教育学多学科交叉的令世界瞩目的心理生理医学，又被称为和谐医学，是构建和谐社会的重要组成部分。但是，由于人们价值观的异化，却带来了漠视真实人性的状况。面对心理障碍、精神疾病的增加，倡导国学崇仁德、尚和合、重教化的形神兼养理念与医疗实践，为身心健康人的自然化，物质、精神、制度整合平衡社会的建设创造了良好的氛围。

一、形立神生，形与神的关联性

从历史范畴看科技文明的进化，21 世纪信息守恒定律的发现提示人类：追溯始源，解决现实问题，不忘根本，包容开放，我主人随，传承精华，守正创新[2]。精华何在？欲事立，事上炼，事功成适用于现代社会，是具有创造物质、精神和谐平衡的内驱力，并是能落到实处的哲理与经验。何为守正？政者正也，正者中和，和而不同，天理明心，守住民本邦宁，民族和睦，和平共享。儒家贤哲孔孟荀子思想，倡导崇仁德、尚和合、重人伦、讲诚信，是社会主流意识的入世哲学；道学老子庄周主张顺应自然、无朴纯素，大道之行，无为而治又无不为。如西汉文景之治予民休养生息六七十年，唐代开元盛世贞观之治国泰民安近百年历程，可知 70～100 年是强国的重要节点，也是中医药学事业回归振兴的重要拐点。

天地人一体，精气神贯通，气禀清浊，气聚成形，形立神生。一阴一阳合二五精成母体做胎，胎盘靠母体卵黄素供给营养而生肠胃，大约 9 周胎盘有血液循环与母体血液循环连接。妊娠 20 周后才生脑髓渐成脑回。可见，用气的聚散解释特定事物的生灭，"形立"则脏腑器官气机生化，进而"神生"即大脑，神即心灵、情志、理念、意志。气不能不聚为万物，万物不能不散为太虚。万物合一是"仁"的主要特征，学者须先识仁，宋代程颢《识仁篇》曰"仁者浑然与物同体，义礼智信皆仁也""天地之间有理有气，理也者，形而上之道也，生物之本也；气也者，形而下之器也，生物之具也"。理与气和，便有知觉，形、器具体，而理与神抽象；为何气聚就人体而言有各脏腑系统的差异，又为何生灵万物有稼禾草木花鸟鱼虫的不同？缘于基源种质的质料不同及时空先后程序的差别。太和所谓"道"

是气的总名，具有浮沉升降动静相感之性，是生氤氲、相荡、胜复、屈伸等程式。气聚离明得施而有形；不聚，离明不得施而无形，方其散也，安得遽谓之"无"？要知太虚即气[3]，寥廓幽暗博大的宇宙苍穹的原发创生的时空间，通天的大脑。人道顺天道，"常德不离"既"澄明"又"祛蔽"，所谓离明得施，还蕴含着人自身守护得以"存在"的根基，亦即顺道，至真以生，形神共俱。道通为一，小一无内，太极、至极、无极，似基因技术而成网络、区块；大一无外，至刚至伟遂成宇宙星空，无有尽头，小一蕴有大一，大一涵有小一，浑然一气，有生于无而成万物。《道德经》曰："道生一，一生二，二生三，三生万物。"又《皇极经世书·观物外篇》曰："太极一也，不动，生二，二则神也，神生数，数生象，象生器。"形神共俱不仅是具象，更重要的是原象，"大象无形"之象即精神之象，进入仁德、无朴纯素、见性明心之象；"有生于无"之"有"乃原发创生之象；自强不息，动态流转整体之象。回归原创思维需要求知、求理，而关键是求悟[4]。

气与神的主从关系，至宋明代新儒家有理学派和心学派的论争，核心是自然的规律是不是人心或宇宙的心创制的。从世界哲学史看柏拉图的实在论与康德的理念论的辩论也是形而上学论的主题。

程颢后有陆九渊、王守仁完成的"心学"与程颐、朱熹完成的"理学"。两派对心身形神的认知存在分歧。心学承孟子养浩然之气的要领，人必须首先觉解他与万物合一的道理，然后他要做的一切，不过是将此理放在心中，真诚地、聚精会神地遵循此"理"，"心即理"，万物皆需生命，"天地大德曰生"（《易传》），维护生命即是天地之"仁"。仁有"恻隐之心""不忍人之心"，是神与形的关联，也是天地人神贯通之理[5]。若"不忍人之心"被私欲蒙蔽了，必丧失形神合一之理，故天心人心当以诚敬存之。理学言"理"是永恒的，各类事物都各有其自己的理，只要是此类事物的成员，此类之理便在此类成员之中，便是此类成员之性。朱熹曰："性即理也，在心唤做性，在事唤做理。""性即理"，人性有心有情有形有神。"理"的最高概括是太极，表达理想的原型，宇宙的全体是万物之理的总和。若落实到"形与神俱"的关联性则体现人性的真实。

普遍形式之理为"天地之性"，气酝凝聚成生灵万物，此"气"则理在其中，气聚散有造作，而"理"无造作、无计度、无形迹、无情意，理不可能是事物的第一推动者。德国哲学家马克斯·舍勒所论：理性、精神不是一种可观测的力和能，理念、思维、情感、价值观存在于人类大脑，但精神在纯形式中是无力的，没有实现自身的原始动能，它需要从生命冲动中汲取实现自己的力量，只有通过精神活动刺激人体的相关器官，才能产生力、能、智慧。

目前医学门类的学科中出现的身心医学与心身医学均是生理病理与心理病理交汇整合的学科。身心反应指人体生理因素的异常引发影响心理变化的过程；心身反应则是心理因素的失常导致身体生理的变化。身心医学与心身医学是主要研究身心疾病与心身疾病的发病机制，进而诊断防治的分支学科。相应于中华文明古贤哲倡导的"人性中有万物之理""人心净化，心存良知"的理念，中医药学形神共俱与形神兼养的医学实践密切关联。

二、养神需守静，以敬代静，形神兼养

举凡生命之阴阳、动静、黑白、显隐是互动关联，同步消长，正反相抵而辩证统一的。

人处在精神、物质、人群三维动态流转的社会复杂系统中，以阴阳平秘、动静有序为常态[6]。现实社会呈现出阳有余而阴不足，动过分而静缺少的状况，纷扰烦躁焦虑抑郁的情绪心理障碍易致神伤在先，进而发生慢病。直面医学诊疗的实践，形神兼养，养神以守静为重点，此为中医药学传承贤哲、调制承平、维护健康的优势。

"守静"使人心净化，志向高远，护真元正气，且具无穷的生命力。静则一切向善，至善为乾坤万有根基。"心即理"而知行合一让内心光明打破生命桎梏，确定人生格局，获得人生行为智慧。"守静笃"而致良知，恳切地追求，冷静地洗伐，激悟地舍业，必须通过践履，欲事立，事上炼，事功成落到实处，欲立人而立，塑造人生"气象"，增加心聚定力，达仁而义利事功。

守静，以敬代静而形神兼养，涵养须用敬，"进学在致知"，识得万物合一之"理"，形与神俱，形神兼养，以诚敬存之，敬代静者，"敬"为关键。《庄子·应帝王》曰："至人之用心若镜，不将不迎，应而不藏，故能胜物而不伤。"天心人心，心像一面镜子，折射之象，能照出任何征象、表象。竹林七贤之王弼提出："至人有情而无累。"心普万物而无心，圣人之常，以其情顺万物而无情，故君子之学，莫若廓然大公，物来顺应。宋代周敦颐先生明确称"主静"就是无欲状态，勿自私勿用智，无欲则"静虚动直"，静虚则明，明则通，动直则公，公则博，明通公博乃人自然化、和而不同终极理想之要旨[6]。同时指出："太极本无极也……万物生生而变化无穷焉，惟他得其秀而最灵形即生矣，神发知矣。"定心定力以正中仁义而主静，唯人也得其秀而心灵美。明代陆象山先生诠释修养须用敬，敬是什么？答曰："必须先立乎其大者。"大者为宇宙观，寥廓大公又幽深博大，大则识仁，礼归于仁，义德五常是天行健生生不息的力量；大则顺自然，无朴纯素，知常变，知其白而守其黑，既澄明又祛蔽，显隐自如，守静以敬之[7]。目前人们拥挤在高节奏、充满诱惑的生活中，人心浮动难有片刻安宁，欲望在吞噬理想，多变在动摇信念，心灵、精神、信仰被物化、被抛弃，精神懈怠，消极腐败危险的严峻性增加。何以应对？必当以敬代静，形神兼养，"万事万物之理……不外乎吾心"。处世事以真诚为本，待人以宽厚为怀，大道之行，天下为公，胸有定数，心有定力，养吾浩然之气。宇宙观，上下四方为宇，往古今来曰宙，宇宙便是吾心，广阔的原发创生的时空间，任其本真之我明明德而致良知，信仰人类的宿慧去创造美的世界。

三、形神兼养与实践美学

中华传统文明对儒、释、道的精神修养方法给予高度重视，渗贯到中医药学的医疗保健的范畴。目前，"中华医藏"的文史编撰整理工程中，大约 2000 种书籍中养生学文献有70 多种。传承精华针对现实社会各种特定的人群，不同性别年龄、不同职场、不同环境选取适用的身心形神兼养的方法，维护生理心理健康。守静的理念各家各派虽有差别，实用方法亦有多种，然而，适应现实、对人们的生存进化具有积极的意义且十分重要。形神兼养的方法多种多样，具有共性的养神道术，常有三项特征需要把握：一是坐忘入静，忘掉一切，让心灵瞬间休息；二是吐纳调适呼吸，两耳只闻呼吸之声；三是或坐或卧或立，全身放松，一定要舒适。选择各派气功方案中可行者学习实践。

在西学东渐又闭关锁国的二三百年里，许多学者习惯于科技追赶西方，淡化了对国学哲理的体认，忽略了中国人对世界科技文明的伟大创造。然而外国人李约瑟，不懂中文，尽其毕生精力研究中国古代科学相关文献、典故等资料，撰著《中国科学技术史》《文明的滴定》，明确提出中国古代科学技术体系及相关理论。当今应以历史范畴回归象思维，弘扬形立神生、形神兼养的理念、实践；精、气、神一体，象、数、意融通，气禀与气化整合，传承中国格致学精粹。

《格致学》格物致知与致知格物是研究正事良知的智慧学。"格物"格者正也，物者事也，格物即正事，致良知则需通过处理各种各样普通事物的实践经验。王守仁《心学传习录》指出："心之所发便是意，意之本体便是知，意之所在便是物，如意在于事亲即事亲便是一物。"事有是非，是非确定良知则明，致知则应当认真去做事物，若良知能知某物为"非"必须拒绝去做它，如此为正事。良知是本心的表现，通过良知判断事物的是非，把握人生仁德贤良的潜能，将致良知付诸实践，致知是神识的中心观念。诚意就是正事，医者意也、易也、理也，致知在格物"理"中，意诚则心正，正心无非是诚意，除了正事则无致良知之法。理学派朱熹指出："格物"目的在于"致"我们对永恒的"理"的"知"。说"格物"不言"穷理"，"格物"就形而下之器上，便寻那形而上之道，要知道抽象的理，必须通过具体事物表现。目的是要知道存在外界和我们本性的理。理知为气禀所致而遮蔽的性越多，对事物也能看得越清楚。

格致学是国学原理的载体之一，论形神共俱、形神兼养贯通于中医药学治未病辨证论治的全过程。理学、心学两派以物我合一将形神关联为生灵万物之魂魄；西方哲学无论柏拉图的实在论还是康德的永恒论，对精气神一体、形神相辅守护生命的认知都是一致的。中医大家刘完素主火论，李东垣气自虚，张子和《儒门事亲》，朱丹溪著《格致余论》立阳常有余、阴常不足、君相互感、阳亢火盛之论，均倡导守静节养，皆堪称正事良知之规范。医学是人学，离不开经验，经验是格物事成，将"事上炼"落到实处，经验又是致知提高医者心灵智慧的渊薮，经验也是实践美学的成果。美与美感的根源在于内在自然的人化，人在生产生活实践中获得理解功能、想象智力等心理要素的确认，古贤哲六艺圆融（礼、乐、射、御、书、数）的经验是"技"近乎"道"，道生智展示形神的一体，合目的性与合规律性的统一。综观生灵万物与我并生，象以筑境，境以扬神，形神兼养，法象天地时空，天纲明道，始于混沌又复归混沌，道通为一，无朴纯素。万物生长化收藏而人类生长壮老已，乃为人的自然化之美[8]；"敦人伦、助教化""讲仁德，尚和合"，展现身心健康人性之美。

（收稿日期：2020-08-10）

《北京中医药大学学报》2021年2月第44卷第2期

参 考 文 献

[1] 王永炎，黄璐琦，张华敏，等. 从《素问·天元纪大论篇》谈对象、气、神的认知[J]. 中医杂志，2020，61（1）：2-5.

[2] 黎元元，雷燕，王永炎. 新时代中医药学科技文明的研究方向[J]. 中国中西医结合杂志，2020，40（9）：1125-1128.

[3] 王永炎，张华敏. 气的诠解[J]. 中医杂志，2017，58（10）：811-813.

[4] 范逸品，张志斌，王永炎. 中国传统哲学之心象理论在中医学的应用（二）——心象与中医理论发生学[J]. 北京中医药大学学报，2015，38（1）：5-7, 21.

[5] 范逸品，杨秋莉，王永炎. 儒家"仁学"思想对于当代人心理调适的价值[J]. 现代中医临床，2017，24（2）：4-7.

[6] 王永炎，张华敏. 象思维视角诠释天道时空与人道顺天道[J]. 中国中医药信息杂志，2017，24（8）：1-3.

[7] 王永炎，张华敏. 诠释"恬淡虚无"及其哲学基础[J]. 中国中医基础医学杂志，2018，24（2）：141-142.

[8] 纪鑫毓，张华敏，王永炎. 浅谈河图洛书对中医认识气的启发[J]. 中华中医药杂志，2020，35（5）：2418-2420.

第五节 医生·护士·疾病·美学

中华传统文明讲仁德、尚和合、无朴纯素、顺应自然是社会人群的世界观与人生观，也是维护家国民族和睦、团结图强拼搏、勇于实践的保障。医生、护士与患者是具有特定意义的群体，生活在物质技术、精神意志、人际社会三维结构的复杂巨系统中，每逢瘟疫流行、灾害肆虐，中国的医护工作者挺立第一线，救民于水火，未见民族大迁徙，中国医护工作者舍身救人的风格是民族繁衍生息的至臻瑰宝。医药学始终在进步，也逐步完善和更新。自2019年己亥岁末延续至今，新冠疫情全球流行，目前阴霾未散。在习近平总书记的领导下，"政令德化"，举国动员，坚持中西医结合，把握物质、精神、体制综合平衡，取得了全方位阻击疫情的人民战争的伟大胜利。同时冶炼、培育了广大医务工作者的道德情操，展现出明明德、致良知的心灵美，擢升了人性格局的生命力，为实现中华民族伟大复兴创造了良好的氛围。

于20世纪80~90年代，市场机制引入到公益性的医疗机构，带来的是诊疗技术的进步而人文医学的淡化。利益的驱使造成医患关系的紧张，约有整整10年的历程伤心的事件频发。而其责任不在医护，是由于体制引导的失误，造成医生、护士、患者人际关系的矛盾、紧张与失衡。进入21世纪，强调重塑医学人文精神，随着叙事医学的引入与推广，回归医学是人学，注重仁者爱众人，仁德、仁义、仁心、仁术，跳出物役的陷阱，重人伦教化，依新儒家义利事功，服务民生而天道酬勤[1]。

叙事医学的主体思想是尊重关爱病的人，积极认真去探索疾病这种独特人生经历的美学。人染病负伤必然痛苦，以平抑的心态忍耐并不容易，需要一种自觉才能接受。每当病情加重或面对不治之症时给予人生无助、焦虑、抑郁、恐惧、威胁生命的剧痛则期盼人离难而难离身的绝望，将会给人带来反思人生的契机。医务工作者介入疾病的诊疗，认知理解患者忍耐克难的自觉，以归属感同理心与患者合力构建道德共同体，共同反思描述对"生"的渴望、对死的自觉，把握在死而不亡的时间中，尽心竭力去做未竟的事情。多么深刻的感染力表达出叙事医学的作品对疾病状态美感的体验，它来自医生、护士、患者及家属的亲炙，再现了身处困境的心理感受，包含有丰富的病痛与生命博弈的隐喻，也强化了医患主体间良性互动的成就，这就是肇始人文社会的美学。

一、学用叙事医学落实仁德和合的理念

叙事医学重归医学人文理念，从患者与医者和合平衡的角度理解疾病带来的痛苦，其

本质是一种社会人群关系性的医学，是医学人学的分支、细化与系统化，它贯穿于医学实践的全流程。叙事医学将以往医案学（案例）教学中丢失的或隐喻的信息，包括医患对"痛苦""拯救""领悟""信仰"和医护的同理心职业精神补充、完善与更新。叙事医学复兴医学人文把生物医学模式丢掉的淡化的东西找回来[2]。既关注个体的独立性又构筑群体的医患道德共同体。当下面对大科学、大卫生、大数据、高概念的新纪元，力图走出医学的困境，跳出物役的陷阱，结合中国的国情，以历史范畴基于儒家仁德和合与道学的无朴纯素，儒道互补的理念融入叙事医学的诊疗实践。格致学是中华优秀的传统文化，格物即正事，欲事立必须事上炼，方能事功成，强调在诊疗过程中体现"仁学"。仁心泛爱众为至要，是形而上学之道，仁术需把握聆听再现归属反思的叙事技巧是形而下的技艺。仁心仁术结合则成仁德，仁德是生命的动力，大德系天人合一，物我合一，知行合一。公德按新儒学派倡导义利事功，医者服务民生可以"天道酬勤"。礼归于仁，礼者重在调节，"和而不同"是终极理想。只有医生、护士、患者及家属和合共赴苦难，才能自觉坚韧地抗病，共建仁德和合的信念，追求以平为期的生存，从而对医护抚慰心灵提高精神境界；对患者获得人离苦难而难离身的愉悦，或以仁者寿、死而不亡者寿，于不亡的时间中去做未竟的事业，安然走完人生之路。医生、护士、患者的仁德和合多么令人感慨的实践美学，反思之后的平行病历为人生哲学、社会学增添了重大成就[3, 4]。

二、护士护师是践行叙事医学的生力军

叙事，即格物正事以致良知明明德，是人们将经验汇集组织成具有现实意义事件的基本方式。叙事护理是科学与人文在护理中以"仁义礼和"调节经受伤痛的患者并对其进行抚慰关怀，是实施整体护理的重要方法。叙事护理是护士护师们通过对患病的人精神心理状态的观察，对聆听患者的苦难，容纳吸取后使之外化，发掘护理要点对患者实施护理干预的实践。当下的国情对心身医学的兴启，对心理生理在各类疾病中的影响是医学人文与社会学关注的问题。迫切需要强化医德教育，叙事护理课程的开设在培养护理人员人文关怀品质方面起着举足轻重的作用。还有加强对医学生的医德医风教育，补齐被淡化了的国学知识。懂得先识其"大"再尊其"仁"，大象无形，太虚寥廓，领悟原象思维的创生性。我欲"仁"能弘"道"，以诚敬求真，业医治学。建议恢复走向社会执业前的学位授予的宣誓[5]。总体看医学人文教育，急需完善革新，拓宽叙事医学的应用推广并改进教学方法。

护理工作是与医生、患者及家属、医院各类服务人员打交道的工作。性命相托以人为本是与健康生命相关联的工作，服务量大负荷重必须敢担当、负责任的工作。以"天心"体悟人心对"病的人"的痛苦、磨难、焦虑、抑郁情绪心理变异的叙事医学护理践行与临床做一份人文关怀的工作。以整体观重视心理、生理、病理交互关联，做个体化的身心与心身病状的护理给予每位患者带来最大限度的满意。护士护师为拯救生命、恢复健康做奉献，体现仁爱之心，确是叙事护理实践的生力军。

南丁格尔说："护士是没有翅膀的天使，是真善美的化身。"美，来源于实践，是人类生产生活中的一种客观需求，美是可以潜移默化人的高尚情操。美学的本质是自然的人化，由工具本体过渡到情感心理本体。又需要人的自然化，人类必须敬重自然融汇于大自然中去生活。美学需阐释美的客观标准，是培养人们体验美、鉴赏美、创造美的一门哲学[6]。

我们从美学视角看，护理学本身就是美的产物。既有科学性又具艺术性的护理美学作为护理学科的一个重要组成部分。叙事护理的恻隐之心、苦难感同身受的归属，细致周到的慰藉与患者的心相关联而提高抗病力量是实践美学在医学人文的进化。21 世纪兴起的叙事医学的护理美学是将美学基本理论应用于护理实践的新兴边缘学科。

三、医护患者和合蓄力维护生命健康之美

21 世纪信息守恒定律的提出将对现实的科技文明产生重大影响：其一，重始源以历史范畴看待科技文明的进化；其二，高概念、大数据带来机器学习搜集处理运算海量数据，快速、高效电子网络链接的"阿尔法狗"与"阿尔法折叠"将有利于暗知识的发掘；其三，人类通天的大脑神经细胞/突触的关联链接具有逻辑推理的主导意识是 AI 机器学习不可替代的，但机器学习电子网络必须为人类所掌控。重始源与主导意识是医学人学与生命科学关注的问题。重始源中华科技文明的历史以尚无文字的中原黄河流域的河图洛书与负阴抱阳冲气以为和的太极图为主体，从观象运数易变气运神智。象、数、易、气、神五位一体，象为开端，观天地阴阳之象、万物生灵之象、健康疾病之象。叙事访察气象、物象与病象关联，更重视魂魄意志心理情感之象，即无形无造作的大象。精神之象包括心绪思虑折射的镜像。从这个视域出发体现叙事医学个性化的独特性。回首 21 世纪初，笔者的老师治愈一位桥脑毗邻三脑室的肿瘤患者，瘤体核桃大小，是神经外科医生手术剖开因病灶位置不宜手术难以切除而关闭，患者求治于中医。该患者男性 53 岁，素体较壮，临诊时眩晕、视歧、听觉障碍，手足不温，舌质暗红苔白腻，脉弦滑细数，先生把握痰瘀凝聚毒邪伤络增生肿物，运用解毒通络涤痰化瘀之治法，随证遣药组方虽数易其方但不离大法，历经年余而肿瘤消除挽回了生命。其疗效的获取与叙事理念方法密切相关，一是患者面对疾病无治后下一步将是死亡的恐惧，总在想"为什么得脑瘤的偏偏是我？""期待的手术不能做了"等反复思虑、极度消极的情感反应。医者需要仔细认真地再度聆听患者遭遇的苦难，秉承国学"生生不息"的理念，顺应自然，对患者及其家属耐心地讲述对待生老病死是每个人都要经历的人生问题。为了求生的愿望，积极面对才能克服消极的绝望。二是"解构"[7]。笔者亲切关怀抚慰，多次往复表述中医学不相信把肿瘤贴上"不治"的标签，除了手术之外，在肿瘤治疗的全流程中，中医中药尚有诊治的时空间，只要医患配合，以仁德和合的理念，不放弃求生的意志，就存在愈病的可能。三是医护家属和合蓄力对抗顽疾。正确对待疾病，让我们感受到亲情，人间共赴苦难的珍贵，我们和合蓄力抗病求生，对叙事医学的个性化的"独特"理解有了新的认知，疾病就不再是传统意义上的概念，有望超越疾病开拓人生哲学的美。

中医师们在叙事技巧的操作方面也有些共性的要求，从理念上气化气禀、出入升降、形神兼养等始源来自河图洛书与负阴抱阳冲气以为和的太极图。首先脾胃之象为仓廪，阳五阴十天地各五，阳五居中央而辅四旁，是升降出入、气化的轴心，左肝主升右肺主降，南火北水，升降有序，水火互济则开阖枢利，则居中培土德，怡情志、顾润燥、纳化常。君火不足寒水泛滥则水火互济失常，可导致升降出入调节障碍。出入废则神机化灭，神机即情感、思维、意识；升降息则气立孤危，孤危即难以气聚成形而形立神生，又气散致太虚原象的原发创生性受损。业医者培育土德十分重要，净心明道以仁心、天心、公心体恤

患者不离斯须赋予内在能量。"礼归仁""乐从和",医护患者及家人合力共同度过疾病的痛苦。或以"达则兼济天下"的人道精神,仁者寿走向人生的终点。叙事医学具有中华文明儒道互补的内涵,然而更多的是发展了内在的人生格局的思想。叙事医学在我国刚兴起已有教席和专属刊物,目前最需要的是建设团结和谐、守正创新的学术团队,冀望融汇大数据、高概念与国学原理的有思想的学术研究并落到实处,达到诊疗效果的最大化服务民生。

(收稿时间:2020-12-03)

《现代中医临床》2021 年 5 月第 28 卷第 3 期

参 考 文 献

[1] 王永炎,商洪才,牟玮,等. 强化医学人文理念,直面新医改学习叙事医学[J]. 现代中医临床,2015,22(1):1-4.

[2] 杨秋莉,王永炎. 叙事医学与中医学的人文关怀[J]. 现代中医临床,2015,22(2):1-3.

[3] 王昊,杨秋莉,王子旭,等. 关于中医平行病历书写规范的建议[J]. 现代中医临床,2019,26(3):6-10.

[4] 杨秋莉,王永炎. 叙事医学的平行病历与中医学的医案医话[J]. 现代中医临床,2015,22(3):1-4.

[5] 刘鹏,余玲,黄金兰. 基于传统儒家思想浅谈叙事医学在临床的应用[J]. 叙事医学,2020,3(2):107.

[6] 李泽厚. 华夏美学[M]. 北京:生活·读书·新知三联书店,1988.

[7] 张婍. 超越疾病[J]. 叙事医学,2020,3(3):158-160.

第六节　儒道互补启示中医中药之美

晚周先秦中华文明历经百家争鸣,澄源合集流传于后世,集其精华对国家民族的繁荣进步均有重大贡献。至公元前 5 世纪后,儒家和道家逐步成为中国思想的两个主流。儒家由文士学者及思想家构成,都是传授古代典籍的老师,创始人和领袖是孔子。稍晚些,孟子是儒家的理想主义派,既强调个人自由又重视超道德的价值。荀子是儒家的现实主义派,既强调社会控制又发挥了自然主义。历代尊称孔子为大圣先师,而孟子、荀子亦是古贤哲儒学的代表。道家的文士学者流多出于史官,历记成败、存亡、祸福古今之道,以社会哲学围绕着"无"即"道"的核心概念,集中个体作为人的自然德行,以"德"去认知理解内在生灵万物的力和能。道家以老子为名的《道德经》曾誉为中国历史上第一部哲学著作,老子是道学的创始人,先秦庄周著《庄子》,是道学集大成者,其哲学思想对古今中外都有着重要的影响。我们要注意把道学与道教加以区分。

儒家思想讲仁德,尚和合,重教化,于中华文明 2000 多年居于社会的主流意识,是政治、道德、文化、教育的指导思想,是入世哲学以负责任、敢担当游方于外;道家思想讲无朴纯素,崇尚自然,非常道非常名倡导无为无欲又无不为,是出世哲学,总与社会现实维持一定的距离游方于内;儒显道隐,外儒内道,举凡人群社会有儒有道,儒中有道而道中有儒,正负逻辑互补互动互用,充分协调,不但是"兼济天下"与"独善其身"顺逆流转的人生路径;直面悲歌慷慨与愤世嫉俗,身在江湖而心存魏阙会成为历代知识分子的常规情感心理[1]。人们应看到儒与道离异,儒门荀子说"性无伪则不能自美"是外在功利;道学庄子说"天地有大美而不言",突出的是自然的内化。儒道是亦此亦彼对待人的生命与健康，珍重爱惜对待人生审美的态度，充满了情感的光辉。相对于医学是人学的人文道德的求真至善，儒家的礼乐中和自然的人化与道家无朴纯素、无欲无功的人的自然化，确是既对立又补充儒道互补的国学内涵，是中医中药之美的基础。

国学讲辩名析理，名有常名、非常名，名是一切世事知理的表达，理的实现要有物质基础，各种类型的社会都是实现社会结构的各种"理"，从历史领域看社会经济是中华文明"理"的渊薮。对于"理"的认识，其"非常名"是"不知之知"，混沌道通于一就需要负方法、负逻辑，从形而上学视域看不仅是增加认知诠释的学术，更为重要的是提高心灵智慧。正的方法与负的方法并不矛盾，可以相辅相成，应当始于正的方法而终于负的方法，如果不终于负的方法，它就不能达到哲学最好的终点，但是如果它不始于正的方法，它就缺少作为哲学实质的清晰思想。我们从现实社会可以认知以经济建设为中心实施四个现代化是正方法，同时提出并实行"韬光养晦"是负方法，正负并用是尚一尚同的哲学，铸就了改革开放的成就。负方法负逻辑将可能给世界哲学有所贡献。正的方法在西方哲学中占主导地位，负的方法在道家《老子》《庄子》里，它的起点和终点都是混沌的全体，以"无"作为核心理念，它没有说"道"实际上是什么，却只说了它不是什么，但是若知道它不是什么，也就明白了一些它是什么[2]。

中医药学以象为主体本体，象、气、神一体便是道，"道"与"无"是道学的核心概念。道生一，一生二（1+2），二生三，三生万物；有生于无，生灵万物而成物质精神世界。道生一，一生二，二数神（1+1），形立神生，神生数，数生象，象生器，一方面象数由两仪始而后四六八，六十四卦，器者物也，在人体脏腑、经络、官窍等皆具象思维；一阴一阳之谓道，道生智，玄生神，神不可测为恍惚至极无极之数，神者通于天之大脑为生命之智慧，蕴育原发无形之大象即精神之象，历经不可感知的幽暗博大之玄，又"玄之又玄，众妙之门"，至今日变成可思可解之暗知识、暗物质，诠释宇宙黑洞的信息守恒定律，将带来数字化世纪科技文明的突破期，睿智的思想家、科学家们思政研习《道德经》与《庄子》逐渐深化。道者衍生五行，水火木金，上下左右，中央为土，三五生成而五运终天，布化真灵，始于混沌又复归混沌，本真之我的一元论，人道顺天道。医者在明明德，致良知，守住仁心仁术，道与术和合并举。中医学有感性、理性、悟性，而悟性是体于道内的智慧，观象议病，神机气立与出入升降密切相关，有是气必有理，认知理解病机至关重要，类比取象筑境立意，随证治之，在辨证论治的临证思辨中体现中医药学的原创优势。

儒学天人合一，以人为本的仁德乃大德、天德、公德，是生命的力量，家国情怀敬业尽责。新儒家学派提出"义利事功"，作为医生不仅仅是疗伤治病的决策者，还应成为患者的朋友，以同理心、归属感启示"泛爱众"的情感。道学倡导无朴纯素，无私欲而不污不杂，丰富了儒家仁学的内涵，儒道互补奠定了医学人文的根基。老庄之学讲"天地与我并生，万物与我为一"，让自然真正成为自然，致良知心灵美而生长壮老已，仁者寿天命即体悟人生之道。

道学瞻定万物以阴阳之大顺，受儒显之善，应时空迁移，立俗而施事；无为又无不为其实易行，其术虚无为本，因循为用，无常形、无偏累，知生灵之情为万物主。道家文士人生多处于"在野"的地位，为谋思想的出路，于战乱的南北朝、五代十国时期，前有廉溪、梦溪、华溪三溪之说，继之向秀、郭象的《庄子注》，后有竹林七贤丰厚之情理论说，史称"玄学大帜"，对于国学始源演化的深入研究，广涉科技文明史学、哲学、文学范畴，以及人群社会生活、文化生产技术、环境生态诸多层面，确是推动中华文明进化的一股强劲潜流，也是中国第二次百家争鸣的成就。儒道互补融汇了农耕文明的哲理与科技成果。数字化新纪元朝向物质、能量、信息守恒定律的深化研究，大科学高概念以唯物史观与唯心史观结合，以整体归纳与还原分析，辩证统一的方法学去认知、诠释"道生智""玄生神"。混沌的"道通为一"将给人类科技文明带来划时代的新挑战与新机遇。

（收稿日期：2020-12-22）

《中医杂志》2021 年 2 月第 62 卷第 4 期

参 考 文 献

[1] 李泽厚. 华夏美学[M]. 北京：生活·读书·新知三联书店，1988：38.
[2] 冯友兰. 中国哲学简史[M]. 北京：北京大学出版社，2013：294.

第七节　禅修与美育的结合

人生需要正确对待顺逆、荣辱、显隐、黑白等既对立又关联的世事，重视精神修养。每逢坎坷曲折逆势不是坏事，势必启动内心动力，尚有贤者指路，友人帮助，逆势向上向善转化；人处顺势事功成就必当诚敬谦卑，不可纵势忘行，澄明与幽玄相互流转，知其荣而守其辱、知其白而守其黑的正负逻辑自明于心，维护心理生理平衡才能适应显隐自如，自觉地以"天行健，君子以自强不息"的力和能，服务人群社会。

一、认知理解中国佛学理念

佛学国人以释迦牟尼为释尊，儒释道三源合为国学。释尊佛学以唐玄奘天竺（今印度）取经梵文译为《大藏经》后历经 700 年本土化，教义以慈悲救难，普度众生，明心见性为主体。在中国的佛教有多种宗派，而中国的佛学以禅宗最普及，禅，"禅那"是梵文（Dhyana）的译音，原意是沉思、静虑，其起源依传统说法，佛学有"教处被传"，除佛教经典教义外，还有"以心传心，不立文字"的教义。释尊传至菩提达摩于梁武帝年间（公元 520～526 年）到中国，为中国禅宗的初祖，后分裂为神秀创北宗，慧能创南宗，禅宗成为中国佛教的主要流派之一，它是中国文化重要元素的一个部分，在哲学、宗教、文学、美学、艺术等方面有其特殊的影响。

佛学对国人影响最大者是它的宇宙的心的概念，可称为形而上学的负方法。各宗各派虽有不同，但都相信"业"的学说。"业"通常解释为行为、动作，但业的实际含义更广，不只限于外部的行动，而且包括有情物的所思所想。佛学讲有情物的宇宙的一切现象，都是它的心的表现。不论何时，他动、他说、他想这都是他的心做了点什么，这点什么一定产生它的结果。无论在多么遥远的将来，这个结果就是业的报应，业是因，报是果，一个人的存在，就是一连串的因果造成的。今生的"业"报在来生，来生的"业"报在来生的来生以至无穷，一连串的因果报应，就是"生死轮回"，它是一切有情物的痛苦的主要来源。佛学认为一切痛苦都起于个人对事物本性的根本无知。宇宙的一切事物都是"心"的表现，可是无知的个人还是追求虚幻的生死轮回。这种根本无知就是"无明"，无明生贪嗔痴恋，由于对人生的贪恋，个人就陷入永恒的生死轮回，万劫不复。

人们期望将"无明"转换为觉悟，需要禅修就心灵境界达到梵语的"菩提"即觉悟，佛教一切不同宗派的修行均试图对菩提有奉献。积淀"菩提"而能避开贪恋的"业"。个人有了这样的"业"，就能从生死轮回中解脱出来，这称为梵语的"涅槃"。涅槃状态可望达到个人与宇宙的心同一，或者说他了解和自觉到个人与宇宙的心固有的同一。这是以前他未能自觉而需要修行悟出的"理"。禅学讲"智与理冥，境与神会"，只有经验到经验者与被经验者冥合不分的人，才能真正懂得什么是不知之知，经验者舍弃了普通意义的知识，因为这种知识假定存在知者与被知者的区别。

二、美育、禅修并行与身心健康

近百年来，西学东渐使工业文明与农耕文明相互碰撞与联结，其中禅学与美学两个领域就心灵境界修养的讨论是最值得重视的事例。民国早期清华大学国学研究院王国维教授是西方哲学美学的先驱，他提出的境界说，不仅是表述作家的胸怀、气质、情感、性灵，也不只是作品的风味、兴趣、神韵，而重在通过情景强调了对象化、客观化审美本体世界中所显现的人生，亦即人生的境界，也正是人生寻求避开个体感性生存的痛苦。犹如钟表的摆，实往复于苦痛与倦厌之间，欲与生活和苦痛合一，使人超然于利害之外而忘物与我之关系，非复欲之我，而但知之我也。他提出的这种超利害忘物我的境界，是以禅悟为基础的神韵，此审美是哲学美学上的高层级，更凸显了近代的"情欲"——人生的核心内容。

著名教育家蔡元培先生希望从宗教中抽取其情感作用与情感因素，以美育替代宗教，其称"吾人精神上之作用，普遍分为三种，一曰观规律性的全面掌握和运用，完成了'崇仁''据德''志道'的人格道德境界的培育，也是礼乐治以成性，成性是修身之要"[1]。自然的人化与人的自然化是历史范畴，既对立又关联，体现天人合德的规律性。"人的自然化"包括三个层面的内容：一是人与自然环境、生态友好和睦而相互依存，不能破坏，不去征服与过度享受自然产物；二是投身融汇到大自然中，天道自然一体；三是人通过修炼学习，如心斋异引吐纳使身心节律与自然节律相吻合，还包括通天大脑对幽玄暗知识的揭示会通，维护宇宙的"隐秩序"。自然的人化是工具本体的成果，人的自然化是心理情感本体的建立。中国古贤哲以"天人合一""物我合一""知行合一""形神共俱"表达"人的自然化"与"自然的人化"的观念对人类精神修养至真至善，对走向大科学大健康数字化新纪元具有重要的参考借鉴意义。

三、迈向后现代学科方向的梗概

进入大科学、高概念、大数据时代，迎接科技文明历史范畴的改变，中医药学学科理念需要更新学科方向。

缘于物质、能量、信息守恒定律，世界一切事物永远不会毁灭消逝，只有易化流转，让自然真正成为自然，形成新生事物富有力和能的生命。黑洞科学假说的修正，繁星吞入了黑洞，信息、质量、能量、体积、形态等重塑、更新，以全新的辰星进入宇宙浩瀚苍穹之中。不再是天德的破坏，而是守正的原发创生，启示了人们对《道德经》"玄之又玄，众妙之门"的体认和领悟。中医学人面对信息守恒定律，破解观象议病辨证的"知犯何逆"而随证治之，是道——形而上之通天的大脑。脑主神明，一阴一阳之谓道，道生智，玄生神，神由至极无极恍惚不可测不可感知，但可思，思想，反思，正负方法，知其白守其黑为天下式，去发掘暗知识暗物质作思想，思想无形之象、创生之象，继而系统反思的思想，做幽远博大的有思想的科技文明的研究。懂得"大"者才识"仁""明""德"，具有求知的生命力；识其"幽"者才识"玄""远""神"，获得联想丰富的想象力和好奇心，守正创新的内驱力。随着信息智能两者融合数字化世纪的到来，不忘根本，兼容古今中外一切科技成就，方可构建具有中国特色的统一的医药学。

（收稿日期：2021-01-07）

《中医杂志》2021 年 3 月第 62 卷第 6 期

参 考 文 献

[1] 蔡元培. 美育与人生——蔡元培美学文选[M]. 济南：山东文艺出版社，2020：37 - 38.

第八节　提高生命美育的自觉优化医德医风

人，至高境界真善美与天壤而同久。古今智者贤哲、苍生大医均以求真、储善、立美为行为示范。学人受教育，幼年重养成、素质，至成年后，成功教育与创造教育塑造人生格局，德智体美教育结合。人的自然生命是第一宝贵的，人若没有自然生命就没有一切。生命美育针对人怎样活着才能体现生命的本性，具有生命的能量并激发生命力度，使有限的生命具有无限的生命力，创造人生真善美的价值。生命美育贯穿人类的各种教育，涉及生命的全过程，从受孕胎教到死亡终结的审美现象与审美体验，灌注了情感生命与精神世界的内涵。

一、认知生命美育特征

生命美育是人学的组成部分，融美学与教育于一体。人群智者倡导终身教育重塑美德，渴求生命之树苗壮成长，生命之花灿烂绽放，生命之火辉煌燃烧，生命之水欢畅奔流。当今科技文明的进化，在大科学高概念背景下重视生命本质、生命活力状态，推进生命感性、理性、悟性的协调一致，体现物质与精神存在发生发展的规律。克服理性至上的片面，寻求感性理性的均势平衡，关注悟性生命体验的原创性。生命美育的特征，首先是寓理性于感性之中，从感性出发，可见可触可闻可感知是鲜活的身心愉悦、惆怅与苦痛，又必须有理性内涵的接受、理解与慰藉，这是生命现象的审美感悟[1]。倘若感性失于理性的支持，审美只能是漂泊的浮萍。只有感性理性协调互动才能带来生动灵活的情绪、感情与形式。自然性与社会性共存，审美感悟涉及世事的方方面面，生命美育接触自然社会时空最大的体量。自然美包括群山叠翠、江河湖海、稼禾平原等，而其顶峰是人与动物的生命。社会美包含仁德诚信、献身精神、社会责任感、历史使命感等，而其最重要的是生命能量的生命力，推动着人类社会攻坚克难永远向前。

生命美育的形象性与趣味性由于象思维的回归，更凸显了价值取向。具象思维与逻辑概念思维结合，重视原象思维的创生性，表象心理折射的镜像，幽玄恍惚魂魄意志的精神大象，观象是审美体验的开端，形象带给人们振奋人心、发人肺腑、扣人心弦、启发深思联想的魅力，使生命美育伴随着具体、生动、鲜明的感性，有生命本质真切的感受。趣味性寓于形象中，精神生活具有高格调、高品位，不失人的生灵气运。梁启超先生讲："凡人必常常生活于趣味之中，生活才有价值。"从过程到动态生命具有时间性，生命美育在过程流转中表达审美感悟。生命冲动是生命之流，让生命生生不息，过程动态的整体观一以贯之。朱熹诗云："半亩方塘一鉴开，天光云影共徘徊。问渠那得清如许？为有源头活水来。"对于青少年的生命美育应给予特别关注，将其作为终身教育的重要环节。其一，可消除青少年生命冲动的盲目性和无序状态，使生存成长与客观现实和趣相处，避免对抗性的矛盾激化。其二，把握青春期活力，强化能源提高质量，升华积极向上的创造性，培育审美心理意识，发现美和欣赏美。生命贵在创造，让生命走向成熟，培育美觉的素养，有助于塑造优良美好的人生格局。

二、优化医德医风需要重温生命美育

回首 20 世纪后半叶，数理化学融入生物科学，创造出新的先进诊疗设备，开始了生命原理的探索，日趋形成了生命科学，推动了医学技术的进步，反而出现了医学人文的淡化、医德缺失、医风世俗化，与患病的人情感本体疏远，甚而医患矛盾冲突频繁发生。究其原因，其一，医疗管理政策曾有失误，于 1986 年至 1996 年的 10 年间，公立医院推向市场化，患者拥挤到三级大医院，城区一级医院与乡镇卫生院、村上的红医站被冷遇，陷入趋利物役的局面，又高职医师不耐重负，引发医患道德修养过失，甚至出现医闹取利，医务人员与患者及家属两个群体难以和谐相处屡见不鲜。其二，生命科学的出现，而生命美育尚待培育，医学人文伦理的淡化必须改进。从医学生的教育，希波克拉底的誓词失声，中医各类学校，对医圣仲师"企踵权豪，惟名利是务"的批判及"大医精诚嘱咐""恻隐之心"以归属感服务民生缺少作为医师行为规范的要求。其三，中医药学具有科学人文双重属性，传承中华优秀文明必须我主人随。国医国药以国学原理为指导，仁德和合、无朴纯素、儒道互补是为人业医的主导精神。我们不反对理性科学与还原分析，但我们必须扬己之长，追踪国学而明医明道，恪守天道酬勤而义利事功。从诊务上先中后西、能中不西、据病情需求中西合用，以仁心、公心、天心体现仁术之精粹。改进优化医德医风需要人文医学教育，其中 21 世纪初兴起的叙事医学应当大力推广，目前已有教师、教材、期刊逐渐形成二级学科，值得庆幸。生命美育是贯穿人生全过程的教育，首先是审美素质的形成，使外在生命现象转化为内在的生命体验。中医药学以象思维为主体本体，以阴阳五行为关系本体，论阴与阳既关联又对立，既互根又转化，以象推之可千可万，邪与正、胜与负、白与黑等均是正负相抵、同步相长的辩证统一，是生命本质向内、向上、向前的目标动力系统。内向中正和合、形神兼养是身心和谐医学，向上重视通天大脑的神明智慧，向前重视预防预测医学治未病。中药以本草学为主体，重法象多用复方，其性味、归经、功效与季节、土壤、水质、物候等密切关联，体现了整体动态流变的哲理，是生命美育的研究命题。

青少年美育授于良好的家风，师长垂教，学校社团书画歌咏等和风细雨、潜移默化的熏陶。当今社会经济大潮的背景下，人性邪恶漠视生命，甚而言行恶劣，内心阴暗，残害生命的事件及自残自杀也时有发生，生命美育也需要暴风雨式地铲除黑恶势力，挽救失足的青少年，认真维护社会安定和谐的秩序。

个体后天生命进程，积极朝向人性化，他的生命轨迹就趋向真善美，行为曲线就呈现自由独立而创新。作为医务工作者面对患病的人，尤其是战乱灾疫的重病者与伤残者，他们身处生命过程的负状态，应当纳入医护人员生命美育的对象，性命之托、以人为本、至高至尊的信任。仁心仁术和合，恰如武汉大疫荼毒，举国一致抗疫，物质精神体制均势平衡所展示的伟大抗疫精神、所取得的人民战争的伟大胜利，医生、护士、志愿者、各行业的斗士们展示出的中华民族优秀的科技文明，具有不朽的生命美育。医护学用叙事医学在日常疗伤治病诊务中，通过生命美育的途径方法，以同理心抚慰体谅患者的疾苦，激励患者战胜自我、挑战自我的生命力。医生要相信重病患者虽身体羸弱，而意志坚强不屈，并不比健全人差。史蒂芬·霍金、司马迁、贝多芬等名人于精神生活、生命力超越常人，而具有灿烂的生命之美。另外，医生面对社会人群的复杂系统，对慢性久病患者的心理情感要细察隐喻的病因，正确思想受挫伸张，正常生活遭遇干扰的助力久郁愤懑不伸而"郁"乃人生大忌，人的情绪压抑动盈交替变化，需要超常的毅力。人生处于负状态下的健康维护，需要觉解黑白显隐深入患者内心的安抚，心身并治形神兼养启迪"向思能旨"的引导。老庄之学"知其白，守其黑，为天下式"，居于谷底隐忍蓄力才有逆势顺转、塞翁失马的机遇，所以能守住"黑"常是生命之根。医者还当注意骤然顺势到来、悲喜交集顿时急重病危的发生，同样是心理病理的失衡，是生命美育关注的事情，也是医学人文的关怀。

生命负状态的最后是死亡，生老病死是人生法则不可逾越的规律，是一个深刻的哲学问题，也是生命美育研究的必答题。死亡是生命终点，生死相依，以健康人生为开端，死亡是生命之美另一种形式的体现。古今贤哲对死亡的审美态度赋予生命美育深刻的启示。印度泰戈尔写道："生如夏花之绚烂，死如秋叶之静美。"叶落归根，就是这片片黄叶换来了森林大树盎然的生机，同时也标志着四季的变化。当我们胸怀仁德，生命走到临尽头时回归大地，应感到庆幸。

三、仁学指引社会人群走向真善美的未来

仁学以儒学为主体，崇仁德、尚和合、重教化是古今中华民族的社会主流认识。生命美育是医学人文的重要组成学问，着眼于生命的本体性，关注审美本质与审美现象是真善美的哲学思考，是医学的形而上学之道。中华传统文明于公元前5世纪春秋战国时期诸子百家争鸣，儒家、道家、墨家、名家、阴阳家、法家等虽源出于不同职场，学说内涵领域也不尽相同，然而均涉足人群社会系统中人的生存、生活、生命的范畴，对生命美育的研究，尤其是人性本体认知理解诠释具有重要意义[2]。隋唐之后的南北朝及五代十国的玄学大帜，知识界于战乱灾疫中为谋求生存理想的出路，第二次的百家争鸣涌现出许多思想家，及至宋明理学，新儒家之理学、新学与新道家的主理派与主情派对生命美育都

有深化进步的内容。还有隋唐以降历 700 余年佛学的本土化过程，其中不立文字、以心传心的禅宗，使禅修在人生负状态下的觉悟解脱成为美育的一种形式。近现代的美育纳入哲学门类以儒道互补为宗旨，仁德和合与无朴纯素互融互动，国学渗灌到国医国药，以人为本、生命至上、顺应自然。让自然真正成为自然，生灵万物生长化收藏，人的生命生长壮老已，医家以患者为友，厚德求真以立美。美育以诚信存于心胸以敬代静，动静有序而守敬至善。

生命审美自由自在、豁然贯通是生命感受的过程，既有深思而得的真知，又有悠然而至的诗意；既有精神的超越，又有由衷的喜悦，融审美理解、审美享受于一体的生理心理，体现了高尚的审美境界。人的思想、情操、精神秉承内在美，东方重视节奏和谐，知行合一、心物合一、美善合一，"天地与我并生，而万物与我为一"，宁静安详舒适康乐同时"天行健，君子以自强不息"的生命美。

生命体验包括生命感觉，生命能力迁移、扩散，注入人格内在经验而凝聚，升华了情感生命的心理能量。生命感觉应是生命机体的外延，人类各种感觉都是吸收与释放能量的生命运动。人的敏感对于孤独、坷运、苦痛由接受忍耐可蓄力转化为生命力的追求。生命力、生命能，古贤哲称原气、元气、真灵之气，来自生命本能自然的内驱力，也来自社会人群感召心神思想的境界。

老年朋友的生命美育有圣贤指路、友人帮助、自我与家人的维系，总体要求是淡雅、闲逸、安宁、康乐顺畅地度过晚年。对于 70～90 岁身心尚能自立于日常生活的人，净化心灵，陶冶仁德和合的操守，拒绝鄙俗的心理雾霾，强化生命能量，克服生命过程走过来的负状态，以立美求真朝向生命的辉煌。青壮年在注重美化生活的同时必当美化生命，生命美化激发真善美的未来，才是更好地美化生活。综观生命美育的学养修炼，应该贯穿人生的全过程，普及整个人群社会。

（收稿日期：2021-02-10）

《北京中医药大学学报》2021 年 5 月第 44 卷第 5 期

参 考 文 献

[1] 姚全兴. 生命美育论[J]. 贵州大学学报（社会科学版），2015，33（3）：19-24.
[2] 冯友兰. 中国哲学简史[M]. 北京：北京大学出版社，1996：6-10.

第九节　老年养生与实践美学

——读《老老恒言》有感

20 世纪末我国进入老龄化社会，其老龄人口占全国总人口的比率于近 20 年逐年攀升，约占 1/6，现已成为国家民族关注的大问题。作为从事老年学与老年医学的医生提出并践行"积极老龄化"工程，深化研究并积极推广老年养生，坚守中华民族人自然化"命由人定"的理念，学习"实践美学"的基础理论，让"自然的人化"真正成为人的自然化，由社会性向生理性渗透、交融、合一，使人外在自然与社会环境和人的生存关系产生正面的健康

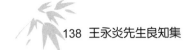

的历史性的改变甚为重要。人的审美来源于感知、理解、想象、情感多项心理要素彼此作用由多维度变异而构成，其最初起源于创造工具的劳动操作中合规律性必然施加自由而产生的愉快感受；医疗实践中的疗效，当今大数据时代信息（IT）与智能（AI）两化融合的新发现、新成果等均能赋予人以美感。

美的根源是自然的人化。自然人化说是马克思主义实践哲学在美学上一种具体的表述和落实。从自然的人化来探索美的本质，即美是真与善的统一，也就是合规律性与合目的性的统一，更多表现在合目的性的功利内容直接间接的变化差异。知性和想象力运动可以产生审美愉快，如嫦娥奔月；理性与想象力对抗则体现崇高感，如英雄纪念碑。人的生存、生活、生命的主动力量使自己生理自然的存在获得最大的满足和延伸，包涵无意识在内的自然与人性相互交织、渗透、融合带来的美感。人自然化是建立在自然人化基础之上，正由于自然人化在某些方面今日已走入相当片面的"极端"，有如石油、煤炭采掘利用过分地享受自然造成生态环境的恶化，所以当今要突出人自然化，让自然成为自然，与人们和谐相处，旅游、观赏，人与山水花鸟亲情连接，顺自然调适生活起居与衣食住行，增进健康尽享天年。人自然化应包括古代贤哲的天地境界，天道自然一体是养生学的总则。

一、儒道互补中华养生之美

大自然消融了一切，而自然又仅是人世的一部分，让精神世界在现实生活中去寻找归宿。人与自然界亲近往来；思想感情上沟通抚慰；人格上相似的永恒形象。"自然"在生存生命、思想感情、人格三方面都形成了最高理想，作为人自然化正是儒道互补的具体实现。

老年养生的目的在治未病或已病而维护真元不衰。医学是人学，以人为本注入儒家仁学，仁义仁德仁心仁术，医者必须精勤不倦、博极医源而储善立命，肩负维护生命疗伤治病人道主义的重任。儒家重名教、敢担当，崇尚大德践行公德不舍私德，义利事功而天道酬勤，克己复礼而礼归于仁，反对纵财纵权纵势纵众取宠，是抵御社会价值观异化的锐器。在社会生活中是游方于内的入世哲学，人们生活的主流意识。道学重易象，知常变，主张无朴顺应自然，秉承纯素不污不杂，无私欲而无己无功无为又无不为，与儒学仁德链接，在社会生活中是游方于外的出世哲学，若身处世间乱象则显隐自如，务求淡定事奉社会而"任我"。儒道互补以出世精神做入世事业可为老年养生的重要理念。

《老老恒言》（人民卫生出版社，2006）系清代曹庭栋先生一部老年养生专著，其著作取意于孟子"老吾老以及人之老"，儒道思想贯穿全书始终。老吾老是自知其老；人之老是自老其老。依当今中国60岁退休，有称60～70岁为少老；70～80岁为中老；80岁以上至垂暮之年为老老。《老老恒言》一书重在垂暮之年的养生。恒言者是论理勾玄指导思想源于儒道之学，亦是作者自身经验和享年85岁的切身体会的结晶。

精神情感调摄以老年养生为首务。世情世态事值异化则忿怒之情发于难遇，要使心气定而情自定，定其心之道，曰"安命"。阅历久及其老也，戒之在得是中老年养生至要，故"节俭"二字始终不可忘。老子《道德经》曰："知足不辱，知止不殆，可以长久。"倡导"安时顺化"，此与儒家"安贫乐道""知足常乐""散财是福"的观念异曲同工。老人凡事择人代劳，若可办必毅然亲办而成，如可姑置者则决然置之，办之所以安心，置之亦所以安心，千万不能犹疑不决，不办又不置，让老人终日往来萦忧，最为伤神。儒学人和，仁者爱人，爱人已爱己，自知自家高于人爱。爱人此非自私而因不事外求、不假人为，不立事功而自然的功效自显，是与天地同构落实到人际关系的和谐。道学天和，天人合一与道冥同，天地万物大自然本身是不断成长衰亡，有生命的事物其感受、目的、要求与自然的客观规律性并成一体。老年养生务求"虚、静、明"以排除耳目心意，从而培育、发现、铸造而积淀成为入于道而与道同体。儒道融合展示中华民族先人老年养生之美。

二、衣食住行正中和合体现人自然化

中国人饮茶讲美，祝酒讲美。古往今来老年养生的衣食住行也讲美，紧随着社会经济文化的改变，当扬其善者而处之。从"自然"的人化是美的根源，其本质由工具本体到心理本身的历史流程带来美感。网络语言的高富帅与白富美，没有人类社会就没有整个人类历史的形式美，纯粹的形式美不可能是老年养生的追求，美的自然是自然人化的结果。人的自然化与自然的人化是对应物，含有三个层次：一是人与自然环境、自然生态的关系应是相互依存和睦友好，不去征服、破坏。把自然作为安居乐业休养生息的好环境。二是把自然景物和景象作为观赏、娱乐的对象。医者于农耕文明务农融入投身自然是作为明医的捷径，体悟天道自然合为一体。三是人通过学习呼吸吐纳、叩齿咽津、心斋导引气功，使身心节律与自然节律呼应吻合，天行健生生不息。无论哪个层次与哪一种美都必须有感性自然形式，其形象正是人化的自然。

自老其老自知恬淡虚无、虚怀若谷、上善若水理念，能指引人性人格人神向善致重，必识世间万象而修身养性，待人待物中和淡定，衣食住行咸获康宁之福。儒学倡导中庸之道，将正中和合、承制调平思想贯穿于老年养生起居寝食之中，强调养生要有"度"，日常起居都应纳入这个度中，或多或少或大或小或进或退均须自己审量。暑夏因"夜气暗寝，每为病根所伏"，书曰："大凡快意处，即是受病处，老年人随事预防，当于快意处发猛省。"重视道法自然而发人深省的观点。衣着适寒热当加即加，勿以薄寒而少耐；饮食可置即置，勿以悦口而少食。固获脾胃以"长夏"土运通于脾胃之时最宜粥养。主中央而辅四旁，怡情志，纳化常，食以茹淡为要，但又不废咸，淡可推陈致新，生津快胃，淡则物的真性真味俱得。饮食宜节制，饥饱适度。居处宜静，少寐是老年大患，安寝静养为秘要。散步从容必当持之以恒须得一种闲暇自如之态。概言之老年养生衣食住行顺乎自然以适为度。

中医师出门诊对每位患者观其脉症在场聆听疾苦，诊察辨证之后处方用药，必须讲明调摄禁忌，追求良善预后。从老年养生要求"不急躁勿动怒，勤运动小活动，多吃素喜茹淡"，从情绪心理推崇恬静泊定，重视脾胃颐养中和。临证思辨于教学查房时，在场聆听，患者述其病史，肯于搜全而后提炼系统化，切忌中途打断，体现对患者的尊重，自能感同身受，归属感、同理心油然生成。每当查房必问："您还有什么需要我帮您做的事吗？"与我同龄或年长的患者确有许多苦楚隐喻的病因需要倾诉，对于我是一种信任，寄托着老年病患"安生顺化"的渴望，我常于次日午后坐在病床一侧认真聆听患者罹病前后苦难的故事，听完讲几句抚慰的话，大多是说："人老了回忆往事很自然，事过境迁总想过去的苦难于治病有害无益，让它过去吧！要自寻快乐向前看，未来有好日子。"许多患者对我能坐下来认真听他讲往事已感受亲切入微，经自己反思解开心结，对提高其抗病能力有所帮助。

三、天行健生生不息去做未竟的事业

华夏文明从羊大为美、洞穴歌舞的图腾时代开始，医药学则始源于护理与砭石治病，渐成体表医学的萌芽。东周公元前《太史天元册》记载，书虽佚而阴阳大论五运六气七篇引述："太虚寥廓……五运终天，布化真灵。"中国医学理论根基起始于中原黄河流域河图洛书与负阴抱阳冲气以为和太极图的符号系统，是古贤哲对黄河流域天文、地理、物候、气候等诸元素多维度观察测绘的重大发现。譬如河图所呈易象，若人站立在当今宁夏银川市中宁县面南背北，天一生水地六成之，黄河之水天上来，上善若水，水为重要的人群生活资源，黄河唯富一套，河套土地肥沃，物产丰腴堪称塞外江南；地六成之：田亩、林木、山峰、谷壑、草原、大漠，居于北方壬癸水。面南地二生火，天七成之，火有太阳之温煦与先人木划石以取火，天上繁星以七星北斗曜辉，居于南方丙丁火，是黄河以北鲁豫齐楚平原为主稼禾稻麦五谷富足之域。天三生木地八成之，地四生金天九成之，地十天五居于中央而二五精成，一阴一阳为道，道通为一，冲气注入阳鱼阴眼与阴鱼阳眼，以推动阳化气阴成形，阴阳动极为混沌，故冲气为和合的气之总名。若动极返静则道生一，一生二，二生三，三生万物。可见混沌为一，一与有、无均是逻辑符号，无生有而后成万物生灵。大而无外、小而无内运动则复归混沌，道生一，一生二，二数神，形立而神生，道生智、玄生神而神幽远不可测。足知象、数、易、器、神即天道自然一体。联系今世高概念大数据时代，信息智能两化融合航天登月、深海观测，既往的暗知识暗物质今天被发掘为人类造福。足知华夏文明深邃哲理确系大成智慧。

中国近几十年城市建设园林缔造成就卓越，不少中等城市也举办了奔跑中国全民健身活动、半程马拉松比赛，馨称旅游城市之名片。人逢少老"耳顺"时期，积极响应，锻炼意志体魄不乏元气，则可适应自然而为。若至垂老暮年则不可勉强，养静为摄生之要领，"守静笃"而"护元气"。笃言静度之极当坐忘心斋。曹氏恒言书曰："养静，当以静求静，通过静坐来求养静，降心火入于气海，自觉遍体和畅，还须以动求静，行则身劳，劳则思息，动极而返于静，亦有其理。"人生自知其老必当正视生老病死。仁者寿，儒家仁学是爱人泛众，爱展示本体的人性，人性的自觉，"仁近乎乐""义近乎礼"，"礼乐"修身治国是社会生活情感心理哲学。《论语·子罕》曰"逝者如斯夫，不舍昼夜"，非通由理知，非通由天启，真实感情的渗透。多么深刻的人生感慨!仁学将永恒放在"德"的时空中，将走向死亡作为生的自觉，将个体自觉的死为群体生的勉励，人在走向死亡中痛切感受存在证施治方法，对胃癌前病变的恶性转化进行更有效的干预。本团队前期调查发现，脾虚证为胃癌前病变的基本证型，贯穿整个疾病始终[1-5]，而胃癌前病变中后期，虚实寒热错杂的疾病特征突出，疾病反复发作，寒热错杂证为疾病中后期的常见证型，寒热错杂证也是胃癌前病变恶性转化的关键病证，对于该证型的中医证型预测有较高的临床意义[6, 7]。因此笔者对此两型患者的中医证候进行 Logistic 回归分析并建立预测模型。从结果来看，通过二分类 Logistic 回归从 25 证中分析筛选出的四个变量对寒热错杂证和脾虚证的判别有意义，并建立预测模型。

将中医证候带入预测模型，提示小便黄、食纳减少、舌苔黄辨为寒热错杂证的可能性大，其中以上述三个症状同时出现更为显著。当患者出现食纳减少等症时，提示辨为脾虚证的可能性大，与脾胃系疾病临床实际基本符合。既往的中医证型判定是根据中医四诊合参来判断，而通过 Logistic 回归分析确立的预测模型更有助于在辨病的基础上对核心"证"的判识，对中医临床有积极的意义[8, 9]。

目前本研究局限在各证型的病例数不多，缺少其他证型对比，限制了本研究的推广。仍需将该模型通过临床多中心、大样本、不同病和证的横断面调查研究来提高模型的稳定性[10]，为关键证型与其血清标志物关系的研究奠定基础。

（收稿日期：2019-06-09）

《现代中医临床》2020 年 1 月第 27 卷第 1 期

参 考 文 献

[1] 陈万青，郑荣寿，张思维，等.2012 年中国恶性肿瘤发病和死亡分析[J].中国肿瘤，2016，25（1）：1-8.

[2] 杨晋翔，魏玥，彭继升，等. 中医药治疗胃癌前病变临床述评[J]. 北京中医药大学学报（中医临床版），2013，38（1）：7-11.

[3] 沈舒文，宇文亚，赵运，等. 胃黏膜异型增生证候演变及肿瘤标志物水平两年跟踪研究[J]. 中华中医药杂志，2010，25（1）：38-42.

[4] 房静远，刘文忠，李兆申，等. 中国慢性胃炎共识意见[J]. 胃肠病学，2013，18（1）：24-36.

[5] 王海燕，黎元元，谢雁鸣，等. 基于文本挖掘的胃癌前病变当代中医药学术团队研究热点及趋势分析[J]. 中华中医药杂志，2016，31（4）：1198-1202.

[6] 沈艳莉. 栗德林教授学术思想与临床经验总结及自拟连夏芪麦汤治疗慢性非萎缩性胃炎寒热错杂证的临床研究[D]. 北京：北京中医药大学，2017.

[7] 邵长乐，陈婉珍，朱方石. 从胃阴虚论治胃癌前病变的机制探讨[J]. 现代中医临床，2019，26（3）：67-70.

[8] 沈洪，张露，邢敬. 中医药干预胃癌前病变炎癌转化的时机及策略[J]. 现代中医临床，2017，24（6）：4-8.

[9] 潘静琳，刘凤斌. 转化医学背景下慢性萎缩性胃炎的中药复方药效物质基础研究现状与思路[J]. 现代中医临床，2017，24（6）：23-26.

[10] 王萍，唐旭东. 慢性胃炎背景下胃癌前病变的疗效评价问题[J]. 现代中医临床，2017，24（6）：1-3，14.

第十节 晨 光

——中医师们的向往

中西医并重国策的提出，直面中医药学人带来清晨薄明的晨光，转瞬间春天的太阳即将升空光照中华大地。人类医学门类虽有农耕文明背景下的中医药与民族医药，也有工业文明背景下的西医药，无分中医西医都是维护生命疗伤治病的利器，应当优势互补服务民生。中华人民共和国成立后中医药事业产业学科逐步健全发展，有党和国家领导的关怀支持，然而体制机制所致"中焦瘀阻"，我这一辈中医药学人于职称、学位、医疗服务、中成药新药审评审批、国家重大科研计划等都曾遇到"难为"之事。回首中医管理往事于1986

年成立国家中医管理局,翌年改建为国家中医药管理局历30年由于执法主体欠缺而驻足不前。一辈学人在中医存废争论的余波中,心生压抑的克难向前,真的渴望中医药法,中西医并重国策逐步落到实处,能够摆脱"非主流医学"的羁绊得到思想解放,中医学人愈向农村与基层求助情绪愈强。让我们紧随着中华民族伟大复兴,回归重振国学深邃的哲理,中医药学向思能旨弘扬原创思维原创优势,面向未来、面向社会、面向世界,胸怀仁德兼容开放,善于吸纳古今中外一切优秀的科技文明,为人类的生命美育身体健康助力服务。大成智慧、海纳百川、和合共进,互补互动去迎接大科学大卫生高概念数字化新纪元,力争构建新中国、新时代具有独特创新的医学体系。

数字化新纪元的到来,信息守恒定律的提出,信息与智能两化融合,直面牛顿为代表的数理科学实验、理性至上科学主义的挑战;大科学大数据高概念引领着巨大工程技术的创新,激活数据学处理海量非线性数据用于发掘古今数以千计的中医名家医案;"墨子号"卫星升空单光量子不可分割量子态勿须重复,动摇了"只有"可复制可重复才科学的认知概念。还有黑洞假说的修订等都为中医药学基础理论与临床实践研究拓宽了时空,同时对"观其脉症,知犯何逆,随证治之"辨证论治总则的所谓黑箱打开了一扇窗,充分证实了仲景师"一言而为天下法,匹夫能为百世师"的赞誉。再看西方哲学家科学界对中国古贤哲老子、孔子、孟轲、庄周之学多有深入的研究并提出新见解,海德洛尔的天地人神一体,胡塞尔的现象学与现象学运动等都在批判人类中心论的理性至上的哲学。探索中国人道通为一、天人合一、物我合一,道即无、无中生有、有生万物,道立"中"通,中节中和,崇尚仁德,和而不同,自强生生不息,守静守黑。韬光养晦的正负逻辑并用矫正克服科技失控维护人类社会安全,朝向人类道德共同体觉醒而向光明和平迈步。

回首中华大地贫穷落后的百余年,西学东渐给我们带来了西方的科学文明、学术理念,还有改变国家民族命运的马克思主义。我们赞同举起科学民主的旗帜,发展生产力带给国民物质生活与精神生活的提高。我们反对数典忘祖太虚原象思维的被悬置,缺少了传统科技文明的学术创新,失去了国学原理对天地宇宙自然社会生命美育向思能旨的反思,淡漠了阴阳、动静、刚柔、逆顺等关联对立同步消长,整体动态辩证统一的中国人的大成智慧,优秀的国学被淡化了。随之而来的是国医国药是旧医、封建的产物,应该被取缔,近半个世纪多次的不同策划的存废之争。吾辈中医中药学人永远铭记师长们尽心竭力为中医药事业谋求生存做出的艰苦卓绝的伟绩。感怀前辈为谋发展攻坚克难、培育后学、延续岐黄学术的求真至善的精神。中华人民共和国成立后的70年,在党和国家领导的关怀支持下,经过中医中药三代学人的奋斗,百姓的拥戴,科技文明的进化,中医药学学科事业、产业逐步纳入规范的社会治理体系。当今中医药立法推动着医产学研资的进步,为民族复兴,为民众造福。中医药学是全球唯一全面系统传承的医药学,以人为本重生命美育治未病与辨证论治体现了以言明象、取象比类、象以筑境、境以扬神、形神兼养的融科学与人文双重属性的和谐医学,也是关注人际关系间性论的仁学哲学。数字化新纪元的到来将带来中医药向多元化多学科整合医药学发展,企望能走出一条守正自主的新路。

近半个世纪应运而生了生命科学。对于人,没有自然生命就没有一切。自然生命的存在是生命能量及生命力的存在。人生需要具有感性理性和悟性,符合生命的本性,能以激发保持强化生命力。使有限的生命具有无限的生命力，实际是对生命真和善的哲学思考。中医药学重始源守正创新的重要性，近读上海社会科学院一代学者 10 年的哲学研究的代表作《求道》一书，对于中国哲学的开端何在？基本范畴有哪些？提出了中国哲学体系吸纳古今中外文明成就，克服依赖西方单一模仿的固化形式，认真反思学术思想原创能力的匮乏，急需强化对社会与自然各学科门类的指导。联系中医药学科的理论基础，笔者于 2016 年《科学中国人》杂志 4 月号提出"天人合一整体观与辨证论治是原创优势，象与意象思维是原创思维必须溯本求源古为今用"。又《中西医结合杂志》同年第 8 期指出"真正领会象、境、意、神象思维的途径、通道"。验之以临床诊疗这是象思维悟性表达，体现了动态整体观的哲理。从人类历史本体观视域观察忽略关系本体的关联性显然是缺陷。中医药学从象观象象思维认知生命疾病健康以人为本是主体本体，以气-阴阳五行学说为关系本体，属于中国人哲学的间性论。始源于易学，中原黄河文明河图洛书，《周易》是中国传统文化的源头活水，也是中国人间性论哲学的开端。天人合一、物我合一、知行合一，总以道通为一作为古今学人、学派追求理想的境界。基本范畴如阴阳、太极、道术、有无、中庸、顺逆等。中国古贤哲认知的范畴与古希腊及西方哲学家们的存在、实体、本质、真理、上帝等范畴有着极大的区别。几个世纪西方知识界认为中国没有哲学，没有哲学大家大师，或者说中国人的思想是幼稚的、史前期的根本谈不上哲学。今天科技文明重始源从"比较哲学角度看，这种挑战是对中国哲学的误解歪曲"，中华民族早期就有不同于西方的向思能旨，完全不归属或不附属于西方实体/存在或本体/是的形而上学门下，因为它们所描述对象的差异是不同的。我们可以读到西方哲人海格洛尔、胡塞尔等学者研读老孔孟庄先贤与后世新理学新儒学的现象学与现象运动的论著。我们相信学术研究以我为主、兼容并蓄，善于吸纳古今中外一切科技文明成果。中国哲学将间和间性预设作为世界万物生成运行的基础开端来思考，从初始的一刻起，一种不同于西方实体论的间性理论思想，就已经在中国萌芽生发，成为各家共同探讨争鸣的基本主题，并由此创立了自己独特的范畴与概念，以及贴切实用的符号系统。国学指导下的国医国药更重视悟性，悟性思维源于宏富的经验，包括临床诊断治疗病案的积淀、人生活的阅历及杂学知识，更离不开向思能旨的哲学思考。它是一种待开启的直觉，借助混沌全体，思索博远幽玄的大智慧，儒道互通互补，仁德中和与道通为一整合，你我两者外还有他者，已经是人的他者去消解人类中心论的理性至上，学习现象学开拓认知世事的新视野，开启自由深思智慧，将归纳综合与还原分析的方法学汇通，恪守本真本然显隐自若生生不息的新路径，挽救被漠视与淡泊的原创功能的危机，寻踪深邃的哲理推动人文与科学的进步。

（收稿日期：2021-10-30）

《北京中医药大学学报》2021 年 10 月第 44 卷第 10 期

惟学诚仁致良知

第六章　明医之路琐谈

第一节　真言警句引航程为明医指路

一、勉　　学

治学"不能不重视源头"，华夏民族有追溯源头的历史。回归"开端"保护知识是开发创新启迪思维的源头活水，有利于寻找新发现。

治学不一定作杂家但杂学有益处。杂学包含学科交叉而志趣致用更为广泛。我于21世纪初受聘北京师范大学，联络邀请化学、生物学、心理学、经济学等教授招收进站博士后从事中医药相关课题研究，对于深化科研能力多有收获。中医前辈们也常研习诗赋文论、金石篆刻，旁及算学、天文、地理而成名家。

年轻中医应该树立优良的医德医风，张仲景《伤寒论·序》与孙思邈《大医精诚》为必读并践行之。

未来的世界需要有更多的文化承载者，希望年轻一代自觉吃苦，以敬诚守静，主动抗拒浮躁物欲的诱惑，守神净化心灵，守常执中，和合明道正纲。

青年学生要重视"修身"，一是锻炼强健的身体素质，一是修心，即陶冶自然境界天人合德的人文学养，身心和合，生理心理联结为道。

古书是有生命的，对读死书、死读书、读书死的精神，创生"活"的学问。尤其数以百千计的名家医案，读后践行经验重建，系医生古往今来学医业医的活生生的记录。今人读古书，付诸诊疗实践，进而创立新说，传承有生命的历史。

中医各级临床医师应坚持"读经典，做临床，参名师，悟妙道"，获得持之以恒的学养。敦而好学，敏而致知是终生保持的习惯。

追求真、善、美及天人合一的崇高境界，是所有中医学人必存于心的理想。

中医学人应有文化自觉，惟仁惟学，执中和合，为民族文明复兴发奋图强，于年轻时代刻苦攻读，热爱专业培育锤炼治学的基本功。

对于现代中医教育领域，我始终恪守愿意像蜡炬一样，永远为中医药教育事业奉献光和热。鼓励年轻的后学秉承"独立之精神，自由之思想"传承国学国医国药为国是，面向世界自立于文明之林。

倾心尽力为青年后学多做点事，渴望后薪旺盛，发掘国学原理结合高概念数字化新纪元将中西医并重国策落到学科建设实处。为师者祈求后学往圣，开来学，转轨弱势学科非

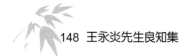

主流医学而敬业奋斗，我们一代中医学者向青年后学鞠躬致敬！

二、修　养

"守静"使人心静化，志向高远，护真元正气具有无穷的生命力。静则一切向善，至善为乾坤万有根基。

"守静"，勿自私，勿用智，无欲则"静虚动直"，静虚则明，明则通；动直则公，公则博，"明通公博"乃人自然化、和而不同终极理想之要旨。

欲立人而立，塑造人生"气象"，增加心聚定力，达仁而义利事功。

定心、定力以正中仁义而主静，唯人焉得其秀而心灵美。

处世事以真诚为本，待人以宽厚为怀。大道之行，天下为公，胸有定数，心有定力，养吾浩然之气。

悲是善音，慈悲救难，明心见性，普度众生。

人的自然化是心理情感本体的建立。中国古贤者以"天人合一，物我合一，知行合一，形神共俱"表述人的自然化，对人类至真至善的精神修养有重大参考价值。

三、中　医

中医药学是国学的组成部分，是华夏文明深邃的哲理，是指导疗伤治病维护健康的具有科学与人文双重属性的中国特色的医药学。中医临床医学治未病、辨证论治具有原创思维、原创优势。历代中医学人善于开放兼容，吸纳古今中外一切科技文明。重始源以历史范畴看待系统化信息、高概念智能数字化新时期的到来，多维度、多元化、多学科交叉渗透融合发展，它不仅是过去的，而且承接过去、现在、未来的历史流程，是一种存在，一种运动。中西医并重的国策引导中医药学界面向未来，面向世界，造福民生，嘉慧医林。

中医药学科事业发展的本源性指导思想一定要回归原创思想，复兴太虚原象创生性。不排斥具象思维与高概念逻辑思维的互鉴整合。"无中生有"的象思维的获得源于人生的历练、中医临床实践的思辨及对经典的领悟。

"以人为本"健康理念的普及，中医药学科面向必须变革，适应大环境的变迁，服务大卫生的需求，道法自然是当代中医学人的历史责任。

中医从不排斥多学科的介入，如"人学"数理化生物与文史哲美，凡是关乎人类健康之学皆可为生命科学。我们坚守在民族优秀传统文化的基础上要善于吸纳异国他族文化养分和科技成就，我主人随地不断更新学科的内涵，朝向多元化、多维度、多层次创造性继承与创新性发展前进。

中医药学是一门人学，人文与科技两翼和谐，素来是"以人为本"的"仁"为主体之学，一直践行着生物-心理-社会的新型医学模式。

中医药仁学体现着为死而向生的积极，尽享天年，减轻疾病的痛苦，恢复健康是医生神圣的职责。切应关心病灶与关怀疾苦并举，感同身受的归属，渴望人离难，难离身。

我始终认为人才是中医药学的根基，学科是中医药事业发展的根本，临证共识的疗效是中医药的命脉。

治病疗伤康复重在体现中医原创思维的优势，朝向能中不西，先中后西，中西结合去求索共识的治疗现代难治病的疗效。疗效的共识需要循证医学的群体随机对照临床试验的证据。中医个体化医疗的疗效求证尚待纳入高概念大数据技术的深化研究中。

全科知识技能不仅具有多面手的优势，更重要的是医生素质得到了提高。"医者仁心"自觉地克服纵钱、纵权、哗众取宠的医风，能以坚守谦卑敬业，实事求是做事的医风。

中药有植物、动物、矿物、基源种（植）质、生化形式过程决定着结构、功效、信息、应力的差异。研发当品、质、性、效、用五位一体。复方配伍与全息病证系统整合，补充、对抗、调节，重在调节，承七方十剂、君臣佐使，发挥增效减毒、减毒增效的作用。

"任我"中医学人无私欲，以天心仁心，道术和合，疗伤治病，维护生命健康是本分。

中医药学是国之瑰宝，孕育深邃的哲理，是打开中华科技文明的钥匙，我的学长和后学必须认真思考给予清晰明确的回答。

以史为鉴，我们一辈及后学永远铭记师长们尽心竭力为中医事业谋生存做出的艰苦卓绝的伟绩。感怀前辈为求发展攻坚克难、培育后学、延续岐黄道术和合求真至善的精神。

中医药学重视生命美育，治未病辨证论治体现了以言名象，取象比类，象以筑境，境以扬神，形神兼养的科学与人文的双重属性的和谐医学，也是关注人际关系间性论的仁学哲理。

精气神乃人身三宝，气为生命之主体、本体。气禀天之清阳，气之氤氲化，生真元厚重，奉养形神。常态化气立气机升降出入为维护生存的要素。

天人合一整体观与辨证论治是原创优势，象与意象原象思维是具创生性的原创思维，必须溯本求源，古为今用。

中医药学从象、观象、象思维，象、数、易混沌一体为主体本体，以气-阴阳五行学说为关系本体，属于中国的间性论哲学。

中医药学以"天人合德""和而不同""以平为期"体现"乐从和"之美。人之身心，宇宙之生灵万物相互感应和谐生存。"物我合一""知行合一""形神合一"都是通过心理情感器官认知感受的"和"来实现的。

中国美学具有虚实合一，天人相关，追求中和境界的特点。中医强调顺应自然，燮和阴阳，追求人体与自然界的平和。可见中医与美学的共同性是对"人"生命的认识，来源于华夏文明的内涵。

读中医有感性、理性、悟性，悟性是体于道内的智慧。

四、国 学 智 慧

国医国药的实践是以国学哲理为指导，"尚一""尚同"的哲学是中医药学的根基，崇尚仁德无朴纯素的精神，有文化自觉才有自信，有自信才能守正创新。

民族的传统文化既惟学，积极吸取指示，又惟道以提高心灵的智慧，儒道互补的反思而向思能旨。"格物"为完成事业，"致知"为提高道德境界。

复读《中庸》，事物的运行必须在恰当的地位，恰当的时间，恰当的限度，将这种"恰当"称作"正""中"，"中"的意义是不太过又无不及。

举凡阴阳、动静、刚柔、顺逆、黑白、邪正、显隐等既对立又关联的事物正反相抵，

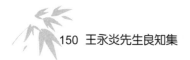

同步消长，互相转化的辩证统一是国人的大成智慧，也是人类的宇宙观、价值观的重要内涵。

国学指导下的国医国药重视悟性的培育，悟性思维源于宏富的经验、临床诊疗的医案、人生活的阅历及杂学知识，更离不开向思能旨的哲学思考。

儒道是亦此亦彼，儒显道隐对待人生的命运、格局、健康、寿命。大事件需儒道互补。

澄明与幽玄相互流转，知其白而守其黑，知其荣而守其辱的正负逻辑自明于心，维护生理心理平衡才能适应显隐自如，自觉地以"天行健，君子以自强不息"作为行事原则。

"道"者衍生五行，水火本金，上下左右，中央为土，三五生成而五运终天，布化真灵，始于混沌又复归混沌，本真之我，人道顺天道。

懂得"大"者才识"仁""明""德"，具有求知的生命力；识其"幽"者才知"玄""远""神"，获得联想丰富的想象力和好奇心，守正创新的内驱力。必当深入体会老子"知其白，守其黑，为天下式"的正负逻辑自立于世事。

礼乐中和自然的人化与无朴纯素人的自然化，确是既对立又统一，儒道互补的国学内涵。

入世与出世既彼此对立，又相互补充，两者演绎着一种力的平衡。中国哲学，既出世又入世，以出世精神做入世的事业。

思想的关键是人生观。以儒家的仁者寿，道学的死而不亡者寿，体现禅宗的自性。

人人都有良知，良知就是他本心的表现，通过良知他直接知道是非。人人都有做圣人的潜能，他需要做的就是将他的良知付诸实践。"致良知"是王守仁理学的核心观念，也是我们崇仁德、重教化、执中和合，明道正纲之法要。

五、人生感悟

人生最难的事是如何认识自己。你身处什么位置，应该做什么？不能做什么？回首自我的思想观和方法有何误差，寻求正确的思想，进行人生系统的反思。

承仁德求真储善，治学执教，只要生命的烛光还在点燃，能照亮脚下的路，我就继续向前走。

人生观之重莫过于如何对待生死。耄耋之年防控流感中不幸染大病一场，临近病危而复生，作为社会成员，事奉社会是应尽的义务，觉解人生价值活着的意义，体悟了疾病的美感。

人生感性、理性、悟性。

感性总在情，情的表达作为人性的表达，情是基础，情性爱人生的历程。喜怒忧思悲恐惊，郁为人生大忌。

理性气质神韵，重概念的逻辑的表达，作为人处世间蕴有生机活力的运用。认知、理解、诠释，以自然法则不变，一切事物恒变、互变，识常变者求真，象数易气神，混沌一体，神数象器。

悟性幽玄博大，指引人生行为、格局与生命动力的方向，是人开悟的贯穿始终的方向。以人生敦厚的经验为基础，储存心志的丰富的直觉，具有人生价值的内涵，渐悟与顿悟。

顿悟——借助宁静祥和的境况，默想冥思，景物内涵之理铭刻于心灵，领悟人生格局行为方向、治学之理，引导寰宇的哲学思考，完成求道的功夫。

面对心理障碍，精神疾病发病率提升，崇仁德、重教化、形神兼养为身心人群的自然化，为物质、精神、社会的整合平衡创造良好氛围。

"智与理冥，境与神会"。只有经验到经验者与被经验者冥和不分的人，才真正懂得什么是知而不知。经验者舍弃了普通意义的知识。

以达则兼济天下的人道主义精神，仁者寿，走向人生的终点。我逝去后，学生和友好的学长能说一句他是一位学人就很知足，如果能加上一句他治学执教还做出了一些实事，那就足以告慰在天的灵魂。

第二节　贤哲琐谈　正纲明道

一、易　　道

"易有太极，是生两仪"为宇宙发生论的基础。太极即气（无极而太极）。北宋张载《正蒙·太和篇》曰："太和所谓道，中涵浮沉、升降、动静相感之性，是生絪缊、相荡、胜负、屈伸之始。为气之总名。浮、升、动属阳性；沉、降、静属阴性，阳化气，阴成形，气聚成万物，气散则消亡"。"气聚则离明得施而有形，气不聚则离明不得施而无形。方其聚也，安得不谓之客；方其散也，安得遽谓之无？"尽力排除佛老的无！知太虚即气，即无，太虚实际上不是绝对真空，它只是气处于散的状态，看不见而已（混沌为一，气之显隐）。

阴阳学说解释了宇宙的起源，五行学说解释了宇宙的结构和功能的关联性。阳——日光；阳性主动、热、明、干等；阴性主静、冷、暗湿、柔等，阴阳之道是阴与阳两者互相作用，产生了宇宙一切现象，阴阳学说至今仍盛行不衰。

伏羲比炎帝早。伏羲本人组合出六十四卦，另一称文王（公元前12世纪组合出六十四卦）。卦辞写的，爻辞文王之子杰出的周公写的。奇数——阳爻；偶数——阴爻、邵雍："太极一也，不动，生二，二则神也，神生数，数生象，象生器。"神、数、象、器——数和象在八卦、十二卦、六十四卦的圆形图中，按数的组合读出卦辞爻辞占卜吉凶。书名易字是变易之易。后世有道德学、形而上学、宇宙论的解释至东周、西汉编集称为十翼，都可以称"易传"。阴阳的概念——数的观念无机在于数，五行天干地支，天数二十五，地数三十，天地之数，五十有五。

阴阳用数把阴阳与五行联系起来。天一生水，地六成之，地二生火，天七成之，天三生木，地八成之，地四生金，天九成之，天五生土，地十成之（《礼记·月令》）。五位相得而各有合。

周敦颐（1017～1073年），号濂溪，道州湖南人，发挥"易传"中的观念，画出太极图，撰写《太极图说》，曰"无极而太极，太极动而生阳，动极而静，静而生阴，静极复动，一动一静，互为其根，分阴分阳，两仪立焉""阳变阴合而生水火木金土，五气顺布，四时行焉"。

"五行——阴阳也，阴阳——太极也，太极本无极也，五行之生也，各一其性"。"无极之真，二五之精，妙合而凝，乾道成男，坤道成女，二气交感，化生万物，万物生生而变

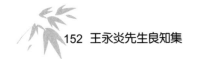

化无穷焉"。

"唯人也，得其秀而最灵，形即生矣，神发知矣。五性感动而善恶分，万事出矣。圣人定之以中正仁义而主静（自注无欲故也），立人极焉"（《濂溪集》）。《易传·系辞上》曰："易有太极，是生两仪。"《太极图说》在此基础上而发挥之，虽短而精，但可以作为朱熹的宇宙发生论的基本提纲。

古希腊的毕达哥拉斯：四大元素水、火、地、气是由数字间接地导出的。人格——自然力。乾坤父母，震长男，巽长女，坎中男，离中女，艮少男，兑少女；干为天☰为圆、为君为父，坤☷为地为母，震为雷☳，巽为☴为风，坎☵为水为月，离☲为火为日。据史以来八卦先于五行。

邵雍（1011～1077年），号康节先生，提出两仪为动静，不是阴阳而四象为刚柔阳阴，八卦系太柔、太刚、少柔、少刚、少阴、少阳、太阴、太阳。着《皇极经世书·观物外篇》曰："太极一也，不动，生二，二则神也。神生数，数生象，象生器。"其神可理解为易；象数易乃形而上，器乃形而下，上下即道术和合。器之技艺也蕴有形而上的内涵。

邵雍制作"六十四卦圆图方位图"，以动静为两仪，刚柔阴阳为四象。简单的级数既显自然又神秘，后世称为伟大的发现，为万物演化的规律和宇宙秘密的钥匙（《中国简史》）。

太极有动之理、静之理，而太极不可动？何止于平面图。动与静、分与合、显与隐、阴与阳是相辅相成，矛盾对立的统一。分——还原，合——整体，分而后合、合而后分，无数次的还原，总体必有整合。平面的太极图是示意图，阳鱼阴眼可受气，阴鱼阳眼可受气，此气为冲气，即太和之气。推阳以化气（生化），推阴以凝聚（成形为器），阴眼、阳眼是注入"力"的孔隙。阴鱼为静而凝聚，阳眼得冲气，脏腑赋予功能，阳化气，脏腑经络之气、真灵之气、神勇之气为脏腑器官所居，为神明之纪可控。

太极阴阳，动极和合，复归于混沌，为一，为无，无生有。明医之道，万事万物大而小，小而大，分与合，显与隐，是易变之理念。阳鱼阴眼与阴鱼阳眼一是阴中寓阳，阳中寓阴互根互动。再者，眼是接受冲气的路径。"冲"为动词，冲气即太和之气，意在"德"之生命的力量，为气之总名，太和为天地阴阳汇总之气，冲气推动以为和，和则复归混沌为"一"。

二、理　气

张载，号横渠先生，陕西人。缘"易传"宇宙发生论，强调"气"的观念。气（gas），气体或以太（ether）。新儒家有时抽象，有时具体。抽象接近"质料"概念，见于柏拉图、亚里士多德的哲学。其意义是指原始的混沌的质料，一切事物都由它形成（与柏拉图的理念和亚里士多德的"形式"相对立；混沌即无，无生有而为万有万物）。具体指物理的物质，一切存在的个体的物质，物由气聚而成。

朱熹，福建人，为南宋的精思、明辨、传学、多产的哲学家。新儒家将《论语》《孟子》《大学》《中庸》合称四书，朱子为四书作注，后以国家考试主课。直至1905年废科举，学校兴而止。儒家成功地将精深的思想与传学知识相结合，数百年居中国思想界的统治地位。程颐述理，朱熹发微。形而上者无形无影是此理，形而下者有形有状是此器。某物是其理的具体实例："做出那事，便是这里有那理。"各类事物各有其自己的理，只要是此类事物的成员，此类之理便是此类成员之理，便是此类成员之性，即有此理，理都是永恒的。

理为此物之极，理是终极的标准（极是屋中最高之脊）。新儒家用"极"表示事物最高的理想的原型。宇宙的全体，一定也有一个终极的标准，它包括万物之"理"的总和，又是万物之理的最高概括，因此把其称作"太极"。"事事物物，皆有个极，是道理之极至……总天地万物之理，便是太极"（《朱子语类》卷九十四）。又"无极，只是极至，更无去处了，至高至妙，至精至神，更没去处。濂溪恐人道太极有形，故曰无极而太极，是无之中（混沌一无而无生有）有个至极之理"（《朱子语类》卷九十四）。由此可见太极于系统中的地位，相当于柏拉图系统中善的理念、亚里士多德系统中的上帝。朱熹曰："在天地言，则天地中有太极；在万物言，则万物中各有太极（《朱子语类·卷九十四》）本只是一太极，而万物各有禀受，又自各全具一太极尔。如月在天，只一而已，及散在江湖，则随处而见，不可谓月已分也。"以"月印万川"的比喻说明之。每个特殊事物之中都有事物特殊种类之理。太极不仅是宇宙全体的理的概括，而且同时内在于万物的种类的每个个体之中（太极、极至无极、终极标准、理的总和）。

朱熹认为人人其实是物物，都有一个完整的太极，太极就是万物之理的全体。古之贤哲从根本上便有惟精惟一功夫。太极在我们内部就像珍珠在浊水之中，我们必须做的事，就是使珍珠重现光芒。一是"致知"，一是"用敬"，致良知，铸诚敬。期许顿悟见性。

朱熹曰"天地之间，有理有气。理也者，形而上之道也，生物之本也；气也者，形而下之器也，生物之具也。是以人、物之生，必禀此理，然后有性，必禀此气，然后有形"（《文集》卷五十八）。我们这个具体的物质世界，必须有气，并在气上面加上理的模式才有实现可能。

"盖气则能凝结造作（神勇真灵之气），理却无情意，无计度，无造作……若理则只是个洁净空阔的世界，无形迹，他却不会造作，气则能酝酿凝聚生物也，但有此气，则理变在其中"（《朱子语类》卷一）。任何个体事物都是气的凝聚，但它不仅仅是一个个体事物，它同时还是某类事物的一个个体事物。既然如此，它就不只是气之凝聚，而且是依照整个此类事物之理而进行的凝聚。为什么只要有气的凝聚，理也必然便在其中，就是这个缘故（如战争、战役、战略、战果）。

未有这事，先有这理。"理未尝离乎气，然理形而上者，气形而下者，自形而上下言，岂无先后"（《朱子语类》卷一）。"天下未有无理之气，亦未有无气之理"。没有无气之时，由于理是永恒的。说气有始不过是事实的谬误；说理有始则是逻辑的谬误。理不是第一推动者，理无情意、无造作、无计度，理虽不动在其洁净空阔的世界中却有动之理、静之理，动之理并不动，静之理并不静，但是气禀受了动之理它便动；气禀受了静之理它便静，气之动者谓之阳，气之静者谓之阴。"阳动阴静，非太极动静，只是理有动静，理不可见，因阴阳而后知，理搭在阴阳上，如人跨马相似"（《朱子语类》卷九十四）。如此太极就像亚里士多德哲学中的上帝，是不动的，却同时是一切的推动者。负阴抱阳，冲气以为和的太极图的太极阴阳动还是不动？平面的还是立体的？阴鱼阳眼，阳鱼阴眼只表达阴中有阳？阳中有阴吗？

冲气以为和？何为冲气？作用何处？冲气寓有气之动静否？内驱力与外动力？德即力作用？混沌气聚成形，形立神生，玄生神，神不可测，神数象器相关，动后转静，复归于混沌，有何意义？道通为一，一生二，二数神，阴阳二气交合生万物？冲气是锐力之气，

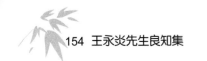

冲之推动，阴阳易和，即太和为气之总名，而后浑分交替。

三、心　性

儒门《大学》"八条目"首推"致知""格物"。致知就是"致良知"，自我的修养。"格物"即正事，致良知必须通过处理普通事物的日常经验而获得。

大学为大人（仁）之学，大人能以天地万物为一体也，其心之仁，本若是其与天地万物而为一也。明明德，在亲民，止于至善。根于天命之性，而自然灵昭不昧者也。明明德者，立其天地万物一体之体也。亲民者，达其万物一体之用也，故明明德必在于亲民，而亲民乃所以其明明德也。至善者，明德、亲民之极则也。

孟子提倡人性善，"推己及人"。个人应该毫不考虑个人的利益，无条件地做他应该做的事，成为他应该成为的人。人性内有种种善的成分，本身无所谓善恶，若不适当控制，就会通向恶。无恻隐之心，非人也；无羞恶之心，非人也；无辞让之心，非人也；无是非之心，非人也；仁义礼智之端于我也，知其扩而充之也。

儒门荀子谓"人之性，恶。其善者，伪也"。伪，就是人为。"性者，本始材朴也，伪者，文理盛隆也。无性则伪之无所加，无伪则性不能自美"。凡是善的，有价值的东西都是人努力的产物。荀子重教化的理念与孟子相同。

王守仁（1472～1528 年）谓"心之性只是一个灵明，可知充天塞地只有这个灵明""心之体，性也，性即理也"。心，宇宙的立法者，一切理的立法者。

王守仁曰："心之体，性也，性即理也。"没有心就没有理，心是宇宙的立法者。

我们对事物本身做出直接的本能的反应时，此心就总是自己把自己显示出来，"见孺子之入井险时，而必有怵惕恻隐之心焉"。我们对事物的最初反应使我们自然而然而自发地知道是为是，非是非。这种知是我们本能本性的表现，王守仁称之为良知。我们所做的一切，不过是遵从这种知的指示，毫不犹豫地前进。找借口失良知也就丧失至善了。

《正蒙》中的一段文字是张载的座右铭，称《西铭》。曰"生，吾顺事，殁，吾宁也"。"生，吾顺事"是说活着我就顺从和侍奉宇宙的父母。以平常心做平常事，当平常人，每一个道德行为都是侍奉同一社会成员和宇宙父母的觉解。新儒家对人生的态度，区别于佛道。太虚即太和、道，不能无气，气不能不聚而成万物，万物不能不散而为太虚。循是出入是皆不得已而然也（循证之循的方法学研究若顺然而为常）。圣人生死观，觉解"生无所得，死无所丧"（全书卷三）。活着尽社会一员、宇宙一员的义务（逝去后友人评价是一位学人足矣）。做每一件平常事都具有道德价值，本身就具有禅宗悟道体道的性质（我的追求即希道）。

四、运　气

《太始天元册》是迄今为止所知道的最早的书。《太始天元册》大概记录的是距今三四千年前，我国东周时期的天文星图。目前已经失传，但是它的内容，大多都被王冰保留到《素问》关于五运六气的七篇大论中。

《素问·天元纪大论》中鬼臾区曰："臣稽考《太始天元册》文曰：太虚寥廓，肇基化元。万物资始，五运终天。布气真灵，总统坤元。九星悬朗，七曜周旋。曰阴曰阳，曰柔曰刚。幽显既位，寒暑弛张。生生化化，品物咸章。"

《素问·五运行大论》中岐伯曰："昭乎哉问也！臣览《太始天元册》文：丹天之气经于牛女戊分，黅天之气经于心尾己分，苍天之气经于危室柳鬼，素天之气经于亢氐昴毕，玄天之气经于张翼娄胃。所谓戊己分者，奎壁角轸，则天地之门户也。夫候之所始，道之所生，不可不通也。"

沈括所著《梦溪笔谈》记载："《黄帝素问》有五运六气。所谓五运者，甲己为土运，乙庚为金运，丙辛为水运，丁壬为木运，戊癸为火运。如甲己所以为土，戊癸所以为火，多不知其因"。余按，《素问五运大论》："黄帝问五运之所始于岐伯，引《太始天元册文》曰：'始开戊己之分'所谓戊己分者，奎、壁、角、轸，则天地之门户也。"

第七章 人生格局感悟诗赋

第一节 治学传承类

忆恩师三首

董建华先生

沪上青浦乃祖籍，幼承庭训学儒医。

严二凌师育理艺，苍生大医奠宏基。

时逢国医受摧残，难遭法治五十年。

嘱吾继任蓄气立，当今立法慰夙愿。

董老师于20世纪任全国政协与全国人大常委六、七、八三届力挺中医药立法与授明医国医大师荣誉称号。先生为确定今生医教研学术方向，落实中西医汇通老年医学中医脑病构建学科。

王玉川先生

生逢沪上战乱年，名校辍学未遗憾。

儒道互补崇国故，西学东渐相互参。

世事复杂难分辨，亲炙后学忠恕谦。

教我融入学术界，学科学位筑基先。

1985年改任突发事件，先生教我不必求因，返回治学原点必将塞翁失马。于次年辞去中华中医学会副会长与国务院学位委员会中医中药学科评议组召集人，举荐我继任并训导敬畏谦卑之处世事要领。

廖家祯先生

西学中医于我校，随郭子化作调研。

大江南北六省区，能中不西晋新议。

先中后西医病患，人生受难志宜坚。

实事求是求真理，直师求知育青年。

1965年先生于东直门医院内科病房进行中医药治疗急症科研邀我作助理，学习科研设计观察与总结，并制订注射液研发方案。

师　生　情

冬至岁气一阳生，
缅怀恩师重在情。
先生门人聚京都，
添得流年启航声。
德化中西医并重，
互鉴东西方文明。
自知吾老同辈人，
期许后学锦绣章。

学生王永炎　字致远　号颖容学人
癸卯　冬至

读　书

幼读国学孔老书，刻苦治学寒庐中。
仁德诚敬铸魂魄，中和明性心净空。
崇尚慈爱明理论，哲思致为墨迹扶。
传灯光照脚下路，笃志竭厥向前行。

进　学

年少学儒晚参禅，荣辱不惊顺自然。
细读老庄无为治，躬行岐黄智慧添。
国医国药传薪火，东学西学相互参。
自觉临床勤磨砺，仁爱善行处世间。

求　道

体道得道难，惟仁惟学先。
证悟象思惟，筑境扬神天。
释尊论出世，二圣孔老贤。
原发创生路，期望将如荃。

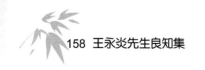

致　后　学

儒道互补继往圣，年少寒庐自读经。
宋明理学致良知，深谙哲思墨迹扶。
仁德诚静勤耕耘，师生互鉴传真情。
传灯光照脚下路，仰望后学展新容。

2012年秋市中医局预设我与金世元中医中药师承教育拜师授徒活动。拜师会有感一首。

其　一

国医国药重传承，书院教育宜启蒙。
董师亲炙传薪火，孟河新安两兼程。
举荐步入学术界，东学西学相互鉴。
我与金佬医与药，团队拜师国子监。

其　二

程门立雪奏古琴，奉茶遵命尚启贤。
诚邀路老作证人，弟子九名拜礼荃。
仁德博爱容乃大，立志担当薪火传。
团队和谐惠桑植，为师"任我"竞必严。

传　承

晚霞余晖云高远，清游自带竹林风。
国医国药知国是，静读岐黄兰室净。
吾老吾已自知老，期盼后学续新篇。
孔孟老庄澹学养，大成智慧志高传。

第二节　修养品德类

良　知

山壑望山巅，高低本自然。
敬畏千般若，谦卑人生缘。
执教数十年，师教传承先。
桃李不言蹊，求悟尚实践。

明　德

临证诊务五十年，病后余生逢机缘。
改弦哲史乃夙愿，仁心无朴悟圣贤。
仰观归枝吐新蕾，慎思明辨重始源。
人生豪迈求真爱，夕阳往过又一年。

修　身

慎言处世事，良知望功成。
授权必珍重，得意勿妄形。
诚敬斯如许，执教严必竟。
天心明道义，储善美立命。

悟　道

儒家仁德修齐治，悟道无朴识常变。
学禅见性忧烦解，求真自愿听厄言。
苦命劳臣尚纯素，坎坷磨砺悲音善。
包容忍让伴终生，人寿自当薪火传。

自　省

贤哲指引路，师长亲炙荃。
禅心吾心净，"尚同"意象镌。
壮年逢坎坷，"棒喝"后自谦。
终生无狂狷，清平享晚年。

反　思

幼年寒庐宜思玄，儒道互补且悟禅。
执中和合朴学晗，学会学派换新颜。
服务民众理政事，育仁崇贤敬与谦。
是非成败随人论，时空转付笑谈间。

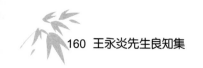

纯　素

垂暮之年宜反思，不知之知①识常变。

不修之修勤悟道，净心明性顺自然。

守静守常求本真，守黑②谷底望山巅。

期盼出世未如愿，苦命劳臣尽天年。

① 形而上学为"不知而知"即对负逻辑负方法的回答，以无朴识无生有的知识。
② 老子"知其白，守其黑，为天下式"司生性命之根：隐忍蓄力幽玄向彰明转化之动力。纯素吾人生之系统反思后草拟。

颖容学人署

余　生

病瘥难舍临床事，进学哲理细思斡。

系统反思当自持，垂老生命美育先。

向思能旨守静笃，行为示范度余年。

不亡时间自珍惜，自觉"任我"克艰难。

回　响

余病康复已九年，

进学哲学美学于今生。

追忆走过来的路，

系统反思错愕世事之教训，

沉思深思向思能旨活得明白。

惟仁惟学恪守独立之精神自由之思想，

惟无朴纯素义利事功，

惟"大"乃容，"大"则识仁，

礼归于仁，净化心灵境界。

格正事，事上炼，事功成，

明明德，致良知，求真知。

储善正中和合立大美。

回想人生格局，尊师长教诲多做系统反思才能活得明白，不轻言学术思想，只需做有思想的学术研究，原创学说非几代学人数百年历练而成学派之作。

王永炎　字致远　号颖容学人

壬寅立夏书于病室　时年八十五岁

天 年

垂暮年华宜反思，不知之知识常变。

不修之修净身心，不得而得尚自谦。

守静守和必务本，知白守黑正负参。

出世入世相互兼，劳臣苦命尽天年。

八旬已过去深思反思，以老庄"知其白，守其黑，为天下式"，"知其荣，守其辱，为天下谷"为指导理念，守静安宁祥和，守和执中天人合德，以道通为一而揆度奇恒，应天年之幸哉！

颖容学人　自署　壬寅大雪

时年八十五岁

忆 情 厚 德

仁者爱人，崇尚纯素。

花季少女，携老垂暮。

悉心调护，深情永驻。

维护童真，培育引路。

少年离乡，泰安读宿。

慎思寡言，相处世间。

曾逢险情，勇于护顾。

积淀厚德，心性自悟。

王永炎　字致远　号颖容学人

癸卯岁末赋诗一首赠王蕾

立 美 求 真

晚霞舜时美，

红日映天边。

吾知吾老矣，

韶辉留人间。

暮年贵情谊，

守神宜天年。

崇有知纯素，

求真必自谦。

颖容学人

2024 年元旦

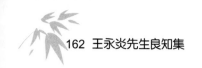

第三节 工作生活类

信 仰

初心为人民服务，使命为民族复兴。
严守党纪尚党风，农牧工矿结深情。
治学执教育后学，德政中西医并重。
忠诚党教育事业，守正创新重传承。

自 1974 年赴内蒙古锡林郭勒盟防治疫病之后多次参加多类多地区传染病流行防疫，可谓抗疫老兵。以诗言志。

防 疫

忽报疫情在内蒙，人马牛羊均染病。
多元专家组团队，队长协和王诗恒。
紧急调研飞锡盟，队中属我最年轻。
疫源传播尚未定，令传中蒙医先行。
当年多雨水泡满，蚊虫滋生传疫情。
会诊认定是"乙脑"，尊重蒙医老先生。
证候病机细推敲，拟定防风通圣方。
煮散急投疫情点，防病效验早发扬。

1976 年春受命教学连队 1974 届学员连队队长于唐山丰润带教实习遭遇 7.8 级大地震驻地救灾。

震灾（一）

晨曦大地上下震，门窗封严打开难。
我在朦胧睡意中，刘老急推召唤我。
地动迅即左右摇，闪烁兰光惊天魂。
房倒屋塌四五间，幸好连队无人伤。

震灾（二）

向京公路处处断，丰润成为转运站。
院里外转千余人，紧急呼唤救伤员。
连队师生在一线，救死扶伤人世间。
骨伤针灸优势显，惨痛救助少经验。

震灾（三）

晚间迎部队医院，野战院长自领衔。
集合全体作动员，组织伤员需填票。
救命必当抢时间，医护设备均有限。
救援效率有重点，救援人员两班换。

震灾（四）

震后良知人性显，舍身救命重豪气。
退役军人齐明刚，内伤驾车送伤员。
死因缘于脾破裂，临终握住方向盘。
部队急救前三天，挽回性命数千万。

震灾（五）

地区干部有自残，远离灾区去避难。
趁机抢钱盗名表，枪毙挂在电线杆。
震后水源多污染，游泳池水全喝尽。
京津民众齐支援，空投食水解危难。

震灾（六）

大灾之后多大疫，师生转地防病疫。
村医合作访户里，肠炎痢疾可治愈。
刘老[1]归时曾有医，散发 5 例副霍乱。
大量补液回生丹[2]，存活 2 例实不易。

① 刘弼臣教授，江苏锡州名医。
② 即周氏回生丹方，用煮散濒饮。

下放（一）

岁初下放去安徽，金黄菜花喜迎春。
何知肥料养稻谷，人和天地食为天。
夏至三庚既暑伏，伏中连里立秋天。
抢收早稻插晚秧，务农心系获丰年。

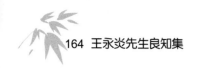

下放（二）

晓得积肥苦，方知稻谷香。
中耕勤锄草，喜时禾苗壮。
三更鸡鸣起，"双枪"季节忙。
早稻收谷仓，秋前插晚秧。

下放（三）

农耕文明五千年，河图先于史期前。
明医须知农家事，贤哲天道大自然。
业医始于农牧间，半农半医遂人愿。
全科医学多元化，功底深厚重始源。

1985 年赴美国考察并讲学，于返程后改任乃突发事件，无撤职与调任。后以诗两首追忆。

改任（一）

赴美率团去考察，途中尚议医教研。
教改方案分两段，后期专业任自选。
返校听闻改任讯，犹如暴雨触惊雷。
往来思忖任中事，不解何处遭是非。
恰逢"七五"评攻关，参师任继学相随。
考核沪京鄂豫陕，促膝相谈至半夜。
四大皆空道乃大，无朴纯素知苦难。
闻道宽心言外意，塞翁失马必扬善。

改任（二）

参师"棒喝"知禅意，嘱学老庄明易理。
无己无名无私欲，正纲至尚道不虚。
崇尚敬畏千般若，处事谦卑箕颍水。
温良敦睦养学人，资生磨镜乐终鲲。

1997 年北京中医药大学申办 211 工程立项，于 10 月当选院士，上级组织请我复职本意婉拒，后竟委任。

复职（一）

学海畅游多趣事，十一年头职弃身。

学科建设制高点，依托学会作奉献。

若问能"所"①化身全，能即为神"所"世间。

有为有守真操在，学长助力求实先。

① 古经云"行可得于所可得""止于所则不可不止"。

复职（二）

新钟鼓乐鸣音响，渡口回传彼岸声。

惟仁惟学怡清淡，治学无边广与专。

领导为我洗清白，惟可复职校长担。

书记与我哥俩好，建设名校遂人愿。

散　步

踱步园中静悄情，红梅绽放报春晓。

窗前玉兰白似雪，自赏纯素添世趣。

知其白者守其黑，正负逻辑谙光辉。

知其荣者守其辱，入世出世人间处。

慎 独 转 换

坎坷四十年，大漠思井泉。

暴风雨过后，举纲换新颜①。

社教运动中，德政育才先②。

四清四不清，慎独重思辨。

风息天晴后，四化举纲变。

巧遇老前辈，若渴必思贤。

擢升宜授权③，党性须兼备。

走上革命路，强国揭幕归。

① 阶级斗争为纲转化为四个现代化为纲，纲举目张。

② 梁牧同志，老革命，前辈，良师。

③ 史锐书记、梁启铎院长治学执教培养管理能力。

颖容学人

2024 年元月于东直门医院通州院区

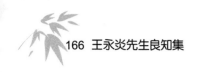

第四节 哲理哲思类

良 知 赋

宇宙浩瀚，悲凄疾苦，
日月繁星，恻隐聆听。
江河湖海，重归属感，
三光永光，创新驱动。
混沌未分，敞开胸怀，
玄哲思象，鼎新革故。
良知明德，读经至深，
澄神理论。博极医源，
恩师指路，太极阴阳，
参师多助，明道正纲。
经验再建，感同身受，
后薪永驻，仁心赴救。
崇尚国故，悉心诊治，
惟道是从，勤勉临证。
人生苦短，和合执中，
顺逆易更，修身事功。
贵贱贫富，天年感应，
一等普同，砥砺前行。

颖容学人　壬寅立冬

天地人神颂

天，
太阳天上，
在天为玄。
万物化生，
天高云淡，
时空运转，
天道自然，
自然人化过分，
环境恶化，
雾霾伤人，
冀望人化自然。

地，
在地为化。
水土火风，
四大相融，
地育田林，
稼禾苗壮，
粮棉丰产。
施用农药化肥，
田亩板结。
遗传为害，
有失敬畏自然。

<table>
<tr><td align="center">人，</td><td align="center">神，</td></tr>
<tr><td align="center">爱人为仁，</td><td align="center">生命能源，</td></tr>
<tr><td align="center">在人为道，</td><td align="center">形立神生，</td></tr>
<tr><td align="center">明道正纲，</td><td align="center">理性凝聚，</td></tr>
<tr><td align="center">智慧法天，</td><td align="center">求真至善，</td></tr>
<tr><td align="center">创造继承，</td><td align="center">惟仁惟学，</td></tr>
<tr><td align="center">创新发展。</td><td align="center">道法自然。</td></tr>
<tr><td align="center">天地与我并生，</td><td align="center">本立执中和合，</td></tr>
<tr><td align="center">包容至尚，</td><td align="center">无朴纯素，</td></tr>
<tr><td align="center">闻过则喜，</td><td align="center">否极泰来。</td></tr>
<tr><td align="center">圆融和合向前。</td><td align="center">幽玄彰明运转。</td></tr>
</table>

颖容学人

壬寅立冬

年八十五翁决意搁笔

执 中 和 合

宋明理学明心性，濂溪①张载求真善。

神数象器幽玄远，君子自强天行健。

整体混沌间性论②，格致良知重任担。

系统反思人世间，执中和合法象天。

① 濂溪为宋代周敦颐先生撰的《太极图说》。

② 邵雍号康节先生首创"六十四卦循环行图"伟业。

致 　 远

晚云余霞心气定，清游自带竹林风。

静读不虚兰室净，自然澹养纯素情。

国医国药知国是，天合仁和儒道行。

吾老吾已自知老，致远后薪谱新章。

应沪上曙光医院蒋健先生邀为《郁证发微六十论》书序，草拟"致远"诗一首于序中。

王永炎署己亥孟冬

壬寅，立春刊发

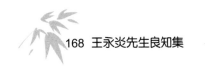

朴　学

无念无功，无为修心，无朴纯素。
家国情怀，惟仁惟学，仁心仁术。
明道正纲，崇尚和合，尊师执教。
净化心灵，显隐自如，人自然化。
无而生有，生灵万物，仰天护佑。
"任我"学长，善始尽忠，服务民生。

笃志国学原理

华夏文明间中是，
尚一尚同重始源。
和而不同存异化①，
终极理想统"仁天"②。
仰观星宿幽玄远③，
炎帝农耕举孝廉。
炎黄子孙守正中，
务本明道做贡献。

① 异化即尊重异议，以异者为师。
② 天皇伏羲：仰天识"大"后视其"仁"又礼归于仁，礼者意在调节至中和。
③ 指寰宇二十八宿幽玄朝向彰明。

王永炎　字致远　号颖容学人
癸卯岁末　八十五岁
于东直门医院通州院区

反　思　求　真

垂暮白鬓度余年，
淡看风云心自宽。
反思已过慕广寒，
明白糊涂相互参。
仰天求真处世事，
储善立美当"任我"。
冀盼后学创伟业，
薪火传承暖心田。

启 贤 求 变

青年时期曾遭难，离心离德受批判。
隐居七贤竹林院，静默洗心天目山[①]。
显隐白黑求顿悟，正负逻辑"易"转变。
放眼山巅居山壑[②]，伏掣前行仰向天。

① 浙江、杭州郊野。
② 深居山谷之底，仰望山巅静默竹林之中。

颖容学人

王永炎　字致远

2024 年元月 8 日于东直门医院通州院区

第五节　情怀情趣类

1998 年中医研究院因医疗产业事故，我奉命调任院长临危受命，至 2001 年春因承担国家自然科学基金重大项目，WHO 循证指南国际合作，"973"国家人口与健康"方剂配伍关键科学问题"研究项目首席科学家，主动辞职。约 3 年从事中医研究院学科建设的感悟。

思　　志

一场大病唤醒了余生的信念，
恍惚幽玄指明了人生终点的方向。
回首童心未泯的返璞归真，
业医仁心恻隐的良知为人群，
宇宙天心寥廓大公的宽厚和合筑境界。
珍惜可贵生命不亡的时间中，
仁德乃容纯素陶冶心灵晴空，
身残志坚人生走向至善尽美，
诚敬自觉燃烧生命能源传薪火。
净心明志寻踪国学原理，
胸怀开放容纳一切科技文明，
向思能旨着力学术研究。
惟仁惟学明医明道守正创新。
守静笃淡物役知天命葆常青，
中西医并重东西学兼容迎接数字化新纪元。

王永炎

草拟辛丑季春　时年八十二岁

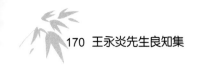

心　声

少年润物求真之心声，
身居寒庐苦读经。
领悟人生铸诚静，
无朴纯素寓心胸。
良知"仁育"①思画卷，
明德意知和合容。

青年沧海潮涌之心声，
风正②杨帆克难行。
儒道互补承天道，
海日生成言智诚。
人间几多甜与苦，
顺逆轮回归晚云。

壮年至善立美之心声，
授权审慎"任我"③同重。
恻隐仁心救苦难，
造福桑植顺自然。
向思能旨处世事，
人自然化美善缘。

暮年国学复兴之心声，
国学国医过往事。
晓月春风解忧愁，
塞翁失马谱始源。
吾辈学人传薪火，
阳光普照道向天。

① 仁育即前途事业身份处于社会位置的思考。
② 时王发武任北京中医学院院长，主张对年轻人不要责全，以放开风尚为好。
③ "任我"无私欲，无为而无不为。

王永炎　字致远　号颖容学人

壬寅立夏　时年八十五岁

感悟（一）

读经至尚不畏难，人生苦短顺天年。
明道正纲敬与谦，青山绿水复依然。
仁德储善积"任我"，归书复读新知添。
义利事功需恬淡，本立道生心如愿。

感悟（二）

幼读私塾，国学启蒙，西学涵化，理性至上。
悟道淡化，西化引导，应顺潮流，学人铭记。
积四十年，并学中西，穷寒筑浚，刻苦研习。
色斯其举，翔而后至，无迎无忌，知足如义。
窘未尝忧，瓮牖荐睡，临危接篱，大笔半臂。
乐见善人，乐闻善事，大道之行，利如浮云。
储善立美，兰蕙如佩，儒道之美，后辈承序。
天人合德，见贤思齐，道通为一，原象明理。
知行明心，天道酬勤，天心月圆，事功尚义。
正者政也，中和同异，终极理想，同舟共济。
科技文明，始源重启，中西并重，经历风雨。
企盼春天，矢志不移，守正创新，预事则立。
格致正事，至爱良知，吾辈中医，老骥伏枥。

吾老吾已

临证六旬修正果，大疫染病莫悲哀。
文史哲美求新知，惟重始源细反思。
仰望归枝吐新蕾，读经慎思悟圣贤。
人生豪迈求真爱，夕阳往过又一年。

心灵净

优雅老去荫时空，
窗前竹枝郁枯青。
悲喜交集情谊重，
天人合德依"仁"情。
本立道生非崇有，
无朴纯素"业"通幽。
至善立美美与共，
回眸人间水木清。

颖容学人
癸卯岁末
于东直门医院通州院区

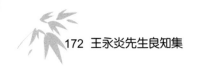

星 之 颂

凡 星

小草荣枯"位育"心灵境界，
生生不息之美。
无朴纯素向思顺天道，
成败顺逆识常态。

繁 星

昼间晴朗不与阳光争辉，
幽玄恻隐之美。
蕴育守静求敬之中和，
人世坦途之呼唤。

金 星

战乱灾疫挺身救难树碑，
不朽镌刻之美。
寰宇感怀永恒之活力，
人生本性之彰显。

希望之星

事业成就生命神韵守常，
仁心仁术诚敬铸就。
天人合德之美，
大医精诚渡苍生。

明 星

国医国是原创攻坚召唤，
耀眼荣光之美。
不知而知负性之易变，
上善人生之能源。

寿 星

童心未泯垂暮返璞归真，
悟道储善之美。
恪守独立自由之信仰，
仁寿伏枥挽余年。

颖容学人 辛丑之作壬寅立夏修订

竹 之 悟

久宿竹林院，细闻竹之声。
竹有节中空，秀叶亮高风。
节升心中悟，师承传真情。
守常需恬淡，守神怡安宁。

　　中医学人治学执教感性、理性、悟性相融。重在悟性，通常在渐悟的基础上寻出顿悟。有感于宋明理学，气、理、心、性之论。于王弼、嵇康、阮籍七贤竹林院，用心守静铸之诚敬，默然于竹而顿悟，竹有节中空，枝繁叶茂清风细声，无声中有声，淡雅之音，恬适之声。顿悟之正事良知，引领人生，业已 30 余年平妥祥和生活。垂暮之年沉思既往活得明白；精思必专将问题移交后学；向思能旨将经验重建造福桑林，系统反思而不知之知不修而修，气正浩然，净心宁神于时间中作出尽心平凡事，留给时间做纪念！

颖容学人 壬寅立夏

四 季 颂

春 暖

乍暖还寒盼春天，百年国学遭涂炭。
国医国药求生存，冀望吾辈谋发展。
全球唯我中医药，系统继承从未断，
太极河图史期前，一元和合道通天。

夏 风

夏日微风拂面来，树荫青草绕氤氲。
众妙之门视玄草，人生消融大自然。
病后凄苦寿多辱，复读归书换新颜。
唯盼前薪续后薪，时空运转度天年。

秋 日

仲秋煦日照大地，稼禾收仓贺丰年，
孔德宽厚容乃大，唯道是从尚自谦。
治学求真敬恕和，执教仰慕孔老贤。
遂愿后学创伟业，出世入世两相兼。

冬 蓄

寒风凛冽冰霜雪，生灵蛰伏自冬眠。
锁国闭关三百年，战乱灾祸民苦难。
回首原创被悬置，国医国药悲仇怨。
感恩师长自奋力，难得红梅傲雪天。

赞 竹

春游谢趣园，竹林绿茵丛。
竹有节中空，根深水土间。
业医六十载，仁爱纯素情。
求真止于善，传灯火自燃。

牧歌（一）

平生首次赴蒙疆，乡亲好客性豪爽。
毡房诊病待上宾，敬重医护捧奶茶。
无意忘记火柴盒，奔马追车去还我。
看似小事见诚心，信义真情留人间。

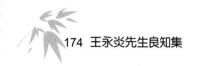

牧歌（二）

夏季走访宜散居，青年赛马天籁曲。

远望羊群似珍珠，牧民老者辨羊群。

草原"列车"一排排，食衣住用浩特买。

米酒烟茶备年货，丰年迎来毡房喜。

牧歌（三）

旗乡之间天然路，吉普奔驰大草原。

巧遇蘑菇下车采，打只黄羊美食来。

立秋天高白云间，敖包相会两情爱。

阿达姆会贺丰年，放歌载舞尽欢颜。

牧歌（四）

巡回医疗乡旗间，访学蒙医细访谈。

进出毡房送医药，偶有休闲听丝弦。

绿草软软好地坛，仰卧晚视云蓝天。

体悟人间有大美，知足常乐享自然。

于 20 世纪多次赴乌兰察布、巴彦淖尔夏秋两季巡诊后记。

忆　自　然

巡诊草原不知年，

乐有牧民伴岁寒。

纯素无功无名是，

仰天悟道畏自然。

满目黄花稻田间，

聚首老农谈文闲。

喜悦惆怅人间事，

让自然成真自然。

颖容学人

八十五岁

2023 年冬月于东直门医院

第八章 中西医并重期许后学担大任

第一节 《中国读本》摘记明德修身

苏叔阳先生，生于 1938 年，当代著名剧作家，河北保定人。先生与我同庚，20 世纪 80 年代与我同在北京中医药大学执教，因创作话剧《丹心谱》传播前辈中医的复兴华夏文明攻坚克难之凌云壮志享誉中华大地。

21 世纪初，苏先生与我多次会商"博士不博"的问题。当下"博士不博，创新能力不足"的问题一直困扰着中医药学科学位授予质量。学位教育亟须拓展传承 5000 年中国哲学、史学的本底特色，回归原象思维创生性。面对复杂系统的科学问题，依靠单一学科的技术和方法难以解决实际问题，"博士应博"的必要性日益凸显。虽然，中医以临床医学为核心，但中医临证的功夫离不开经验，经验丰富与知识广度创新密切相关。史前期尚无文字的河图洛书与负阴抱阳冲气以为和的太极图是中医理论"始源"，是一脉相传的中华民族优秀特质，更是古代科学哲学的开端。试想《三字经》《千字文》国学和中国历史等知识都未涉猎过的学生，也很难将《十三经注疏》作为治学的功底。中医药后学必须清楚中医药学的发展是离不开哲学的。因此，"博士应博"，攻读博士学位的过程中需要学习涉及中国历史、中国哲学的国学知识。这不仅是为了让学生可以读懂古代经典，更是为了加强象思维的训练。在此基础上培养新兴交叉学科人才，如合成生物学、物理化学、生命科学、化学、生物学等学科与中医药学的交叉融合，进一步延伸诠释高概念科学与人文、科学哲学、科学社会学、哲学美学的渗透交流，从而拓宽中医药学科的时空基础，解决"博士不博"的现实问题。

《中国读本》系挚友苏叔阳先生耄耋之年所著，书中涵盖了中国的历史、文化、社会、政治等多个领域。全书视野开阔，高度概括了中华民族的发展历史，讲述了中华民族的苦难与新生。中国人应该知晓中国的名山大川、中国传统文化的传承，中国有什么发明，应该了解中国的文字是从符号到方块字，而不是拼音文字，我们的文化与西方文化是有本质区别的。这本著作在我治学执教的过程中起到了非常重要的作用，我一直要求我的学生要了解古今传续的优秀华夏文明，要热爱祖国勤奋治学。颖容老人八十一岁，冀望老骥伏枥多做些传薪功夫，也期许中医药后学理应读懂中国，故摘记于《王永炎先生良知集》以奉学人。王永炎院士摘记见附录（一）。

——颖容老人八十一岁

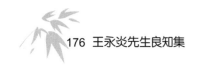

第二节　中医药学面向未来发展战略理论研究

以史为鉴，继承华夏文明，守正创新。中医药学基于象思维，以华夏文明为其本底特色；同时兼容并蓄，不断吸取近现代科技文明成就，体现出创造性集成和创新性发展的天性。虽经历百余年的中西纷争，中医教育漏列案压抑诋毁等摧残，仍以疗伤治病的共识疗效为社会民众首肯，依然挺立于世界医药学之林。回首 1999 年世界科学大会主旨：反思 20 世纪的科学对人类的生存和发展的影响，哪些是有益的，哪些是有害的？承诺 21 世纪的科学必须站在全人类更好地生存和发展的高度去观察问题与思考问题。医药生命科学、事业、产业等应以健康生命理念指引，全力建设人类生存的美好环境。当今社会进入了现代化、全球化的时代，不同文明的竞争、交融与分合共存和合为主已成为人类历史进化的大趋势，文明互鉴已成为历史的必然，历时上下 5000 年的中华文明史，即是文明互鉴的历史。汉唐、明代都有文明交流的范例，堪称东西文明互鉴的典范。医学是人学，无分中西，中西医并重的国策，急需大力发展中医中药学科、事业；中医药界学人必须面向未来立足于全球性视野才能有所突破与创新以适应大卫生大健康的需求。

一、传承精华，读经明史，领悟中医正道

为建设健康中国，实现中华民族伟大复兴，政令德化中西医并重使历久弥新的中国传统医药学迎来了前所未有的新机遇。中医药学的守正创新是诚敬、独立、自由、自觉、自信精神引导下的认知、兼容、交流、理解，争鸣的彼此融入和自身延展，指向学科进步的目标。曾几何时，随着工业文明的强势涌入，西方唯科学主义紧跟而来，包括中医药在内的中国文化的历史变迁出现了追逐西化、淡化国学的状况，当今中西医并重的国策意在共筑苍生性命、疗伤治病、维护健康的共同体。中医学人至今仍然需要从历史范畴系统反思，隐忍唯科学主义的伤痛，力主复兴重振国学国故国医国药，体现时空效应，保持优秀传统文明的独特性、前瞻性，同时理解西方文明思维内涵及其转变，系统梳理文明互鉴的历史经验，将中医药学守正创新置入文明互鉴的时代环境中，直面摆脱传统，追逐西化，淡化国学，悬置原象思维，上不通道，下不达理所带来的创新能力不足，缺乏原创性等诸多问题。我主人随与人主我随相整合，以我为体为我所用，就原象思维关于本体、认识、方法的意涵系统学习、积极补短板。中医药学的原创思维与华夏文明的国学原理同根同源，华夏文明的文史哲美与中医药学水乳交融，其内涵涉及面广泛，包涵自然科学和人文科学。当今中医学人首要是对自身文明和学科规律性的系统认知，并对西方科学、哲学的进展积极了解，如果没有全面的补课意识，终将丧失精神归属感，守正创新也会流于形式。

华夏历史上的三次百家争鸣，每一次都将高度整合后的华夏文明精粹推向历史巅峰，并且留下大量的典籍。中医学思想和理论的形成从未脱离中华文化的母核，中医药学是中华文化的缩影。中医与中华文化具有共同的关注对象，求真、求善、求美的思想随着中华文化的历史变迁已然水乳交融，造就了国学思维的多维性，《道德经》云"反者道之动，弱者道之用"，这种思维不是绝对追求线性直来直去的事实和现象精准对应，而是基于核心曲而能返的经验和理性的圆融，亦即国学思维强调的神、气、形、质、体的综合。

春秋战国，百家争鸣，百花齐放。其后，汉代初期倡导天道清静自然，人道顺应天道的黄老道家思想，奠定了中医学理论基础的经典著作《黄帝内经》就是以道学作为医家思想的本体。汉武帝时期，董仲舒"罢黜百家，独尊儒术"的儒家思想掺杂了道家、法家、阴阳五行家的内容，体现了儒家思想的"兼容"与"发展"特性。儒家积极入世的仁学思想是中医药学伦理思想的本源，仁心仁术是对医家的基本要求。南北朝时期，儒玄对峙，加上域外佛学的传入，形成了儒佛道学术互补及争鸣的局面。宋明两朝文风隆盛，使中国文化得到盛世空前的发展。其中，尤以程朱理学和陆王心学对后世中华文明影响至深。就中医药学而言，宋明时期是中医药理论创新的时代，诞生出道门刘完素火热论；易水张从正驱邪论；儒门张元素脏腑元气论、引经报使理论；李东垣脾胃内伤学说；朱丹溪阳常有余阴常不足学说；张景岳命门水火论、阴常不足，阳本无余、阴阳互根学说等无不折射出太极、天人一体论、气一元论、体用论等哲学思想对于中医学的重要影响。以史为鉴，共存共鸣，文明互鉴一直是华夏文明的天性和特质。

回顾历史，学科的兴衰关键在于精华传承和创新发展的门径。中医学人应该充分认识：华夏文明思想的独特形式及其对中医药影响的特殊性赋予中医药不同于西医药的独特理论形式，亦即医学思想的哲理化；同时中医理论的临床疗效又为华夏文明哲理对中医药影响的特殊性的价值提供了依据。理论创新是学科发展不竭的动力，经验重建不是对亲炙、私淑理、法、术的照搬，更不是一蹴而就的线性过程，往往需要通过老师的传授，学生的继承、实践及领悟（自悟及参悟），最终经验的重建是个非线性的过程（思维维度的跃迁），是需要多种理论的互参或交杂。因此，中医药学对悟性的训练至关重要，首先要求业医者博览群书，无论是医学典籍的还是与中医药理论形式密切相关的文、史、哲、美类古籍，不仅可洞悉中医药原创思维的发端，更是临证思辨发散的基石。然而，上下近5000年的华夏文明，造就了体量巨大的存世典籍。根据华夏文明历史跃迁，选择历史扭结上的典籍作为书目尤为重要。对经典的重新学习，目的在于发掘并重构中医原创思维的主体地位；重塑中医药学科内涵；拓展临证思维的自由度。

历史上传统学科的奠定和发展都是以文献为主要载体和见证，"文献"通于"文贤"，具有跨越时空，传递思想，承续学统的重要作用。宋明理学纷呈，学思丛莘，皆出于思想和学术的规范与承接。中医古籍是中医药学传承的重要载体，历代中医药学人将其毕生实践获得的知识、理论、方法、技术诉诸文字，通过编摩著述，整理辑订，综纳百家，纂修定本，流传后世。据不完全统计，现存于全国各地的主要图书馆的中医古籍将近9000种，这一巨大的科技与文化宝藏亟待系统发掘和整理。《中华医藏》是以中国古籍（包括少数民族医药古籍）原书影印为基础，集保存、整理、利用为一体的中医药古籍，是对中医药学术源流的厘定，对传承与发展中医药事业具有重要意义。此外，读经典文献治学执教须明目录之学。"目录之学实可肩负学术之史"，成为古代学科创新发展的一个重要特质。传统文献分类与学科设置密不可分，甚至是互为支撑。在西方学科视角下，切割开来的传统学术系统地回归于自身的同一：摆脱现代学科体制的局限，构建适应与符合中医药学自身发展规律的中医古典目录学体系，使得目录学与传统学术史两者互相发明、互为补充，从而彰显传统学术与学科的源流与格局，指导中医典籍文献的追踪溯源，为中华文明的复兴作出率先示范。

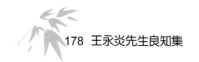

二、重始源，回归原象创生性与流动转化性

近百年来，中医药在中西论争摆脱国学，追逐西化的社会文化环境中，能保持传统基因生存下来，表面看来是其运用传统的理论和技术解决了现代的医学难题的防病治病能力，核心是其自身所蕴含的原创思维。重视中医原创思维的传承，也是重视中医药学的传承，是发展中医、创新中医的主要途径。重视原创思维的传承与创新是中医学发展的动力。

中医原创思维的哲学基础是象思维。"象思维"是一种区别于概念思维的原创性思维方式，是中国传统文化所特有的思维方式，"象思维"也是中医学的原创特征和主要思维方法之一，对中医理论的形成与发展有着重要的影响。象思维之象有原象、具象之分。原象即本原之象，即太虚，即混沌，即元气，即无，即一，即道。原象是具有初始化的混沌系统，是整体流转之象。从主客一元的角度看，原象是泯灭心物、消融主客的整体之象，而从主客对待的二元论角度讲，原象涵盖了通过感觉器官所感知的"物象"和虽然不能用感觉器官感知，却可以通过心灵体悟的"心象"或"意象"。原象无形，但具有原发创生性，混沌一气，一气生有，气聚成形，形气相感而化生万物。万物均为形而下的器象，或具象。中医学天文自然的五运——木、火、土、金、水，六气——寒、热、暑、湿、燥、风，生命机体器官、精、津、液等，均为具象。具象与原象是有紧密关联的，原象与具象可以相互流通转化，具象以显明的方式呈现，最终又以幽隐的方式回归于原象。

象思维的重要特征之一是原象的原发创生性。原象可以看作老子"无中生有"的"无"，或"易道""太极之前的无极"及《黄帝内经》中的"太虚"，太虚非真空，是混沌一体之气。类似宇宙生成前那个黑洞之"无"。这种"无"并非数字化为零的无，并非真空一无所有之无。恰恰相反，这种"无"蕴含着巨大的质量、能量，一旦爆发就能"无中生有"，创生出一个新宇宙来，即是原发性创生。《素问·天元纪大论》曰："太虚寥廓，肇基化元。"其中，寥廓的太虚即浩瀚的宇宙，混沌之象无形，无生有，有生于无，"无"与"有"皆是逻辑符号。肇基化元即始生万物的基元，万有万物即为"此在"的现实。混沌之象即"一"，即"道"，即"自然"，道者象的动态流转演化也，谓之易。道生一，一生二，不动，二生三，三生万物，重在气运；道生一，一生二，二数神，形立而神生，形神共俱；一阴一阳之谓道，两仪、四象、八卦，八卦时空转换则无穷尽。《素问·五运行大论》曰："天地阴阳者，不以数推，以象之谓也。"一阴一阳之谓道；道者阴阳之理也，阴阳者一分为二也，太极动而生阳，静而生阴；无极而太极，无极太虚气中理，太极太虚理中气。太虚无形，气之本体，其聚其散，变化之客形尔。以明而言，形气相生，配于五行。以位而言，生于虚无，守位禀命。夫良知一也，以其妙用而言谓之神，以其流行之言谓之气，以其凝聚谓之精。一也者理而已。就本体而言，无极是本，太极之一亦为本，阴阳（元气）之理为本，理中气（元气）亦为本，两者是一切存在的两种基态表达。无极是专于太虚无有成形见象混沌的表达，暗喻本体之神虚之用（神），太极之一是无形之+1 和-1 互根混沌态的表达，强调气的凝聚、流行互化（精、气），"阴根阳，阳根阴，非有二也"，表示太虚可分化出无形之+1（元阳）和无形之-1（元阴），+（阳）、-（阴）是一的两种属性，此亦为"二"，二数神，"阴阳不测谓之神"，无形之元阴元阳互根不能独立存在谓之不测（无形），乃生生息息，窈窈冥冥，为先天之化，为后天之神，为死生之母，为玄牝之门。元阴元阳又各有虚（神、明）实（力、位）之用，化虚者气之晦明惟见神明，神足则盛，神畏则衰。化实者气之盛衰着于血气之有形。阴阳之明位，亦即阴阳需辨阴阳，则有阳中之阳、阴中之阳、阴中之阴、阳中之阴（形气之理）。万物负阴而抱阳冲气以为和，互根之阴阳互用（气之流动转化）则为三。主张万物皆为象，象者可阅也。太虚之聚散流转则形生（形气相生），气之互用互化则万象出（变化之客形）。形、象皆可见，本在太虚之气妙用也。这种以太虚为本（精气神、体、无），强调无形而实存之气流转（用、有）的象数结合太极五行模型，是建立在天人合德、天人感应宇宙观基础上的理气全息生命观，医家运用"即类求象"和"援物比象"的意象思维引导中医药学的理论，采用观象议病的方法指导临床实践。清浊虽二，而气禀则一。夫生以神全，病惟形见。病者需辨有形（血气之实）与无形（神之晦明），然无形之辨必据有位有形（气禀于一）。因此，观象议病不只是格物致知（归纳），还重视致知格物（演绎），核心是对繁杂万象背后"证"本质（本体）的体悟和探求，是东方生命科学的智慧。

　　象思维在中国近代被忽略和遮蔽了，但是在西方却不仅启迪了叔本华、尼来、胡塞尔、海德格尔等一批西方思想家，而且还启迪了不少前沿的西方物理学家及自然科学家。1927年，海森堡发现"不确定性原理"，宣布实体论形而上学的不足，而承认非实体性亦即"道"的存在，海森堡说："我们所观察的不是自然本身，而是暴露在我们的追问方法面前的自然。通过这种方式，量子力学使我们想起了古老的智慧：在存在的戏剧中，我们既是演员，又是观众。"1975年，美国粒子物理学家卡普拉出版《物理学之道——近代物理学与东方神秘主义》一书，该书立即成为国际畅销书，行销50多万册。卡普拉认为西方物理学与东方神秘主义这两套完全对立的思想体系在几乎完全隔绝的世界里却得出了如此相同的结论，而且神秘主义者在直观的条件下便得出了现代物理学久经探索的结论，这一点或许证明了神秘主义思想内在的深刻性和强大的生命力。海森堡所言的"古老的智慧"及卡普拉所谓的"东方神秘主义"正是被近代国人忽视的中国传统原创思维——象思维。英国物理学家史蒂芬·霍金提出"宇宙创生于无""宇宙是自足的""宇宙的边界条件就是没有边界"，即宇宙不需要任何外在的创造者，宇宙自己具有原发创生的绝对能力。霍金和老子一样都将宇宙的本原归于无，归于生成本身，史蒂芬·霍金"无"中生有的宇宙观与老子在《道德经》中提出的"无中生有"，自然法则的哲学观完全一致。此外，史蒂芬·霍金是在2004年7月21日于爱尔兰首都都柏林举行的"第17届国际广义相对论和万有引力大会"上否定了自己于1974年提出的"宇宙起源于大爆炸，并将终结于黑洞，黑洞消失则黑洞内部的信息也消失"，提出"黑洞只是看上去处在形成之中。后来，它就会向外辐射其吞噬的物质和所有信息。不过，这些信息已经被黑洞撕碎、打破和重整了"。他通过计算证明"黑洞内部最初的信息量与最终的信息量相等"。而老子曰"有物混成，先天地生，寂兮寥兮，独立而不改，周行而不殆，可以为天地母。吾不知其名，字之曰道，强为之名曰大""大曰逝，逝曰远，远曰反""天地之间，其犹橐龠乎！虚而不屈，动而愈出"，老子认为"道"是不断地折返而周行不息的循环转化过程，亦即原象原发创生，不断变化为具象，具象又循环变化，回归于原象，虽然变化但信息并不丢失。这一点庄子的"物化论"解释得更为明白，庄子认为"万物与我为一"，人的形体可以转化为万物，而万物也可以转化为人。在天地之间这个大熔炉里，在大道规律的支配下，人体可以发生各种变化，或"浸假而化予之左臂以为鸡"或"浸假而化予之右臂以为弹"，或"浸假而化予之尻以为轮"，人的肉体虽然死

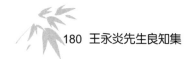

亡，但不会消失，它会演化为其他东西，这与史蒂芬·霍金修正后所提出"信息已经被黑洞撕碎、打破和重整，但黑洞内部最初的信息量与最终的信息量相等"的观点非常近似。可以说，老庄的"大道循环转化不已"的东方传统哲学思维与西方最前沿的"信息守恒"科学思想遥相呼应。在当今中国经历传统文化断裂之后又重新反思和试图复兴传统文化的大背景下，重视象思维的原发创生与流动转化势在必行。

三、科学人文，互补互动，守正创新

中医学源于实践，医家对人类世界的认识在实践的基础上渐次丰富，这是物质到精神的实现，进而应用于实践，进行着人类世界的改造，这是精神到物质的实现。因此，任何一门学科只有在人类实践领域来讨论物质与精神的关系才有意义，改造之唯物、认识之唯心及唯科学主义皆可取，中医学的研究不是纯物态世界的，因为对人的认识和实践不是纯物态可以涵盖的，在对待人生价值判断、审美判断的社会科学领域，自然科学的认识和实践有其局限性。科学派历史、自然主义艺术的时代已经过去，自然科学的求真不能取代社会人文的求善和求美，中医药正是源于人文的注入才体现其强大的生命力。因此，中医学具有科学与人文的双重属性理应成为学界的共识。中医近5000年历史，文、史、哲、美的观念深深浸润中医学，和中医理论早已水乳交融，难分彼此。事实证明，即使从中医学中剥离出来的文化传统，其关注核心依然是医学的内容，充满着浓浓的医学味道，所以就学科分类来讲，也不是纯粹的文、史、哲、美。将文、史、哲、美的内核融入中医学的人文医学观无疑是最符合人类世界的医学。尽管，国家政策层面给予中医合法主体地位，尚需度过乍暖还寒的阶段。时至当下，对中医的质疑尚缺乏针对性的创新理论回应。中医学科守正创新道路任重而道远。我们主张中医是由国学指导的医学，这个为主体，我主人随。中医话语权的内涵理应包含政策、学问、实践、未来世界的影响几个层面。尽快扭转理论原创匮乏的现状，深刻理解和把握中医原创思维才是理论创新的源头，进而从理念上探讨中西医并重。

目前，世界科学研究已步入大科学时代，他的特征是由信息时代逐渐向高概念与大数据技术演化。一是科学人文的融合，科学求真、人文求善，科学人文互补互动；二要研究复杂系统的相关性，要敢于突破原有学科的边界，提倡整合；三是对不同民族、地域的优秀文化中的科学概念进行诠释辐射与创新。科学技术发展所带来的"以人为本"理念要求下，包含中医药学在内的众多传统学科的学科方向必须变革，这是当代学人的历史责任。只有顺应规律和合于时宜的变革，才能给传统学科的发展带来生机，才能更好地为现今人类服务。

中医药学是科学与人文融合得比较好的一门学科，应当肩负起引领创新方向的责任。既要充分发挥其原有的将"人"放在天地之间来看人的健康和疾病，精气神一体、象与形融通，又要处理好、应用好科学与人文的互补互动。在重视经典文献传承的基础上，做好学术概念的诠释，发掘典籍中蕴含的中医临床优势病种，逐步完善以辨证论治为主体的个体化诊疗体系，以获得共识性的循证证据，以提高基础理论概念的诠释，从而实现研究思路由还原性分析，朝向系统化研究。中医药学人坚持原创思维，以新图变，变中图强，我主人随，在继承中华传统文化的精髓和中医药学宝贵的知识财富的基础上，利用现代科技继续持之以恒地发展、创造、创新。基于农耕文化和工业文化融合史、东西方文明创造史中的发明和创新整理，由文献走向学术，由学术走向发现，由发现走向创新。在科学人文融合的大科学理念引导下，当今的中医学与西医学应该以古典文献的整理和概念的全新诠释为载体，向互补互动、向趋同方向发展，为构建统一的新医药学奠基。

四、临床经验的传承重建与中西医学互鉴会通

中医药学凸显临床医学原创思维与原创优势，以华夏优秀文明象思维为引导；以维护人类健康司苍生性命的治未病辨证论治的疗效为根基。历数千年积淀临床经验的重建，整体、宏观与时俱进的汇总经验升华基础理论，然后再运用普遍理论指导临床实践。中医学强大的生命力主要源于中医学术经验的传承和重建。传承的方式首要是精通典籍与博览群书。读经典做临床关键在"做"字上下功夫。敢于质疑而后验证进行现代诠释，诠证创新自然寓于继承之中。明医治学厚积薄发，厚今薄古为常理。当今文明互鉴当融汇新知，运用科学求真的临床思维方法，具象思维与概念思维系统整合，以显著、共识的疗效求证与拓展前贤的理论，寓继承之中求创新。其次，中医药传承需要个人领悟与经验重建。中医药学的传承需要传者者在系统记忆老师传授的中医药理论和临床技术的基础上，通过个人理解和领悟并通过临床实践进行经验重建而达到真正的掌握运用。这种领悟不是片面掌握中医药学理论的部分内容或机械地模仿老师教授的诊病和治疗技术，而是熟练掌握老师教授的中医药理论及临床诊疗技术后，进而对其理论和技术所蕴含的中医药思维方式的深刻体悟与贯通性理解。

中医学原有的象思维是中医学原创思维的基础与源泉。对中医原创思维的传承、创新应以象思维来阐述中医学的天人相应、体质禀赋、五运六气、形神兼备等有关学说，并联系综合集成的思想，诠释辨证论治，然后从开放、复杂巨系统的科学思维阐述中医理论。从思维科学出发，与现代系统论相结合会为我国中医药的现代化发展奠定坚实的基础。因此，当前的迫切任务是运用中医原创思维结合现代复杂系统科学前沿方法学阐释中医学原创思维，此外应该倡导多学科交叉融合。中医学人要认真学习借鉴西医学及现代自然科学和社会人文科学，特别是要认真学习系统复杂性科学，在大科学的背景下和高概念时代到来之际，传承与发展中医学原创思维，为人类科学事业的发展做出努力。

人体是复杂结构、复杂功能和复杂信息的统一，是从最基本的自组织功能发展而来具有更高自主性的复杂功能信息的整体存在。当前基于中医药复杂现象和复杂性特点借助现代系统生物学和复杂性科学的方法论与研究方法，积极地推进着中医理论的研究和发展。21世纪合成生物学的兴起，并与结构生物学的整合研究，为中医中药的基础研究开辟了新领域。针对人体疾病与复方药物两个复杂巨系统，从形态、功能、信息、应力系统相关性，做多靶点、多元化研究求索的新方法学，以及当前对药物研究的化学生物学和研究机体代谢的生物化学的整合，为多基因组学、蛋白质组学、代谢组学、表型组学整合模块的整体设计分层次、分领域的还原分析再度系统性整合研究创造了条件，这就是整体观指导下的系统相关性的研究。

自然法则"无，有生于无，无有相生，顺应自然"是永恒不变的。世界自然与社会事物永不停息地恒变。学者识常变，"舜时"而变方可担大任。中医药学界应该敏锐地认识到

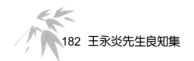

信息守恒定律的提出，天体物理与量子力学的科技成果将可能为中医中药基础理论与经验重建带来"间"与"是"的幽玄与澄明，黑箱向白箱的转化。非线性的临床医案、医话的大数据，梳理构建大尺度细粒化的数据库，进而梳理推广临床共识疗效为人类健康造福。农耕文明与工商文明的互鉴和合凸显生命科学的特色，是当代中医药学科事业发展的基石，是健康医学学术研究的制高点。中医药学提高学术核心竞争力必须以国学哲理为引领强化治未病，辨证论治的原创优势。重始源开来学以历史范畴务本明道广兼容外来优质文明，体现中华大成智慧。学科人才培养必须立足前沿，紧跟当代科技文明发展的新趋势，在长学制博士学位培养的高地上选拔在国际学术界有话语权及影响力的学科领军人才。年轻一代中医中药学人是传承创新的主体，引领导航的先声，以担纲正道创伟业。强化学科建设为首务，认真找准学科发展的痛点，牢牢抓住改进的着力点，求索学术研究的闪光点。敢于置疑提出新见解构建新概念，创立新学说，组织守正创新传世的新学派，认真分析"痛点"产生的原因及影响，迅速补短板，即时回归原象思维创生性，转变基础理论原创力薄弱的局面。提高创新与时俱进的内涵，在文明互鉴的新纪元，中医药学界勇步向前。

《光明日报》2024 年 1 月第 3 版

附录一　王永炎院士摘记

A段 ○读懂中国

周恩来总理嘱导中医师
中国的医药工作者必须
必读中国文史哲学，推
荐北京名医施今墨门人
祝谌予担任北京中医学
院首届教务长。选择文
学剧作家学长苏叔阳中
国读本摘要供读。

颖睿学人 2023年元月

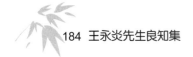

读懂中国 笔记一颖客老人 八十一岁

准于此……值得仰视。

希腊神话："宙斯"—众神之神—造天地万物

盘古—九重天沉睡醒来——开辟天地。

女娲传泥造人—人面蛇身——天地人合一。

打碎混沌——多元共生—多元一体—(和)

—阴—阳为(道) 女娲补天—匡扶社稷

版图 清王朝 17 世纪中晚期 960万公里^2

南北 5500 公里；东西 5200 公里；多山占 2/3

世界屋脊—喜马拉雅山 高 8844.43m 最年轻

东西经度 60$^+$；南北纬度 50

珠穆朗玛峰 庄严、圣洁、美丽女神

五岳名山 哲贤思想相关

多河流 1000 公里^2—1500$^+$ 条 年流量 2.7亿 m^3

居世界第六、水力资源世界之首，长江、黄河

黑龙江、珠江等向东—太平洋；雅鲁藏布江

澜沧江向南—印度洋；额尔齐斯河向北—北冰

洋。长江 6500 公里；黄河母亲河 炎帝陵、黄帝

陵、蚩尤墓。

多湖泊浙江千岛湖、西湖，武汉东湖、江苏扬州瘦西湖、湖南洞庭湖、江西鄱阳湖、安徽巢湖。

鄂宜昌神农架。

多民族融合—华夏族—汉族—56民族—中华民族(梁启超) 胡人汉化—汉人胡化。汉—王昭君；唐—文成公主等。中华文明与历史进程深化了㊙的理念 和而不同的真谛。

楚人屈原(公元前340 公元前272)著《天问》否定造人之说，女娲为神话。

500万年猿—10万年进化为智人。

中国古人类来自中华大陆；非州南迁之说艰难竭厥仍于争论为不解之迷。

中华文明多元一体，人类诞生色后一切物质的精神的活动都属于文化范畴，文化是人类的专利。传承有别—传即保留可为历史；承必分良莠继承优质文化。

　　文明时代　　1、产生并使用文字，2、学会铸冶使用金属；3、有了一定的政治、经济社会中心，产生了城市（有5000固定人口）；4、有了宗教、礼仪。

　　中华文明五千年？1981年宜昌、杨家湾出土陶片6000年；1988年辽宁阜新发现"红土文化"上堆到8000年前——人类智能的发展始终是齐头并进的。

　　1、黄河文化——仰韶文化——陕晋豫——半坡文化

　　2、长江文化——余姚河姆渡文化——四川三星堆成都金沙文化——楚人卞和制和氏璧（玉）

　　3、北方文化——鲜卑、柔然、突厥、契丹、女真、蒙古文化。

　　4、南方文化——广西百越与闽粤先民

　　5、西南文化——云贵高原、西藏　　古龙化石

　　炎黄蚩尤涿鹿之战。神农氏上古领袖之一。轩辕氏后即黄帝。炎黄蚩尤兄弟或叔侄。炎黄蚩尤　中华民族人文先祖。

上古历史瞬息之间无弗远屋信息通道。

原始社会：禹治水政诸为疏，距今4000年夏朝第一位君主，一年365天。禹传启—由禅让制—世袭继承制，五、六千年母系氏族社会四、五千过度到父系氏族社会—无私有制"平等自由、民主"生存能力低下非理想社会。

私有制产生奴隶制社会—起伏不断辉煌与凄厉并存的社会。

1. 夏朝14世17个君王分九洲设牧正、庖正、车正，能造酒、历400年，亡于夏桀。

2. 商朝：伊尹 调鼎鼐 商人、商业、商店商品，历法一年12个月闰年13个月—计30个王至纣而亡。纣喜妲己。殷商建都河南安阳。

3. 西周：中国人、中国学、中国概客。奴隶社会顶峰。宅男宅女之称。

4. 东周（春秋战国）春秋意蕴历史—建都洛邑今洛阳西，前后500年—历史上重要一页。冶炼术、农业、纺织、交通业发达。分封诸侯战乱 秦大一统政治的准备。—分乡大夫士、司徒、司空、司马、太史、太利等。

哲学周易百家争鸣，社会道德伦理始建难备。

秦汉时期　中国中世纪第一高峯。秦始皇实现大一统、13千古第一帝。

燕太子丹谋荆柯刺秦王"风潇潇兮、易水寒壮士一去兮，不复还！"悲壮画卷爱国壮举。

战国七雄：齐、楚、燕、韩、赵、魏、秦秦统一中国的文字、度量、修路(车同轨)、建长城　秦人之称。

荆柯、高渐离舍身取义、义传千古。

汉、光武刘秀　文景之治　道可道非常道名可名非常名，减赋税去劳役、负逻辑治国理政，后汉武帝　董仲舒罢黜百家独尊儒术、后科举均以儒家学说为主体。

项羽殉于乌江(今安徽和县附近)为拔山兮气盖世，时不利兮雕不逝、雕不逝兮可奈何，虞兮虞兮奈若何！"无颜见江东父老感概。

汉武帝　刘彻　经济繁荣改革币制兴修水利、巩固疆版图　汉族、汉字汉医汉学。

蔡伦造纸、张衡地震仪、张仲景华陀医术
张骞出使西域、三次争取胜利。

魏晋南北朝　陈寿的《三国志》史书罗贯中著
《三国演义》广泛传播。赤壁之战(今湖北蒲圻西
北)战乱、经济退化历393年其中郦道元的《水经
注》农学家贾思勰著《齐民要术》，数学家祖冲之
圆周率3.1416159七位数。左思的诗赋、王羲之
的书法、嵇康的《广陵散》雅乐典范、画家顾恺
之、陶渊明诗文、刘勰的《文心雕龙》最早研究文
学诗歌本体规律经典。

北魏大同云岗、洛阳龙门石窟，十六国时
开凿的敦煌石窟。

开放交流民族大融合。

玄学大炽　竹林七贤　王弼、张湛、嵇康
哲学辉煌时期，自由开放人类智慧消融于大自
然中、创造力的发挥。鲜活浪漫文风—中华文
明发展、纷争不可忽视的年代。

　　隋唐时代　封建社会第二个高峰期(汉代为第一高峰期)公元581～907年。杨坚隋文帝实行改革、人口骤增、富足强大、版图东临大海、西近大漠。隋炀帝杨广杀父弑兄强隋败落留下了开凿的京杭大运河。

　　唐太宗李世民开元盛世　贞观之治　轻徭(段)薄赋、休养生息、倡节俭、促生产。鼎盛时期唐玄宗李隆基(武则天的孙子)啦兔媳妇玉环后败落、留有大雁塔、青龙寺。开放北非、西亚、赴日遣唐史10个团。

　　玄奘　天竺(印度)访学　译佛经1335卷1330万字行程5万里历时17年公元664年口述实录成《大唐西域纪》。——虔诚的心灵、百折不回的实践追求信仰与精神力量　将真理哲思撒向众生。

　　文学：王勃、杨炯、卢照邻、骆宾王一称为四杰、高适、岑参边塞诗派、王维、孟浩然自然风光派、诗仙李白、诗圣杜甫永垂史册、与天地共存、白居易、韩愈、孟郊、李贺、杜牧、李商隐等一批诗人、诗作各具特色。

　　五代十国时期53年，南唐后主李煜诗文
政治才俊柴荣；后赵匡胤陈桥兵变建立宋朝。
　　宋朝文明的鼎盛，北宋定都汴京(今开封)，
南宋定都临安(今杭州)并行有辽、金、西夏。
文明史上重要价值。儒释道国学框架的构建，
开放兼容吸收外来文化的精华。政治孱弱而文
化有独特地位。医事制度的完善、太平惠民和
剂药局(局方)、学人的自由治学环境。
　　岳飞宾母刺字一字鹏举相州汤阴人。
　　元代一铁木真一成吉思汗公元1271年忽必烈
　　造纸术东汉，火药活字印刷，指南针四大
发明均在宋代完成。
　　建立元朝定都北京称大都。北逾阴山南越
海表东尽辽左西极流沙。设澎湖巡检司已据台
湾、琉球。版图拓展。伊斯兰教的新民族回族。
元朝共历98年。沈括著梦溪笔谈科技著作，郭
守敬的天文台。宋代苏东坡、李清照、辛弃疾
陆游均为大家，永世留芳。元曲作家吴郷汉、
王实甫、白朴、马致远辉煌成就。司马光编写
资治通鉴》记载了1300年历史一编年体系一读史

鉴今。程颢、程颐、朱熹哲学梳理后称理学。

明代一资本主义萌芽期一徽商、晋商市坊经济市民生活。明成祖朱棣永乐皇帝，迁都北京 辽金元大都 郑和下西洋 编纂《永乐大典》世界最大的百科全书22877卷，仅存800卷。于14世纪西方文艺复兴开始，中国在朦胧中。小说、话本三言（悼、明通言）二拍。1601年苏州纺织厂工人起义开始特别意义。1644年明崇祯李自成农民起义1644年，明代277年结束。

清代反清复明杨州10日嘉定三屠全城反抗80天仅剩53人(江阴)"留发不留头"、"君子死不免冠"。顺治、康熙善于学习。德·汤若望传教士科技、天文、数学、化学上的技能。乾隆时代闭关锁国政策，割断了与外户的联系一屈辱的内因，列强侵略外因。1838年林则徐禁烟《南京条约》第一个卖国条约（之后马关北京、爱辉、厦门、天津条约)八国联军、义和团、太平天国(1851年)于1853年3月攻占南京改称天京。1864年7月19日安题。1842年海国图志60卷（林则徐)。

　　康有为、梁启超　戊戌六君子"百日维新失败""四万万人齐下泪，天涯何处是神州"。谭嗣同、杨锐、林旭、杨深秀、刘光弟、康广仁六人被1898年6月11日光绪明定变法，9月28日斩于菜市口，康、梁外逃日本。梁启超提出中华民族概念　汉满蒙回藏56个民族，文学史学有贡献。1840年鸦片战争——悲壮凄凉的年代。谭嗣同遗著《仁学》经梁启超整理发表。"冲决罗网"的精神洒向神州。

　　1911年辛亥革命武汉起义成功，孙中山当选临时大总统。1905年中国同盟会——中国国民党。1922年李大钊与孙中山晤谈民权民主民生三民主义——又联苏、联共、扶助农工三大政策。孙中山于1925年3月12日病逝于北京享年60岁。——民主共和的贡献永荫中华民族。

　　五四运动　启导广大人民觉悟，准备革命力量团结——划时代的伟大意义。高举民主、科学旗帜　了解现代中国的历史节点。

　　抗日战争1931——1945年中国唯一一次全民抗争外族侵略的战争，牺牲了3500万人。1932

年淞沪抗战，1933年长城抗战，1936年12月12日开始全面抗战，会战22次。平型关、忻口、百团大战，台儿庄、长沙、宜昌、缅甸战胜日寇。1937年12月13日南京日寇持续6周的大屠杀。30万平民的劫难。强征慰安妇20万之多。全国人大定9月3日为中国人民抗日战争的胜利日。惨痛的历史永刻在中华民族的记忆中。

长达四年的解放战争于1949年中华人民共和国成立。义勇军进行曲定为国歌。一反映了团结御侮伟大胜利，居安思危的意念为今天和未来敲醒警钟。

中国历史特点

1、中华文明历史从无断裂、不断改进、发展延续的，既古老又现代，未来有潜力、坚韧生命力的文明。本身具有避免外来文化消蚀的机制和因素，方块汉字是最坚固的长城。保持着自己民族的统一和价值取向的同一性。这是任何拼音文字没有的长处。

　　从隋代至晚清1300年科举取仕制度，打破了血缘世袭和政治垄断，将中华民族主流意识哲学、道德观做为必需的课业代代相传。一大批安邦治国的人杰思想家、政治家、教育家文艺家、科学家、学者、诗人　维护中华文明是重要的作用。扼杀人才的事件是缺欠也有之。

　　中华民族的历史是内部不断融合的历史。胡汉相融，各民族成员都有贡献。厚德载物、兼并蓄，释尊佛学历700年本土化。多民族统一的国家是主流。

　　合久必分，分久必合；合时长分时短。分时也有融合。虽有战乱没有侵略基因。

　　中华民族文化传统共识，稳定的价值观是精神的长城。

　　新中国近现代历史重大事件。百年屈辱陷入贫穷落后的旧中国摆脱了枷锁，掌握自己的命运走向光荣复兴的道路上，开始书写历史新编章。一切历史学家、哲学家、思想家、政治家　智者眺望判断中国每一步足迹。

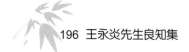

在艰难踦蹰中创造了多个第一以空前的速度和平发展。高铁1.6万公里居世界第一位。康藏铁路—天路—2014年总贸易额世界第一位。2006年免征农业税，师范生免学费，天灾地震共度时艰，2008年北京奥运会美轮美奂。探讨21世纪中国发展新模式已成显学。

"中国古老文明传统，历经火与血的炼狱，中华文明愿予世界文明互补互融共享，要善于学习外族文明虚心请教共同进步。

香港723万人口原属新安县、博罗县、宝安县1997年回归唐代改称东莞县。国际商港金融中心。一国两制为和平统一英明决策。

澳门回归1999年原属香山县。

台湾一左旗人，明代福建南迁台湾。1662年郑成功从荷兰殖民地恢复为中国领土。1895年马关条约割让给日本。后梁启超集18省才俊《公车上书》反对割让求和。1945年回归1949蒋介石退居台湾。至今尚未统一。

钓鱼岛距福洲、温州385千米二战后行政管割权，美国让给日本一4.3838平方公里尚未回归于斗争之中。宋1171年台湾邻近诸岛屿统归澎湖统辖。

中国的发展只能是和平的，利己又利他、不能容许对地球家园的损坏。

目前形势复杂坚持科学发展观。富强、民主、文明、和谐、自由、平等、公正、法制、爱国、竞业、诚信、友善的核心价值观。与自然和谐相处的社会。秉持前贤的教诲 建设安定详和的社会。

世界是多元的社会生活多姿多彩尚一尚同何为?！一和而不同。

语言让人类与动物区别开来一先祖们让我们追思，文字又是一次伟大的飞跃，文字的历史是民族历史的纪念碑。中国的方块汉字是世界上独一无二的文字，它产生的历史和在实践中的作用是个专门的研究、学问。传说中第一个造字的仓颉为什么不在拼音上下功夫?！

甲骨文4000年殷商时代5000个字一可约用的2000个左右、会意、象形、假借等造字方法

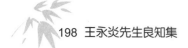

名词、代名词、动词、形容词、数词等。早在距今6000年前形成。六书：象形、指事、会意、假借、转注、形声；⊙日〕夕月；指事只有129个，如刃；会意人+言—信具有道德内涵本无此字而依声托事，求—皮衣裘；追求；转注：蛇—由它加虫字；形声—江河均有水工、可而成。甲骨文—两周文字—战国—秦篆；楷书、隶书、草书、行书、现代字。秦相李斯的小篆为标准—书同文—国人智慧的结晶。

美索不达米亚苏美尔人楔形文字、约3千年前，古埃及圣书文，再有中国方块字。

汉字是唯一超越时代、超越方言的文字。拼音文字5653种的语言方言，被独立语言2790种70%没有文字。超过6000万人使用的大语种有13种。拉丁文分化为条顿、罗马、斯拉夫语系《荷马史诗》《俄狄浦斯》现代欧州人读不懂的古拉丁文。广东人到哈尔滨，北京人到广州均可生活，书同文。汉字有不可估量的作用。汉字是中华民族在文化修建的万里长城。汉字是义声兼表的语素音节文字，形、音、意的统一体。

汉字极强的衍生能力反造字构词能力，信息量大。汉语普通话只有415个音节，英语1万多个，区别声调1300个，单音字复音词，联合、偏正、动宾如伐季、卓异、乘车、波浪、电车散步、举重等。——极强生命力。其本笔画八种汉字复脑文字开发右脑。书法独一无二的艺术。毛笔、宣纸、水墨、颜真卿、柳宗权、欧阳修赵孟頫、虞世南、褚遂良、赵旭、怀素等。(汉魏)宋代苏轼、米芾、黄庭坚、蔡襄、清代董其昌，形势、骨力、气韵、神彩。书法与道德哲学相契合崇尚自然、朴拙、刚健。内心素养精神境界的展现。

常用字表2500个次常用1000个——字多意。敬惜字纸；电脑汉字处理技术的重大突破，一变而为21世纪最科学的文字。兜童学汉字先难后易最易阅读价值高的文字。一、单音节易保真反颜波分析；二、单体书写，千姿百态有利于技术模拟鉴别；三、汉字的结合逻辑与现代科学逻辑相通在表达科技思想具有表现能力；四、只有415个音节比1万以上音的英语声控电脑联络。易于准确表达方言。白水一泉，边女子一好；少女更妙；山石一岩，下古未一枯；此本为柴。

德·卡尔·西奥多、雅斯贝尔斯称公元前600年～300年为轴心时代是人类文明大突破时期；希腊苏格拉底、柏拉图、亚里士多德，印度释迦牟尼、中国老子、孔子——终极关怀的觉醒——理智道德的开发。西方、印度、中国、伊斯兰不同的文化形态。——世界哲学家、历史学家的共识，在中国春秋战国时代——永不熄灭的明灯，人类终极理想的自觉和美好的未来。

世界一词来自佛学，中国人称天下、宇宙万物。历代名人把天合人的关系放在极高位置。

老子名耳字伯杨楚国苦县今河南鹿邑东人，公元前571～公元前471年 周朝守藏室史相当图书馆、档案馆、文物馆的大馆长。

伯（孟）伯、叔、季，伯夷、仲尼、叔齐兄弟位序。老子中国哲学第一人，哲学之父。

孔仲尼小李耳十岁两人关系互相尊重。

老子为避周代战乱，隐居西行秦国。过逐

谷关（河南灵宝市西南），关长尹喜邀请留言老子写了五千言的《道德经》。道法自然：天地万物本原，无始无终，道即自然，自然即道，本身就是存在，无情于其他事物的意愿和主宰，所以道是无限的，无处不在，无处不有，道的运行是自由的、必然的，完全由自身的规律所决定。道生万物，宇宙的一切都来自道，道是宇宙的父母。（玄之又玄—众妙之门）宇宙是一个大环，环中充满了运动的气，大至不可量数的星系，小至最小的微粒子，山河大地、草木虫蚁都是环中气化之物——自然界的一切都是自然本身的产物。天道自然一体，无道外之物。先贤睿智的光芒穿越时空——令吾辈学人肃然起敬。

　　道法自然说出即平常又深刻的道理，即宇宙万物社会与人都有自然这种本性，只要"守道"臣民（团队）就会按照本性化育自己。理想的人组成理想的人群，理想的人群组成理想的社会，理想的社会同生生不息的自然组成一个完整的宇宙——尚一、尚同的哲学——天人合一的宇宙观。

　　道法自然引出人类尊从自然法则人的自然

化，不能总向自然索取的自然的人化。"顺天应人"的思想成为中国传统文化中宇宙观的主流观念，文化建构中的重要思想支柱。

天人合一——敬天保民；人群即民、民为邦本；修身、齐家、治国、平天下。一个人修养学养是做仁的第一位，西方人本主义。人权。

庄子：人与自然界共生，人与山川和谐共处；哲学史，先贤的思想和对后世影响无可估量。周朝先贤周易，对立的两极构成统一的宇宙。"九层之台，起于累土，千里之行，始于足下。""安危相易，祸福相生；祸兮福之所依，福兮祸之所伏"一在现实生活中永存。对立的两极组成统一的世界——天才的宇宙观方法论——至今仍是许多科学家研究课题时的指导思想。"

释迦牟尼——现实世界的一切非超自然的造物，而是"缘起性空"。——中国人的认同——佛教的中心。

认真研究老庄先贤的智慧是国人的使命。

老子，无为而治，无为而无不为，无为正

是有所作为。庄子：顺其自然。墨子："兼爱"、"非攻"，人人都献出一点爱——博爱的旗手。韩非子：法、术、势——法律面前人人平等，君者会用权术；臣民遵守法度，术与法的后台是权势。

○孔子儒家学说——中国传统文化的主流派。

孔子名丘字仲尼，（公元前551年~公元前479）山东曲阜东南人。教育家文艺家——诗书礼易春秋乐——六艺圆融。礼与仁：礼——礼仪、祭礼、调节；礼之用，和为贵；礼归于仁。仁德——仁者爱人——仁义礼智信——大同世界——终极理想社会。仁——是范畴——最高道德规范——礼的灵魂——人际关系的标准互爱互助。人的世界观人生观价值观——人格心理结构思想境界的核心克己复礼为仁——克制私欲维护社会秩序。

孟子——孟轲——仁政——民贵君轻——民为贵，社稷次之君为轻——民本主义。

君子和而不同，小人同而不和。"齐之以礼时，则天下归仁焉。"已所不欲勿施于人"人类道德的金律。（联合国的内墙口号）孔子最具世界的影响——思想家。名言、思想美好的记忆。

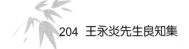

伦理 人际关系准则和价值尺度。家庭是基本要素夫妇、兄弟、君臣、父子、朋友五伦。淡化了家庭观念、松散的家庭是今社会学家研究的重要课题。和的原则，仁的标准。五伦关系和谐融合至上。和谐的五伦构成和谐的社会。伦理的价值标准是造就杰出人物的道德熔炉。"先天下之忧而忧，后天下之乐而乐"，"富贵不能淫，贫贱不能移，威武不能屈"，伟大的人格正是在伦理观念下陶冶铸成的，光辉耀人的英雄们也为中华民族的伦理道德观树立了千秋不灭的榜样。

孔子——"仁"民族的价值规范，孟子——"义"民族遵循道德的准绳。"礼义廉耻，国之四维，四维不张，国家灭亡"，五德——仁义礼智信——义为核心，义——正义——合理的、正确的准则；舍身取义。重义——人与社会的关系——六伦。儒学——感悟人生温情的社会哲学。传承久远值得深切的研究。

英·哲学家伯兰特·罗素观察中国人的生活方式——和平、渐进、勤劳、俭朴，核心是和与序即和谐而有序。不似欧美总是争斗、开拓和无休止的变革，不知满足以致破坏，在破坏效率中结束……。

家和万事兴，以父子为中心血缘关系的小群体，齐家是治国的基础。至今和睦的家庭仍是多数中国人的人生理想。长幼有序，尊老、爱幼、相亲、相爱、相敬，做社会人敬业、勤俭、谦虚、自爱自立，善于持家、坚守信义的品德。"序"的目的在于"和"。有别于西方契约制。

家族——传承的纽带，家庭演化为家族，家族又扩大为族群——认祖归宗——华夏儿女最大的向心力。宗谱学的复炽。

中国食谱丰富，吃饭围桌、围碗、围碟象征团圆。中国菜出神入化的境界，重视烹饪技术，讲究厨艺。"民以食为天"，调和鼎鼐之术以治国。传统文化已将哲学、文化、艺术都化进饮食而饮食又成为一门独立的艺术。川鲁粤菜、本邦菜、孔府菜、谭家菜，春节吃鱼年年有余，吃饺子招财进宝、吃年糕年年高升；迎客饺子送客面。天人合一、万物皆备于我——养生的概

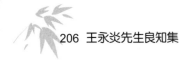

会；修身"武道"、太极拳以静制动、动静结合。

　　生活方式的内涵：顺变、渐进、宁静、和谐—中华民族为主；另一种(罗素)斗争、开拓、无休止的变革，不知满足的破坏。最好是互融各去其弊，以斗争求团结，积极而又祥和，去归推陈立新脱俗—孔子称和而不同，大同社会。

　　文化内涵—道家质朴—高雅居乡野与大自然融合，读书、写作、弈棋、垂钓行散于山林江渚之间—知识界；平民顺应天时、融合自然协调万物、重视人伦—良辰美景花好月圆。春日踏青、夏日观荷、秋日登高、冬日赏雪；让春草鲜花习风澄水，红黄的秋叶与高远的天空白云，洁净的雪和曚眬的夕阳。—倾向道家。

　　传统节日：春节—无灾即福；元宵节—年农事的开始；介子推与清明节已定为法定节日。春秋晋公子重耳流亡，臣介子推割股肉救伤，事过19年重耳为君主，四处寻介子推，母子死于烧焦的树旁为追悼亡臣定为寒食节与清明节合在一起，距冬至105天。怀念故人，感恩知报，慎终追远，继承先贤的悲悯与庄严的情怀。

端午节又增加了纪念伟大诗人屈原的内涵。

七夕节——中国的情人节。2月14日西风东渐玫瑰花、巧克力跃上售的高峰。

鬼节七月十五追忆逝去的家人先辈，点河灯入冥间，神密中透出诗意。

中秋节八月十五游子回归故里团聚，女性主持，抬头望月，低首思亲，品香茗美酒，持蟹赏菊，温情萦绕在胸中，与月色清风相伴。

重阳节九月初九，远足登高，辽望秋色，增加了敬老的内涵。

——全年弛张有序，又体味文化的韵致。

饮茶讲清雅，弹琴以示敬与诚。作画崇尚自然，奕棋棋之道深奥，围棋延于中国，古代哲学的体现纵横各19条线，361个点，无穷的变化，阳刚阴柔，对立统一，动静结合，进退互补，弈棋不在于争一时之胜负，而在于变化中的博学敏思，处乱不惊，淡泊名利的高尚典雅的精神。

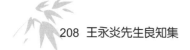

禅学兴盛其精神内涵，也是崇尚自然，平和宁静。平静中多姿多彩，淡泊中蕴有生机。文本传承、社会生活中深入灵魂骨髓的传承。

英·经济学家——亚当·斯密——中国"重农轻商"几个世纪商品经济蹶踬不振，小农经济基础上的文化应予扫除。其实商品经济和商人在历史上不是一以贯之的事，不可一言以蔽之。

20世纪至今，重新审视中国商品经济传统就成为十分重要的工作。

殷商时代有商人，《吕氏春秋》的吕不韦就是大商人出身，吴越争霸时的范蠡也是大商人被商人奉为商业之祖、商业之神。秦统一货币促进商业发展。《史记》·《货殖列传》"丝绸之路。中国瓷器、茶叶、丝绸绵缎 唐长安东市、西市220多个行业，44个以国家地区的商贾，还有服装、珠宝、香料的贸易。驼队驼铃为丝绸之路的起点。宋代——最早的证券纸币。交子、会子、关子，出现广告人、广告 出门倒、透瓶香、三碗不过岗——酒的广告词。明朝——世界最大的船队——郑和下西洋220余艘。从殷商至明末清初3000年中国商品经济有盛衰，但始终活跃不断发展。明初人口6500万——明末1个亿，19世纪4亿人口。明以前1000年人口徘徊在几千万而后人口不断增长，至今占世界人口1/5。

货币有布币、刀币、园钱和蚁鼻四种形式。天园地方。早在秦汉时期司马迁文学家、史学家、经济思想家著《史记》一、以经济人观点观察社会与历史；——人的阶级性、群体性、职业性、地域性——天下熙熙，皆为利来；天下攘攘，皆为利往；利——利润——比财深广的多—统一的价值标准。二、用价格杠杆调节社会经济和资源合理分配以及人口流动和职业分配。士、农、工、商、渔各尽其能，便足以维护经济平衡。三、主张自由经济、商品经济、反对国家强行干预社会经济"善者因之，其次者利道之，其次教诲之，其次整齐之，最下者与之争"。四、继承了儒家积极入世的思想，主张功业乐事，提倡敬业精神，商业要有道德价值标准，利与欲必须在尽其能、竭其力的前题下获得，以使社会经济秩序自然运转。明末徽商、晋商米、布、茶、染料、金融钱庄自由商品经济。清代张謇大儒，41岁中状元，后弃官经商，办大生纱厂，办师范大、中、小学，秉持"仁与道"、"君子喻于义"，商也有道为今人效仿。

正因为传统文化铸就了中国人的灵魂，改革开放政策，建设有中国特色的社会主义经济体系，才能得到广大群众的支持。怎么用"看不见的手"与"看得见的手"相协调，是每一个现代化的国家政府必须考虑的重要问题。中国儒商的敬业与"求仁求道"的精神给予今天对世界的影响是深刻的。儒家文化重视实践理性，演变为现代企业精神，这是"仁德"思想的赋予。

艺术是人类创造的美。六艺：诗(含散文、小说、戏剧午蹈、音乐、绘画、建筑、雕塑。由于中国传统哲学天人合一、对立互补思想的渗透、指导使得中国的艺术含有更深更富于想象的美。艺术也是中华民族的灵魂，融汇哲思独特的宇宙观，崇尚自然、和平、恬静、活泼民主精神，才能真正理解中华民族。所有的原始艺术无不具有人们对世界的崇敬和对自然界的敬畏，以及对自己内心梦幻的迷惑、融合着一种神秘感。

　　午蹈1973年青海大通县大孙家寨出土的午蹈纹形陶盆可见用表情达意。后宫庭午蹈达于鼎盛。盛唐歌午(玄宗李隆基)仍为今日鲜。今在河北、广东歌午分南北两派，云南的采茶，安徽的花鼓灯，东北大秧歌，陕晋的威风锣鼓等。

　　音乐——祭天、祈福、祝寿、演礼。《韶乐》是表现尧舜禅让的精神。高渐离为燕人荆柯刺秦王的烈义悲歌永世传颂。悲、烈、义、豪浓浓的情感至切至深。2千年前胡琴传入中国。宋元浑唱，明代昆曲，清代京戏各地方剧种繁盛一进入音乐宝库。江南盲艺人华彦钧(阿炳)创作的《二泉映泉》一近代最优乐曲一沉婉的旋律。

　　绘画举世无双的理论、技巧和风格成就一从写实到写意，从写意到几何图形线条艺术。《千里江山图》、《清明上河图》壮美富丽的民族风格。元明清三代文人主张精神上的灵逸。艺术

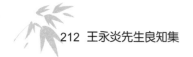

空间的深邃、幽远。历代绘画大师顾恺之、阎立本、吴道子、李思训、郭熙、张择端、赵佶沈周 八大山人(朱耷)、徐渭(文长)、郑燮；近现代张大千、齐白石、徐悲鸿等。画以墨线为主结合诗词印章独树一帜与西方油画为两大类。

任何人都难以用简洁的文字描述中国建筑的美学。北京的天坛，山西的悬空寺、应县木塔等。昆明湖与万寿山呈现阴阳太极图，长城为保护中原农耕的生产力，喜峯口、古兆口平型关抗日战争惨烈的战斗。

秦俑塑像个个不同都具有个性。云岗、龙门、麦积山、燉煌石窟，正定龙兴寺铜铸观音大立象、四川乐山大佛等雄伟建筑。

诗歌作品丰富，诗人众多居世界之最。哲思体现美学观与独特的思维方式，炼字造句之精美，如"大漠孤烟直，长河落日圆"。诗经305首风(俚歌)雅(如谏罻)颂(祭祀)。楚辞——生死是哲学的重要问题，浪漫的想象，天上人间地下"立体"人生境界的探索描述，澎湃汹涌的爱国爱民爱故土的情怀，代表了摇曳多姿的楚文化。孔雀东南飞，五里一徘徊"。至今仍富极强的生命力。

两汉乐府——"老骥伏枥，志在千里，烈士暮年，壮志不已"。唐诗近体律诗——李白、杜甫、白居易众多诗作至美至纯。宋词——苏轼、辛弃疾、陆游、王安石、李清照，南唐后主李煜他们或慷慨激越，或委婉凄清的"词"千年不朽。元曲——马致远、白朴"人的散曲"枯藤老树昏鸦，小桥流水人家，古道西风瘦马，夕阳西下，断肠人在天涯"。老幼皆知。电影艺术于1895年诞生，有声的画面《紫太奇》借景写情"月落乌啼霜满天，江枫渔火对愁眠，姑苏城外寒山寺，夜半钟声到客船"，近年发掘藏族史诗《格萨尔王》110万条是世界最长的诗。

散文——庄周，韩非子文章严谨，荀子文章轻巧、汉代两司马，司马迁撰《史记》司马相如也是大家。唐·王勃《腾王阁序》、韩愈、柳宗元文章自然质朴。

唐代传奇、宋代话本、三言两拍(明·通·恒)聊斋志异蒲松龄传世小说。元代关汉卿，明代汤显祖的戏剧作品。长篇小说三国演义、西游

OK 奥凯 20×20=400　　　　第 30 页

记、水浒传、红楼梦、官场现形记等。还有《窦娥冤》、西厢记、牡丹亭等剧作朋篇。"地也，你不分好歹何为地！天也，你错勘贤愚枉为天！"矛头直指封建社会制度。如今各地剧种360种之多，建立了戏剧宝库。

　　中国的先人们早就对颜色——最早是红色——有了感知和运用的经验。可是，后来却舍掉了五彩只留下黑色黑陶文化优于彩陶文化。这是史实。先人们从混沌的黑色中领悟到比五彩更丰富深邃的颜色。陈子昂的一首《登幽州台歌》"前不见来者，后不见古人，念天地之悠悠，独怆然而涕下"。妇儒皆知"大风起兮，云飞扬"。传统音乐一笛一箫，一把二胡一只琵琶奏出"高山流水"之"清淡"的曲子。天人和谐，人是自然的一部分。中国艺人走出一条从简约—繁华—简约的路。由简至繁再"洗尽铅华"，重归质朴、自然，这是更高的境界。所以中国的美学观是"返璞归真"看做高境界。如此，中国建筑讲究虚实结合移步换景，借景生情，极力保持建筑与自然环境协调。"江畔何人初见月，江月何年初照人。"

"大象无形"一种哲学在文学中的渗透。恰如一切颜色混合即是黑色,声与色的高度混成融合便是寂寥,时空万象的混合也是寂寥。这就是中国人在佛学中悟到的"空中无,空即色"的观念。这些观念常常使创造者和审美者一旦陷入幽远的情思不由得潸然泪下,人毅然明白开朗,这是中国哲学、文化常有的神韵。"抽象主义"正是深邃哲学所培植的丰富的想象。一、艺术作品匡正世风,"干预生活",人与事的道德价值。二、既直面现实、贴近生活、又充满奇瑰的想像;三、作者同自己创作总有一定的距离;一面身在其中体验这情绪、张扬这氛围,另一面身在其外,欣赏自己所造的境界。反映自己内心的世界;四、作品忌满,要给看客留有空间,要求创作者和欣赏者和谐统一;五、讲究表现不在意再现,强调作者体验、认知与感受。而后象征、抽象以表达自己的理念。总之返璞归真、崇尚自然、生动、平衡、和谐是中国艺术的真髓。

　　外国艺术本土化要让中国人能接受。中国

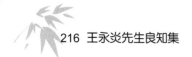

艺术作品也能享誉世界。中国人"趋洋"的同时，也让世界"趋华"。西方人所缺乏的就是"接受美学"。

○○△空中无—空中有—太极—无极—至极万物混沌即黑—黑玄色—黑即五彩混成—白—知其白守其黑—道通为——圆大黑—白。

历史朝代嬗变铁马金戈、战火峰烟。孙膑《孙子兵法》力求不战而胜；"是故以战为胜，非善之善也，不战而屈人之兵，善之善也"；逐步升级论；"兵者不祥之器，非君子之器，不得已而用之，恬淡为上"。适宜恬淡的日子是好日子。中国哲人主张战争必须受"仁"与"道"的控制，这是中国兵法中的哲学思想。老子：道辅君主者，绝不以战争称霸于天下，政事国事人事都便于融通圆转，易于解决。孟子：仁人君子必无敌于天下，以仁者之师去攻伐不仁不义者必能胜利而不至于弄到血流漂杵的地步。他的"仁人无敌"，得道多助，失道寡助的名言，人人耳熟能祥。民为邦本，民本主义；战道，不违时，不民病所以爱我民也。"春秋无义战"诸侯争利,违背"义"的原则。正义之师,师出有名;"救民于水火","解民于倒悬";"只诛罪魁祸首,不罪平民百姓"

兵者,国之大事,死生之地,存亡之道,不可不察也。孙子兵法大战略思想。总体战:一曰道、二曰天、三曰地、四曰将、五曰法。儒将文韬武略。军事文化——三十六计,战争智慧——谋略是战争最高境界——仁德 兵者,诡道也;"知敌之情"——间谍谍报所必需——"知己知彼,百战不殆"。孙子兵法运用于经济,正是宏观与微观、战略与策略的关系正确处理多有裨益。孙武诸兵家有知,必在天际微笑,他们睿智绵延千年而胜之。

古代的四大发明——造纸术、印刷术、指南指、火药。近二百年落伍被受欺凌,值得全民族自省和反思。——人类史上极罕见的事,自我鞭挞灵魂,拷问尚天。东汉、蔡伦造纸术;隋唐印刷术活字版;宋明时发明指南针,炼丹术士发明了火药,进入到热兵器时代。

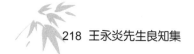

秦汉以来文官制度，科举效试—乡试—国子监监生—效进士—殿试状元榜眼探花—写策论。道家学说—阴阳两极对立统一—负逻辑哲学。儒家学说—仁德礼义—礼之用和为贵—和而不同；儒道互补尚—尚同。"己所不欲，勿施于人"。八卦 二进制 易变衍化 机算机汉字系统；瓷器、绸缎、茶叶(茶道)绿茶红茶花茶乌龙茶、紧压茶；医药学 国医国药世界唯一全面系统传承的医药学；石油；圆周率π 南北朝祖冲之3.1415927 祖率；十进位系统十、百、千、万、亿；筷子；朴克牌；真漆；车辆等等不能数典忘祖，应清醒的走自己的路。

〇〇天人合一，自然与人事相关联，混然一体的观念是一种有机的自然观，中医药学是中国科技体系思维模式的代表之一，是打开传统文化的钥匙。保障了民族传衍不绝的命脉，使民族繁盛，它的科技成就愈来愈受到国际的重视，混沌学验证了古代思维的正确性。阴阳鱼构成的太极图体现了世界在两极中对立、补充、无限发展的生生不息的本质。丹麦物理学家波尔认为原子理论的方法学是老子早就遇到的问题。先前东方古代智慧与现代西方科技有着深刻的协调性。选择太极图做宗徽，终生崇尚中国传统文化。近代科技滞后与闭关锁国将西方科技视为奇枝淫巧的风气相关。当今老庄之学再度倍受青睐，东西方思维的结合必将引领中国自然科学技术重新走进前沿。

△△四大古文明—古埃及、古巴比伦、古印度古中国。唯有中华文明是唯一未曾断裂的古老而又现代的文明。追忆往昔，人类始终没有消除最大的罪恶，便是以自己的手去毁灭自己所创造的文明，并且连同这文明赖以存在的环境一起毁灭。逃脱了浩劫之灾的古老文明只有中华文明，始终能从衰微走向发展，悠悠历五千年而依旧年轻。怆然回首，尚须继往开来将人类文明的火炬传承发展，可以担当将今日传向未来的重任。中华文明在外来文明的刺激下，召唤起内在的潜力是具有坚韧生命力的文明。生命力的所在是融合、吸收、消纳外来文明，博采众长而延续自己进步发展。东夷西戎、南

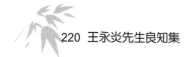
蛮北狄，融汇中原历500年大动荡、大整合形成了秦汉一统天下。儒学为主流科改命题。儒道互补，佛学七百年本土化。五胡乱华南北朝之后为盛唐；五代十国衰微之后宋的统一，元清为蒙满主政，梁启超论中华民族——汉、满、蒙、回、藏五十六个民族和睦相处的中国。唐文化的开放之风，佛教、基督教、伊斯兰教在中国传播。佛学历七百年本土化，构成了儒释道的国学体系。后世"注、疏"有局限性。理学与趋于市民化的文化融合。时代商品经济活跃市民文化丰富。中华文明出现新的一轮融汇。明代自然科学出现了徐光启、宋应星，地理学家徐霞客，医药学家李时珍。思想家就是李贽（1527～1602)倡导人类社会要天然平等，男女平等，反对重农抑商，真正清楚儒学精神。清代统治者为了稳定政权实行高压与怀柔并举的政策。古典学派朴学与宋明理学前后辉映，黄宗羲、顾炎武、王夫之主张经世之学、反对虚谈，学风为之一变。闭关自守与博采众长相悖。佛教中国主动请来的，从无宗教教派的战争。孟高维诺于元代来到中国任教区主教。玄奘在天竺（今印度）留学十七年成为著名高僧回国。他把老子和已失传的《大乘起信经》译成梵文归还印度。禅宗经六祖慧能的改革七百年本土化，禅分南宗顿悟，北宗神秀主张修行渐悟。伊斯兰教传至中国成为回族。汉满蒙回藏等56个民族和睦相处在中华大地。南怀仁教士引进天文仪器还保留在北京天文观象台上。中国从未发生过宗教与教派间的战争。

中华文明与世界文明的多元化，应在诸种文明的冲撞中，审视自己，继承原创思维的优势，扬弃完全过时的东西，要吸纳一切东西方外来文化的精华和科技成就，创造新的中华文明。

中华文明在情彩中发展的历史已经显示出传统文化强韧的生命力，中华传统文明的复兴是必然的。所谓传统，不是过去，而是一种运动，一种存在，连接过去、今天、未来的历史流程。中华文明没有过断裂，也不是跳跃式发展，而是承接、转进。它不抛弃人类优秀的创

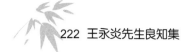

造，又不断吸收新的因素而日益完善。中华文明有辉煌也有暗淡时期(历史)，说明了一个真理，每一个民族的文化必须与时俱进。在同外界交往中吸收一切的文化精华，消化、发展、融合为自己文明的有机部份，使自己的文明不断更新，要成为世界多元化文明的一个部份。厚德载物，悠悠数千年的岁月，依然闪烁着真理的光芒。不能陶醉、不能打翻、也不能是西方文明的家隆，要迎接新一轮的效验。在全球化的浪潮中弘扬时空转换被证明的真理，抛弃历史否定渣滓，以仁德胸怀，打开门窗迎接八面来风，以开放姿态，融入东西方一切文明的精华创造新时代的中华文明。——这条路是历史的选择。中华传统文明天人合一的宇宙观，和而不同的终极理想，生生不息的民族特质，厚德载物吸纳外来文化的价值观，必将发扬光大。

　　仁，礼归于仁；礼之用和为贵；中和德义和而不同的多元和谐的世界，正是充分尊重个体特性基础上的大同世界。

附录二 既往承担科研项目

1. "七五"国家科技攻关计划血瘀证的临床基础研究。

2. "八五"国家科技攻关计划脑出血治疗临床研究。

3. "九五"国家科技攻关计划血管性痴呆防治研究。

4. 1999～2004年国家"973"项目方剂关键科学问题的基础研究。

5. 2008～2013年国家"863"项目缺血性中风早期康复和避免复发中医方案研究。

6. 2009～2016年国家中医药行业科研专项中医药防治甲型 H1N1 流感、手足口病与流行性乙型脑炎的临床方案与诊疗规律研究。

7. 1997～2005年 WHO 合作项目"脑血管病中医康复治疗"。

8. 2004～2012年 WHO 合作项目"中医临床优势病循证指南的规范研究"。

附录三　既往获奖项目

1. 1986 年 11 月，"星蒌承气汤合用清开灵注射液治疗中风病急症"获 1986 年卫生部科研成果乙级奖。
2. 1991 年 11 月，"清开灵注射液治疗中风病痰热证的临床与实验研究"获 1991 年度国家科学技术进步奖三等奖。
3. 1998 年 10 月，获何梁何利科学与技术进步奖医学药学奖。
4. 1998 年 12 月，"中风病证候学与诊断标准及推广应用的研究"获国家科学技术进步奖三等奖。
5. 1999 年 3 月，主编著作《临床中医内科学》获台湾省立夫医药研究文教基金会中医药著作奖委员会颁发的优秀著作奖。
6. 1999 年 10 月，中华中医药学会建会二十周年纪念大会获得"国医楷模"称号。
7. 2001 年 10 月，"益肾化浊法治疗血管病性痴呆"获国家科学技术进步奖二等奖。
8. 2003 年 7 月，获教育部、国务院学位委员会颁发的全国优秀博士学位论文指导教师奖（学生李梢博士获全国优秀博士学位论文奖）。
9. 2004 年 5 月，获全国总工会授予"全国五一劳动奖章"。
10. 2005 年 5 月，获"全国先进工作者"荣誉称号。
11. 2005 年 11 月，获中国中医科学院唐氏中药发展奖。
12. 2007 年 7 月，获教育部、国务院学位委员会颁发的全国优秀博士学位论文指导教师奖（学生张占军博士获全国优秀博士学位论文奖）。
13. 2008 年 11 月，获北京中医药大学中药学院建院 50 周年特别贡献奖。
14. 2009 年 6 月，获中华中医药学会急诊分会授予的中医急症工作突出贡献奖。
15. 2010 年 11 月，获中国中医科学院"岐黄中医药基金会传承发展奖"。
16. 2014 年 9 月，获中国标准化学会、中国标准化协会"中国标准化终身成就奖"。
17. 2014 年 11 月，"补肾益精法防治原发性骨质疏松症的疗效机制和推广应用"获得上海市科学技术进步奖一等奖。
18. 2015 年 1 月，"我国首次对甲型 H1N1 流感大流行有效防控及集成创新性研究"荣获 2014 年国家科学技术进步奖一等奖。
19. 2015 年 12 月，"骨质疏松标准与防治研究"获 2015 年国家科学技术进步奖二等奖。
20. 2015 年 12 月，著作《实用中风病康复学》获中华中医药学会著作类一等奖。
21. 2015 年 12 月，"中医药名词术语规范研制与推广的管理"获中华中医药学会政策研究奖。

22. 2015 年 12 月，获中华医学会授予的"中华医学会百年纪念荣誉奖"。

23. 2015 年 12 月，获北京师范大学优秀博士学位论文指导教师荣誉证书。

24. 2017 年 9 月，获世界中医药学会联合会中药上市后研究与评价专业委员会授予的"突出贡献"荣誉称号。

25. 2018 年 1 月，著作《任应秋医学全集》获国家新闻出版广电总局授予的第四届中国出版政府奖图书奖。

26. 2021 年 12 月，获中国产学研合作促进会产学研合作突出贡献奖。

27. 2023 年 1 月，获第三届北京中医药大学岐黄奖。

附录四 既往培养学生目录

在北京中医药大学、北京师范大学、中国中医科学院、广州中医药大学四个单位共培养硕士研究生9人，博士研究生73人，博士后68人，合计150人次。此外，尚有拜师弟子11人。

一、北京中医药大学

序号	姓名	性别	学习时间	现工作单位（到二级单位全称）	职务	职称/称号
			硕士			
1	王玉来	男	1985-09～1988-07	北京中医药大学东方医院	原院长	主任医师、教授
2	赵薇	女	1985-09～1988-07	北京中医药大学（后赴美国）		
3	张允岭	男	1985-09～1988-07	中国中医科学院西苑医院	党委书记	主任医师、教授
4	谢忠学	男	1992-09～1995-07	济南润济堂中医门诊部	负责人	主治医师
5	明立红	女	1992-09～1996-07（休学一年）	济南市中医医院		副主任医师
6	王建华	男	1995-09～1998-07	邢台市人民医院	科主任	主任医师
7	韩群英	男	1994-09～1997-07	北京中医药大学（后赴加拿大）		
8	陈志刚	男	1995-09～1999-07	北京中医药大学东方医院脑病一科	主任	主任医师、教授
			博士			
9	范吉平	男	1987-09～1992-07 硕博连读	中国中医药出版社	社长兼总编辑	主任医师、教授
10	高颖	女	1987-09～1992-07 硕博连读	北京中医药大学东直门医院	副院长	主任医师、教授
11	邹忆怀	男	1989-09～1994-07 硕博连读	北京中医药大学东直门医院	科主任	主任医师
12	刘炳林	男	1989-09～1994-07 硕博连读	国家药品监督管理局药品审评中心		主任医师
13	刘金民	男	1990-09～1995-07 硕博连读	北京中医药大学东直门医院	党委书记	主任医师、教授
14	尹颖辉	男	1990-09～1995-07 硕博连读	赴国外		公司监理
15	冯兴中	男	1992-09～1995-07	首都医科大学附属北京世纪坛医院中医科	科主任	主任医师
16	娄锡恩	男	1992-09～1995-07	北京中医药大学第三附属医院	科主任	主任医师

续表

序号	姓名	性别	学习时间	现工作单位（到二级单位全称）	职务	职称/称号
17	赵进喜	男	1992-09～1995-07	北京中医药大学东直门医院大内科	副主任、教研室主任	主任医师、教授
18	肖诗鹰	男	1992-09～1995-07	中国生物技术发展中心	原副主任	研究员
19	谢颖桢	女	1993-09～1998-07 硕博连读	北京中医药大学东直门医院脑病科	科主任	主任医师、教授
20	张允岭	男	1994-09～1997-07	中国中医科学院西苑医院	党委书记	主任医师、教授
21	袁国栋	男	1994-09～1997-07	（韩国人，回韩国首尔）	自办诊所	
22	杨东辉	女	1995-09～1998-07	北京大学药学院	主任	副教授
23	郭蓉娟	女	1995-09～1998-07	北京中医药大学东方医院	副院长	主任医师、教授
24	黄世敬	男	1995-09～1998-07	中国中医科学院广安门医院中药研发中心	主任	研究员
25	王泓午	男	1995-09～1998-07	天津中医药大学健康科学与工程学院	院长	教授
26	程彦杰	男	1996-09～1999-07	北京鹿衔草堂中医诊所有限公司、国药药材股份公司	馆长、董事	副主任医师
27	张文生	男	1996-09～1999-07	北京师范大学地理科学学部		教授
28	吴圣贤	男	1996-09～1999-07	北京中医药大学东直门医院		主任医师、教授
29	张军平	男	1997-09～2000-07	天津中医药大学第一附属医院	副院长	主任医师、教授
30	徐宗佩	男	1997-09～2000-07	天津中医药大学图书馆	馆长	教授
31	吴水生	男	1997-09～2000-07	福建中医药大学药学院科技产业处	副处长；福建省政协委员	教授
32	李　梢	男	1998-09～2001-07	清华大学北京市中医药交叉研究所	所长	教授、杰青、万人、会士、外籍院士
33	杨洪军	男	1999-09～2002-07	中国中医科学院	副院长	研究员
34	严　华	女	1999-09～2002-07	赴美国		
35	钟相根	男	2001-09～2004-07	北京中医药大学中医学院金匮教研室	主任	教授、主任医师
36	张占军	男	2002-09～2005-07	山东第一医科大学	副校长	教授、杰青
37	高永红	女	2002-09～2005-07	北京中医药大学东直门医院脑病实验室		研究员
38	郭　静	女	2002-09～2005-07	首都医科大学附属北京中医医院针灸中心		主任医师、副教授
39	金熙哲	男	2002-09～2005-07	（韩国人，回韩国）	自办诊所	
40	杨辰华	男	2003-09～2006-07	河南省中医药研究院	科主任	主任医师
博士后						
41	唐启盛	男	1995-02～1997-11	北京中医药大学第三附属医院	原院长	主任医师、二级教授
42	雷　燕	女	1996-10～1998-12	中国中医科学院医学实验中心	原书记、副主任	二级研究员
43	乔延江	男	1996-12～1999-04	北京中医药大学	原副校长	二级教授
44	李澎涛	男	1997-09～1999-09	北京中医药大学东直门医院	原党委书记	教授、主任医师
45	孟庆刚	男	1998-11～2001-11	北京中医药大学	处长	教授、主任医师
46	宋福印	男	1999-09～2001-12	北京同仁堂中医医院	副院长	主任医师
47	胡元会	男	1999-09～2001-07	中国中医科学院广安门医院	院长	主任医师、教授
48	白云静	女	2001-09～2003-07	中国人民解放军总医院第七医学中心	科主任	主任医师
49	贾春华	男	2004-09～2006-10	北京中医药大学中医学院金匮教研室	室主任	教授、主任医师

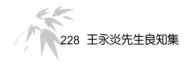

二、北京师范大学

序号	姓名	性别	学习时间	工作单位	职务	职称/称号
				硕士		
1	汪丽娅	女	2002-09～2005-07	北京师范大学科技处	主任科员	
				博士		
2	雷宁	女	2002-09～2005-07	中国人民解放军火箭军总医院药学部		主管药师
3	韩建萍	女	2003-09～2006-07	中国医学科学院·北京协和医学院药用植物研究所		研究员
4	冀萌新	男	2003-09～2006-12	中央和国家机关工作委员会	局长	研究员
5	刘媛	女	2005-09～2011-07	北京师范大学测试中心	书记	高级工程师
6	辛文峰	男	2006-09～2009-07	云南三七科技有限公司	副总经理	高级工程师
7	黄玮	男	2006-09～2009-07	南通市海门区科技局	副局长	
8	马涛	男	2007-09～2010-07	北京中医药大学东方医院科研处	副处长	研究员
9	韩梅	女	2007-09～2010-07	北京师范大学化学学院		教授、博士生导师
10	张海鸣	男	2007-09～2012-07	中国中医科学院医学实验中心		助理研究员
11	王友政	男	2008-09～2011-07	重庆市公安局	主任科员	副主任法医师
12	杨雁芳	女	2008-09～2011-07	北京大学医学部		讲师
13	李智	男	2008-09～2014-07	北京辅仁瑞辉生物医药研究院有限公司细胞学实验室	副主任	
14	刘金欣	女	2009-09～2014-07	承德医学院		副教授
15	李耿	男	2009-09～2015-07	中国中医科学院中药监管中心		副研究员
16	王成芳	女	2010-09～2013-07	中国疾病预防控制中心辐射医学研究所		助理研究员
17	陈然	男	2011-09～2014-07	中国医学科学院药用植物研究所		博士后
18	杨光	男	2011-09～2014-07	中国中医科学院		助理研究员
19	赵春晖	男	2013-09～2016-07	中国中医科学院中药研究所		助理研究员
20	徐宁	女	2014-09～2017-07	北京师范大学资源学院药物所		博士后
21	辛敏通	男	2012-09～2018-07	国家市场监督管理总局特殊食品安全监督管理司	副处长	副主任药师
22	卢恒	男	2012-09～2018-07	山东省科学院		助理研究员
23	孙兴瑞	男	2014-09～2018-07	北京师范大学		助理研究员
24	马莹	女	2014-09～2018-07	北京师范大学		助理研究员
25	陈伟	男	2015-09～2018-07	北京师范大学		助理研究员
26	蒋超	男	2015-09～2018-07	中国中医科学院		助理研究员
				博士后		
27	邓瑞春	女	2002-09～2004-07	中国人民解放军军事医学科学院		高级工程师
28	杨鸿	女	2003-09～2007-07	中国中医科学院医学实验中心分子生物学实验室	主任	副研究员
29	李慧	女	2003-09～2005-09	中国中医科学院中医药健康研究所	主任	研究员
30	孟繁蕴	男	2003-08～2005-07	北京师范大学资源学院	院长	教授
31	冯成强	男	2004-09～2006-07	北京师范大学地理科学学部		高级工程师
32	刘振权	男	2005-07～2007-06	北京中医药大学继续教育处	处长	教授
33	张占军	男	2005-09～2007-07	山东第一医科大学	副校长	教授、杰青

续表

序号	姓名	性别	学习时间	工作单位	职务	职称/称号
34	李平	女	2006-11～2009-12	北京中医药大学第三附属医院	处长	主任医师、教授、研究员
35	王飞	男	2006-12～2009-06	成都中医药大学教务处	处长	教授
36	程卫东	男	2006-09～2008-07	南方医科大学中医药学院	教研室主任	教授
37	李磊	女	2007-09～2009-07	北京中医药大学		助理研究员
38	徐世军	男	2007-10～2010-10	成都中医药大学药学院中药药理教研室	主任	教授
39	杨卫彬	男	2007-11～2011-10	中国中医科学院研究生院	副院长	主任医师
40	朱海燕	女	2008-09～2011-07	北京中医药大学东直门医院老年医学科（通州院区）	科主任	主任医师
41	魏英勤	男	2010-09～2013-07	山东齐鲁大学		教授
42	伍文彬	男	2010-12～2014-03	成都中医药大学附属医院老年病科		副教授
43	吴彦	男	2012-09～2015-05	广西中烟工业有限责任公司技术中心草本植物研究室	主任	研究员
44	翟华强	男	2011-09～2015-07	北京中医药大学中药调剂标准化研究中心	主任	教授、主任医师
45	陈彤	男	2014-09～2015-07	北京师范大学		
46	梅智胜	男	2014-09～2015-07	中国中医科学院中医药信息研究所		副研究员

三、中国中医科学院

序号	姓名	性别	学习时间	工作单位	职务	职称/称号
博士						
1	王睿	女	2001-09～2004-07	大连早慧学校	校长	
2	黎元元	女	2003-09～2006-06	中国中医科学院中医临床基础医学研究所		研究员
3	扬振华	男	2003-09～2006-07	河南省中医药研究院附属医院		教授、主任医师
4	垄燕冰	女	2004-09～2007-07	北京中医药大学东直门医院	副院长	主任医师
5	韩永刚	男	2004-09～2007-07	赴美国		
6	谢仁明	男	2004-09～2007-07	广州医科大学附属番禺中心医院脑病科	副主任	副主任医师
7	荆志伟	男	2004-09～2007-07	中国中西医结合学会	副秘书长	研究员
8	高凡珠	男	2004-09～2010-07	中国中医科学院中医药发展中心	副主任	
9	刘向哲	男	2005-09～2008-07	河南中医药大学第一附属医院脑病一区	主任	教授、主任医师
10	支英杰	女	2007-09～2010-07	中国中医科学院中医临床基础医学研究所科教处	副处长	副研究员
11	王丽颖	女	2008-09～2011-07	中国中医科学院中医临床基础医学研究所		副研究员
12	张莹莹	女	2011-09～2014-07	北京中医药大学东直门医院	伦理秘书	助理研究员
13	陈宙莹	女	2010-09～2013-07	中国中医科学院广安门医院		助理研究员
14	李兵	男	2012-09～2016-06	中国中医科学院中药研究所	研究室主任	副研究员
15	纪鑫毓	女	2018-09～2021-06	中国中医科学院中医临床基础医学研究所		助理研究员
16	李衍达	男	2019-09～2022-06			助理研究员

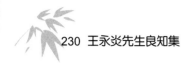

序号	姓名	性别	学习时间	工作单位	职务	职称/称号
				博士后		
17	王 忠	男	1999-09～2001-09	中国中医科学院中医临床基础医学研究所	副所长	研究员
18	胡镜清	男	1999-09～2001-09	中国中医药科技发展中心（国家中医药管理局人才交流中心）	主任	研究员
19	何丽云	女	2001-09～2003-12	中国中医科学院中医临床基础医学研究所评价中心	执行主任	研究员
20	马 迁	女	2001-09～2003-07	赴美国		
21	高秀梅	女	2001-11～2003-12	天津中医药大学	校长	教授、研究员、杰青
22	郭 蕾	女	2002-10～2004-10	山西中医药大学	副校长	教授
23	嵇 波	女	2002-09～2004-10	北京中医药大学针灸推拿学院、北京中医药大学美国中医中心综合实验室	主任 总经理	教授
24	常富业	男	2003-08～2005-10	山西省煤炭中心医院中西医结合科	主任	主任医师
25	杨 滨	女	2003-07～2007-04	中国中医科学院中药研究所		研究员
26	王志国	男	2003-10～2005-10	中国中医科学院中医临床基础医学研究所	副主任	研究员
27	张启明	男	2004-09～2007-03	中国中医科学院中医临床基础医学研究所	主任	教授、研究员
28	程 龙	男	2004-10～2008-04	国家卫生健康委员会卫生发展研究中心信息研究室	主任	教授
29	姜 淼	女	2006-07～2008-12	中国中医科学院中医临床基础医学研究所		副研究员
30	武常生	女	2006-11～2011-05	北京中医药大学第三附属医院医务处	副处长、医患办主任	副主任医师
31	郭 琳	女	2006-07～2010-06	天津中医药大学第一附属医院针灸科		研究员
32	赵 静	女	2007-07～2009-12	中国中医科学院中医临床基础医学研究所	副主任	副研究员
33	于智敏	男	2008-01～2011-03	中国中医科学院中医基础理论研究所	主任	研究员、博导
34	武红莉	女	2008-11～2012-01	中国中医科学院中医临床基础医学研究所		助理研究员
35	付 强	男	2008-07～2009-12	中国标准化研究院标准评估部	主任	副研究员
36	刘 验	男	2009-07～2012-01	中国中医科学院中医临床基础医学研究所	副主任	副研究员
37	杨力强	男	2009-11～2014-09	广西中医药大学中诊方药系	主任	教授
38	张志强	男	2009-07～2012-01	中国中医科学院中医临床基础医学研究所		副研究员
39	李 鲲	女	2009-09～2015-05	中国中医科学院科研处	处长	研究员
40	纪征翰	女	2009-09～2011-08	北京中医药大学基础医学院医史文献教研室		副教授
41	孙岸弢	女	2009-07～2015-09	中国中医科学院广安门医院		副主任医师
42	王志飞	男	2011-01～2015-08	中国中医科学院中医临床基础医学研究所		副研究员
43	吴效科	男	2011-09～2014-11	黑龙江省医院	院长	教授
44	张华敏	女	2011-09～2015-05	中国中医科学院中医基础理论研究所	所长	研究员
45	李康宁	女	2011-08～2013-08	首都医科大学附属北京天坛医院		主治医师
46	孙长岗	男	2011-09～2015-04	潍坊市中医院肿瘤中心	主任	主任医师
47	连凤梅	女	2012-05～2015-05	中国中医科学院广安门医院 GCP 中心		研究员
48	郭姗姗	女	2012-04～2016-06	中国中医科学院中药研究所	科室副主任	副研究员
49	廖 星	女	2012-08～2016-01	中国中医科学院中医临床基础医学研究所	副主任	研究员

续表

序号	姓名	性别	学习时间	工作单位	职务	职称/称号
50	朱 妍	女	2012-08～2014-09	北京电力医院中医科		主任医师
51	范逸品	男	2012-08～2015-05	中国中医科学院中医临床基础医学研究所		研究员
52	干大猛	男	2012-08～2016-07	中国中医科学院中医临床基础医学研究所		主任医师
53	党海霞	女	2013-06～2017-01	中国中医科学院中医药发展研究中心	副处长	副研究员
54	李海霞	女	2013-07～2017-01	中国中医科学院广安门医院		主任医师
55	王子旭	女	2017-09 至今	中国中医科学院中医临床基础医学研究所	在读	

四、拜师弟子

序号	姓名	性别	拜师时间	现工作单位（全称）	职务	职称/称号
				医药圆融传承团队		
1	黄璐琦	男	2012-03	中国中医科学院	院长	院士、研究员
2	苏庆民	男	2012-03	中国中医科学院中医药发展中心	常务副主任	研究员
3	王燕平	男	2012-03	中国中医科学院中医临床基础医学研究所	所长	研究员
4	商洪才	男	2012-03	北京中医药大学东直门医院	常务副院长	教授、杰青
5	杨洪军	男	2012-03	中国中医科学院	副院长	研究员
6	张占军	男	2012-03	山东第一医科大学	副校长	教授、杰青
7	张华敏	女	2012-03	中国中医科学院基础理论研究所	所长	研究员
8	张志强	男	2012-03	中国中医科学院中医临床基础医学研究所		研究员
9	翟华强	男	2012-03	北京中医药大学		教授
				军队中医药学科带头人		
10	杨明会	男	2007-12	中国人民解放军总医院全军中医研究所所长	所长	主任医师
				全军首批科技创新领军人才		
11	肖小河	男	2009～2014	中国人民解放军第 302 医院中西医结合诊疗与研究中心；全军中药研究所	主任、所长	研究员

五、广州中医药大学

序号	姓名	性别	学习时间	工作单位	职务	职称/称号
				博士		
1	谈 英	男	2007-09～2011-06	华润三九医药股份有限公司	副总裁兼研发中心总经理	高级工程师
2	刘晖晖	男	2007-09～2011-06	华润三九医药股份有限公司	研发中心副总经理	中级工程师

跋一　惟仁惟学　执中致和

——王永炎院士的人生修养与治学境界

"我唯一的愿望就是把年轻人带出来，只要生命的烛光还在燃烧，能够照亮我脚下的路，我无论如何也要在培养新人的路上继续向前。"这是年届82岁的王永炎院士于教师节致信于广大中医药青年学人的结束语，字里行间流露出先生心系中医药事业未来的拳拳之心和殷殷情怀，从中可以管窥先生惟仁惟学，立己达人的修养境界。心理学家荣格说："一切文化最终都沉淀为人格。"先生幼时接受私塾教育，中国传统经典的精神文化雨露浸润、涵育着稚嫩的心灵，常在努力探索中西医学科学研究的同时，时时注重对国学文化养成教育的汲取，尤其受儒道文化影响至深。

一、惟仁惟学、纯朴求真的人生修养

中国传统文化是一个多元动态的体系，学派纷呈，多姿多彩，儒道两家是其中的优秀代表。儒家注重君子人格的培养，君子人格首先注重对天道的体悟和践履，《礼记·祭义》曰："君子合诸天道。"天道构成了君子的行为圭臬。儒家认为天道的价值内涵是"生"之道。如《周易·系辞传》云"天地之大德曰生"，程颢说"天只是以生为道"。先生认为天道是人类得以"生生不息"的源头活水，是作为生存发展的原初根基，是原象思维的本真本然。君子应该深刻体认天道，重生、厚生，以协进天地创生、推促万有之生命普遍流行为己任。所谓"天道之大，在生物。生物者，天道之贞。君子协进生物之功，可以配天"。君子配天，合诸天道的本质是人道顺天道，即天人合德。先生云："天行健自强不息，惟仁和合诚信，修身中正庸常。天地自然，贵守常不变，人世间万事万物而易变，当恪守识变以适变应自然。"其次，君子人格以"仁为宗"。儒家认为君子人格特征之关键是要有仁爱之心，提倡"仁者爱人""礼归于仁""人之受命于天也，取仁于天而仁也"。先生认为中医药学具有敦实深厚的国学积淀，尤其是融入了儒家"仁学"思想内涵。医学是人学，人学的核心是"仁"，倡导仁德、仁义、仁心、仁术。儒家仁学是我国社会人群的主流意识，重名教、重伦理、敢承担；崇尚大德、践行公德、不舍私德，义利事功而天道酬勤。仁德是生命的力量，仁具有本体、本真的意义。中医学所倡之大医精诚之崇高医德本质上是儒家"仁"德之体现。此外，儒家提倡"夫仁者，己欲立而立人，己欲达而达人""己所不欲、勿施于人"。先生数十年人生经历始终秉承"推己及人，立己达人"之信念，担任院长和校长期间经历了几次风波，身处要职，并没有得势乘权，对于卷入其中的当事人始终注重教化引导，以人为本，没有开除过一个学生，一个职工。此外先生善于看人长处，发现人才，不少性格不合群有特殊长处的人在四处碰壁，走投无路时得到了先生的帮助，改变了命运。这份担当出自仁爱之心，近乎侠义之行。至于奖掖后学，甘为人梯对先生而言是寻常之事，比比皆是。先生多次呼吁要实现医疗卫生保健的公平性，从根本上解决医疗卫生资源配置分配不合理问题，实现医疗卫生服务的均等优化。主张主任医师、教授、研究员等正高职称以上的专家，应尽量减少专家门诊的次数，多出普通门诊，多查房，接近普通患者，使普通患者尽量避免高昂的专家挂号费而能得到专家教授的诊疗。先生认为"仁"极富深意的体现是孔子的人生最高境界。中华农耕文明重血缘，讲孝悌，"君子笃于亲，则民兴于仁"。"仁"是以亲子之爱为核心的人类学心理情感而扩展开来的纯朴、实在的人性情感，也是儒家人性论的始源，数千年闪烁着华夏文明人道主义之光。再次，"笃信好学"是达致君子人格的唯一途径。《论语·泰伯》曰："笃信好学，守死善道。"信仰坚定，爱好学习，是君子的重要品质。先生自幼爱好广泛，诸如唱歌、演戏、长跑、游泳、踢足球，还有下棋、钓鱼等，更重要的是爱读书的习惯伴随至今。工作后，向董建华、任继学、王玉川、王绵之、赵绍琴等多位中医大家问道求教。20世纪80年代，担任北京中医学院院长三年被降职改任为第一副院长，经历坎坷挫折之际，没有沉沦，而是勤奋钻研，努力学习，在中医药学术研究领域获得了累累硕果。《论语·宪问》言："不怨天，不尤人。下学而上达。"朱熹注为"反己自修，循环渐进"。先生正是以"返躬内省"的"下学"功夫不断积淀扩充生命的广度和厚度，以超越的方式彰显了人生的意义。因此，先生提出"敏而好学，格物致知"是中医药人应当终身保持的习惯。

与儒家积极入世的人生态度不一样，道家的理想人格特质讲究谦退隐忍，挫锐解纷、见素抱朴。老子《道德经》言"上善若水，水善利万物而不争，处众人之所恶，故几于道""江海所以能为百谷王者，以其善下之，故能为百谷王"。水至善至柔、与人无争却又容纳万物、滋养万物。江海所以能成为许多河流所汇往的地方，因为它善于处在低下的地位，所以才能融汇百川，成就自己的浩瀚壮观。先生在《自我座右铭的变迁》一文中自述早年读中小学期间就以"三人行必有吾师焉"为座右铭，谦卑做人，时向学长师长求教；做教师时向学生学习，教学相长，吸纳青年生机活力充实自我；做医院、学校、科研院所负责人时以干部群众为师，一心向学，尽心尽责，严于律己，谦和处世。此外道家提倡"挫锐解纷""见素抱朴"，认为人应该收藏自己的锐气、傲气，解除自他纷扰，追求保守本真，清静素朴，不萦于物欲，这样才能与道合一，达到自身人格的完善。先生历任医、教、研三界中医药最高学府之领导，却时刻告诫自己"有权勿滥用，得意勿忘形"，甚少在各种新闻媒体"出镜露面"，坚守自己是一名中医学人的本真，当平凡人，做平凡事，坚持"自讨苦吃，朴实进取"的作风。无论是参加全国人大的考察活动，还是调查新型农村合作医疗建设，随时随地为各类患者进行诊疗；面对各地医生、患者、中医爱好者等请教、商讨问题的信函，都会亲力亲为进行答疑解惑；学术科研方面因材施教，亲身垂范，悉心指导了一大批学生，纯朴谦和的人格魅力受道家的哲学思想影响甚深。

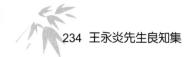

二、执中和合，圆融宽松活泼的学术境界

中国传统文化不但铸炼了先生高尚优秀的君子人格修养，同时形成了先生执中致和，圆融活泼的治学境界。"中""和"是中国传统文化中重要的概念，也是儒家的思想核心。儒家言"执中致和"，执中即"执两用中"，"执两"要求看待任何事物都要广泛收集信息，抓住矛盾的双方，承认矛盾的客观存在，不能执其一端回避矛盾。"用中"就是要求在面对矛盾时，要用不偏不倚的理性态度观察剖析事理求取平正的"中"点。"中"与"和"常紧密相连，如"中也者，天下之大本也；和也者，天下之达道也。致中和，天地位焉，万物育焉"。"执两用中"的目的是"致和"。"执中致和"并不是没有原则的折中主义，而是承认差异又要求和合在不同事物和合的过程中，通过互补互济取长补短渐进地推动新事物的产生和事物的发展变化，达到事物的矛盾统一，形成和谐的状态，是做事不偏不倚，不走极端，处理问题从多个角度周全考虑问题，兼容并蓄，集思广益后做出科学准确的判断和行动，有利于促使具有对立、差异的双方走上对话、互补、融合的正确道路，化解矛盾冲突，达致相融相汇，协调统一，是儒家思想的深邃智慧。先生深受儒家文化启迪，在对待中西医学方面所提出的学术见解处处闪烁着"执中致和"的智慧。先生言中医药学的特点是"中""和"。中华医药学以天人合一和而不同，以平为期，体现"乐从和"之美感，"和"是多元多样的统一，相杂与相济、相同与相异，既对应又关联。先生学术视野宽广将科学、哲学、文化等多领域理念、思维及技术方法与中医药学融会贯通，圆融活泼，提出"科学与人文相辅相成""东学西学兼收并蓄""整体论与还原论的整合""象思维与概念思维的会通""循证医学与叙事医学的互动"等学术理念及观点无不蕴含有"执中致和"哲理，是在全球文化及科学背景下关于中医药学科发展的深刻和全面的思考，积极引领了中医药发展的方向。

唐代孙思邈于《大医精诚》中指出"学者必须博极医源，精勤不倦"。先生认为对于中医学需要展开基于历史观的始源性研究。中医学是中华文明的优秀组成部分，"易""道""河图洛书""气""阴阳五行"等华夏早期文明对其影响至深。如2019年岁末新冠感染寒湿疫概由时令不正与"三年化疫"相关。3年前2017丁酉年气运属阳明燥金司天，秋冬气候是燥象显著，影响3年后的"伏燥"，至己亥年多雨湿盛，于暖冬之后，骤然阴雨暴寒，致使寒湿疫流行。依河图与己亥中见土运未得中司，湿胜困脾。厥阴风木司天，主位少羽水，客气少阳火，岁土不及至涉肺金，致金失肃降，并木失疏泄，气机升降出入窒碍，以肺金病为主。当今疫情遍及全球也与气候、物候变异相关，或干旱酷热或频发飓风成灾，人类需要从科技文明新视域，纳入历史范畴看待"时令不正，疫病安行"，从生态学、社会学等多元化、多学科对寻求新冠感染全球流行的缘由。

先生以儒为骨，以道为心，守常为"器"，儒道文化相辅互补造就了先生宏通开阔，圆融活泼的学术格局。仁德、仁心、仁术，希道、求道、悟道，顺自然、合规律、尚民生，敬畏谦卑，惟仁惟学，求真储善，以美立命。

张占军　范逸品　王　忠

跋 二

　　中医药学作为我国独有的医学科学，具有丰富的原创思维和科学文化内涵，凝聚着深邃的哲学智慧和中华民族几千年的健康养生理念及实践经验，是我国传统文化与科学的结晶，也是打开中华文明智慧宝库的钥匙。中医药在现代医学中的发展必须深入认识其特色，以其优势立足，再结合西方优秀的文化技术。

　　在 19 世纪国运窘迫的时代，民主先锋陈独秀先生提出批判中医学的三个原因"不解人身之构造""复不事药性之分析""菌毒传染，更无闻焉"。从解剖学、药理学及传染病学角度提出中医学缺乏科学性，引导民众重视科学的认知方式。20 世纪 30 年代各级政府卫生医疗机构，基本以西医掌权为主，民众和学界普遍的认识是中医能治好病，但是不科学。国民政府卫生部召开第一届中央卫生委员会，会上余云岫等提出了"废止中医之办法，以达到中医自然消亡之目的"。中医界采取了组织社团、抗议请愿等多种措施进行抗辩，终于使此案未被施行。这是在中国近代社会转型期，社会不得不清理批判传统文化所带来的时代氛围所致，而在此过程中，中医界也进行了许多推广普及中医知识、争夺生存空间的努力，为保存和发展中医学做出了一定贡献，同时中医学也开始走上了与现代医学融合发展的科学化道路。

　　中华人民共和国成立后，中医学不断补足短板。1956 年成立了北京中医学院（现北京中医药大学），其首席教务长为京城四大名医施今墨门婿祝谌予先生。先生一方面家学渊源、中医功底深厚，一方面留学于日本帝国大学医科专业接受先进现代医学熏陶。当时培养新一代中医师时拟定中西医课程的课时比例为 6：4。永炎老师作为首届学中医的大学生，以中医学为主体教育，同时接受了生物、理化、数学等普通课，以及解剖、生理、病理、药理等西医基础课。1974 年内蒙古锡林郭勒盟乙脑暴发流行，永炎老师与蒙医合作，用防风通圣散防治乙脑起到奇效，并得到了救灾团队队长——北京协和医院王诗恒教授的支持。在传染病医院、工矿卫生所、大队半农半医、公社卫生院、抗震救灾等一系列中医诊疗工作中，他总结出一条规律——中医学运用复方中药不一定能抗病毒，但能治好病。重新认识了中医学原创的生命健康理念：依靠人体的自组织、自调节功能，以扶正为主，通过调节升降出入，提升正气，增强人体自愈能力。永炎老师在经历了与多种病毒博弈维护人民健康的抗争后提出，当今的病毒、病毒变异毒株是被"逼"出来的。人们只能延缓病毒、细菌的变异，大量的病毒、细菌和人类是可以和平共处的。老师在给浙江大学医学院附属第一医院李兰娟院士《微生态学》的序中提出，需要"从整个生态学角度考虑处置病毒快速变异的问题"。《礼记·中庸》有云"万物并育而不相害，道并行而不相悖"。《素问·四

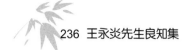

气调神大论》也提出"故与万物沉浮于生长之门"。回首 2003 年"非典"肆虐北京、广州四个多月（2~7 月），于 7 月 18 日全球同时戛然而止。当今仍无法完全解释病毒的消失，这无疑是对人类的警告，以及对医学发展的提示。

现代医学力求消除病灶、矫正病理、消除病因。此思路在宏观健康角度看则有利也有弊，有功也有过。1992 年在现代医学研究方面处于世界领先地位的美国卫生研究院（NIH）增设了补充替代医学办公室（Office of Alternative Medicine，OAM），并更名为美国国立补充与替代医学中心，其目的就是对现代医学所排斥的传统医学进行积极评价。1997 年永炎老师受 WHO 委托率团赴美考察时看到许多保健方法在推广，然而重要的是缺少中华哲学思维的指导。于 1996 年 WHO 在《迎接 21 世纪的挑战》报告中明确提出"21 世纪的医学不应该继续以疾病为主要研究对象，而应当把人类的健康作为医学研究的主要方向"。

中医学立足中国优秀传统文化，对健康有着深入的理解和丰富的实践。现代医学为"疾病医学"，是由解剖学观察定位于病因，用化药进行生物靶点的对抗性治疗。而中医药学是"象、数、易、气、神"为系统整体，助长生机进行自我调节，以"阴阳自和"为目的的健康医学。中医药没有建立在此"科学"基础上，可以说"中医不认识西医说的'病'也可以治好'病'"。近年"网络药理学"的提出就是以宏观整体的健康生命理念融入生命、生机、气化、气机及人体自身康复能力的整体网络上。重在健康养生，以正负幽（玄）明（亮）来看待药物的疗效，不仅是祛除病灶、减轻痛苦，更在于激发、维护、长养生机，展示了中医学术的固有价值与独立性，也体现了中医学的独有特色。现代医学仍在努力寻找获得健康的钥匙，而中医学本就是健康医学，中华哲学思维更是重视养护生机，由张华敏、李鸿涛主编的《中华医藏》首批成果《养生卷》的出版应是获得健康的钥匙中的一个。

目前阶段倡导中西医并重，中西医并重需要大力发展中医药，促进中西医结合，西学中与中学西合作深化研究，加强传承创新与中医高校长学制教育，培养在国际医药领域有话语权的科技领军人才。西学中和中学西并非简单的学科复合，而是需要深度的融合。高层级的西学中由完成《中华哲学思维：再论创中国新医学》的上海汤钊猷院士为代表，高层级的中学西由完成《中医学之道》的国医大师陆广莘为代表，在研究机构有创建北京市中医药交叉研究所的李梢团队等。现代医学起源于科学比较与实验科学，长于还原分析，应取其优势为非线性个体化诊疗数据发掘所用，而中医药学基于原创思维与华夏文明的国学原理同根同源，体现了医学思想的哲理化。科技求真，人文求善，医术求美，而医学是人学，也为仁学，是蕴含底层生命认识基础上，融合数、理、化、生与文、史、哲、美，多学科、多文化、多维度整合的应用学科。学界目前急需能促进中国特色生命科学建设，广纳天地，生、数、理、化、文、史、哲、美多学科、多元化、多维度的主力队伍。医学研究也应尊重异者，以异者为师，而文明互鉴则是医学发展的历史必然。

本书汇集了永炎老师对中医药学科建设、教育、理论研究的精粹，继往开来以登时代之巅。感念永炎老师教诲，与诸位同道！

王　昊　常富业

跋 三

吾师致远公世为津门人，姓王氏，名永炎，字致远，号颖容学人。生而岐嶷，长而聪明，襟度夷雅，卓乎为寰中人豪。过庭之训，有志济民之夭札疵疠。年二九，遂缵祖业，准入医庠，明贤济济，拜师谦学，得董公建华先生、王公玉川先生、廖公家帧先生诸公悉心相教，饱览经术，操觚染翰，云锦天葩，灿然立就。弱冠悬壶，历事协和，远渡扶桑，融汇中西，阐现代医学之新论，绍孟河新安之心传。不惑天骄，仁心仁闻，擢仕文学，先晋以扶，同道以拱，后学驯顺，京师医庠，终执牛耳，古方新解，攻克脑疾，在在驰声，活人无数，赠以诗章，旌以匾额，络绎不绝。

先生声名烨烨播京师，予敬慕久已，幸得先师任公相引，及负笈致远公之门，由春城复抵京华，得睹起死回生之妙术，更聆钩深探微之圣道。事诸师志在仁天下，推《中风病要览》《临床中医内科学》《今日中医临床丛书》三书刊行于世，览之者，人人舒眉，如沐春风矣！同道按书以察病，得终夭年以寿世，大功于天下后世。今同门刘为君以《王永炎先生良知集》来请跋于予，余数读是书，明先生之卓识苦心，展三书未展之底蕴，囊百家之奥旨，其玄妙精微，诸名公已序、跋其言，自顾谫陋愧未能也。然余感其惠，深嘉其用心之仁，敢僭一言以续于后。夫书以《王永炎先生良知集》名之者，良知者一也，医者一也，天地合德，明阴阳之燮理，可全保合太和。阳明有云："夫良知一也，以其妙用而言谓之神，以其流行之言谓之气，以其凝聚谓之精，安可以形象所求哉？"又医者意也，宜不执于形，以其精蕴形之述，俾后学因形会意，察症照物，于焉悉达。良知者理也，理者觉性由发，为医者需明无有，血气之实，神之晦明，气禀于一。医之为道大矣，医之为任重矣。上工守神，然神失于医久矣！孟河树珏公云："道通为一，神转不回，回则不转，乃失其机。"二气自和，亦此亦彼，螺之前旋趋于终。守神者，守静笃护正气，净化心灵，顺应自然，执中守和、守常，无朴纯素，天人合德，升降出入之常。长沙戒绝企踵权豪，药王警世大慈恻隐，医之本矣。贤哲有曰：天下疲癃残疾，皆吾兄弟。为之医药，以救其夭札。为医者，通晓阴阳，明辨运气，心物一体，不执可见，格物致知，致知格物，剥繁见本，则疲癃可起，夭死可苏，民皆咸登寿域而终天。可慰乎长沙、药王之用心！

先生于予，名则师生，情同父子。是书编注成，先后翻阅，皆出先生胸臆，豁目开襟，受恩罔极，图报无从，唯愿谨遵。不知医者读之豁然有以自明，况深探之微者乎！愿与天下同道共宝之。

癸卯暮冬月门生张志强拜手跋